家庭保健必备手册

防癌抗癌
中医食养方

主编 柴瑞震

江西科学技术出版社

图书在版编目（CIP）数据

防癌抗癌中医食养方 / 柴瑞震主编. -- 南昌：江西科学技术出版社，2014.4（2024.11重印）

ISBN 978-7-5390-4991-5

Ⅰ.①防… Ⅱ.①柴… Ⅲ.①癌—食物疗法 Ⅳ.①R247.1

中国版本图书馆CIP数据核字（2014）第045138号

防癌抗癌中医食养方

柴瑞震　主编

FANGAI KANGAI ZHONGYI SHIYANGFANG

出版 发行	江西科学技术出版社
社址	南昌市蓼洲街2号附1号
	邮编：330009　电话：（0791）86623491　86639342（传真）
印刷	三河市嘉科万达彩色印刷有限公司
经销	各地新华书店
开本	787 mm×1092 mm　1/16
字数	210千字
印张	12
版次	2014年7月第1版
印次	2024年11月第2次印刷
书号	ISBN 978-7-5390-4991-5
定价	49.00元

国际互联网（Internet）地址：http://www.jxkjcbs.com

选题序号：KX2014012　　　　赣版权登字：-03-2014-44

责任编辑：王凯勋　　　　装帧设计：春浅浅

版权所有　侵权必究

（赣科版图书凡属印装错误，可向承印厂调换）

目 录

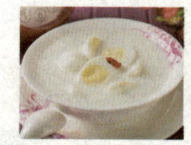 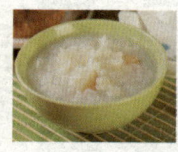 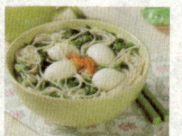 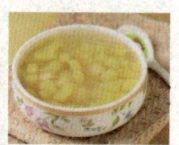

Part 1 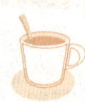 食用哪些蔬菜有助于防癌

花菜	010	菠菜	028
彩椒木耳炒花菜	011	枸杞拌菠菜	029
番茄酱炒花菜	011	菠菜鱼丸汤	029
西蓝花	012	芥菜	030
杏鲍菇扣西蓝花	013	芥菜魔芋汤	031
西蓝花炒双耳	013	芥菜瘦肉豆腐汤	031
包菜	014	茄子	032
猪心炒包菜	015	豆瓣茄子	033
包菜拌胡萝卜丝	015	青豆烧茄子	033
莴笋	016	青椒	034
青椒炒莴笋	017	青椒木耳炒马蹄	035
凉拌莴笋	017	青椒炒鸡丝	035
油菜	018	紫甘蓝	036
木耳炒油菜	019	紫甘蓝拌茭白	037
猴头菇扒油菜	019	鲜虾紫甘蓝沙拉	037
白萝卜	020	红薯	038
橄榄白萝卜排骨汤	021	姜丝红薯	039
白萝卜海带汤	021	红薯碎米粥	039
胡萝卜	022	洋葱	040
胡萝卜炒杏鲍菇	023	洋葱炒鸭胗	041
胡萝卜丝炒豆芽	023	洋葱炒鱿鱼	041
西红柿	024	南瓜	042
西红柿煮口蘑	025	葱油南瓜	043
西红柿炒洋葱	025	南瓜绿豆汤	043
芹菜	026	黄瓜	044
凉拌嫩芹菜	027	彩椒炒黄瓜	045
芹菜叶蛋饼	027	金针菇拌黄瓜	045

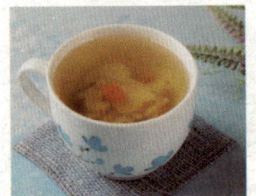
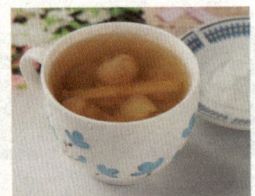
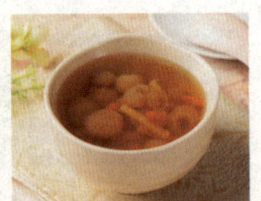
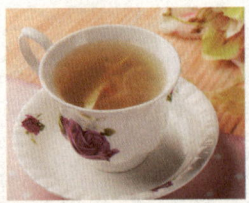

目 录 contents

苦瓜 046
苦瓜豆腐汤 047
白果炒苦瓜 047
丝瓜 048
丝瓜烧花菜 049
甜椒炒丝瓜 049
百合 050
莴笋炒百合 051
百合银耳粥 051
香菇 052

香菇鸡腿汤 053
冬瓜烧香菇 053
猴头菇 054
猴头菇煲鸡汤 055
香卤猴头菇 055
魔芋 056
红烧魔芋 057
清炒魔芋丝 057
魔芋烧肉片 058
菠菜拌魔芋 058

Part 2 食用哪些水产有助于防癌

海带 060
黄花菜拌海带丝 061
海带虾米排骨汤 061
紫菜 062
红烧紫菜豆腐 063
紫菜馄饨 063
海蜇 064
海蜇拌魔芋丝 065
海蜇豆芽拌韭菜 065
泥鳅 066
蒜苗炒泥鳅 067
砂锅泥鳅豆腐汤 067
龟肉 068
红烧龟肉 069

灵芝茯苓炖乌龟 069
甲鱼 070
人参核桃甲鱼汤 071
山药甲鱼汤 071
鲍鱼 072
蒜蓉粉丝蒸鲍鱼 073
鲍鱼口蘑猪骨汤 073
虾 074
桂圆炒虾球 075
白果桂圆炒虾仁 075
扇贝 076
扇贝拌菠菜 077
香芹炒扇贝 077
带鱼 078

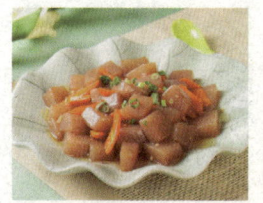
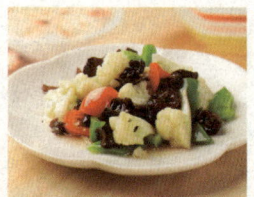
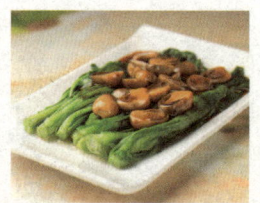
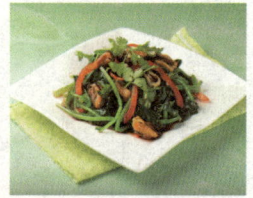

芝麻带鱼 ……………………… 079	西蓝花蛤蜊粥 …………………… 083
马蹄木耳煲带鱼 ………………… 079	**海参** ……………………………… **084**
牡蛎 ……………………………… **080**	参杞烧海参 ……………………… 085
韭黄炒牡蛎 ……………………… 081	葱爆海参 ………………………… 085
清炒牡蛎 ………………………… 081	鲍汁海参 ………………………… 086
蛤蜊 ……………………………… **082**	干贝烧海参 ……………………… 086
蛤蜊蒸蛋 ………………………… 083	

Part 3 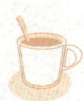 食用哪些杂粮、坚果有助于防癌

玉米 ……………………………… **088**	红小豆南瓜粥 …………………… 099
玉米腰果火腿丁 ………………… 089	黑米红小豆粥 …………………… 099
玉米粒炒杏鲍菇 ………………… 089	**花生** ……………………………… **100**
薏米 ……………………………… **090**	花生红米粥 ……………………… 101
薏米红薯粥 ……………………… 091	牛奶花生核桃豆浆 ……………… 101
百合半夏薏米汤 ………………… 091	**杏仁** ……………………………… **102**
黄豆 ……………………………… **092**	杏仁茶 …………………………… 103
茭白烧黄豆 ……………………… 093	风味杏仁豆浆 …………………… 103
核桃豆浆 ………………………… 093	**核桃** ……………………………… **104**
绿豆 ……………………………… **094**	莲子核桃桂圆粥 ………………… 105
薏米绿豆汤 ……………………… 095	核桃仁黑豆浆 …………………… 105
冬瓜莲子绿豆粥 ………………… 095	**榛子** ……………………………… **106**
黑豆 ……………………………… **096**	榛子小米粥 ……………………… 107
桑葚黑豆黑米粥 ………………… 097	杏仁榛子豆浆 …………………… 107
黑豆百合豆浆 …………………… 097	榛子莲子燕麦粥 ………………… 108
红小豆 …………………………… **098**	榛子腰果酸奶 …………………… 108

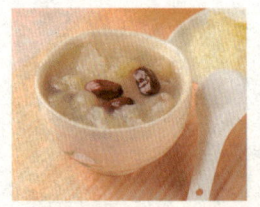
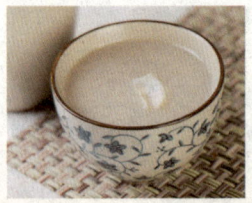
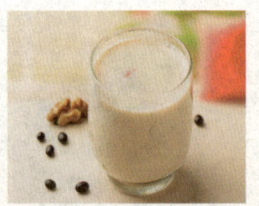
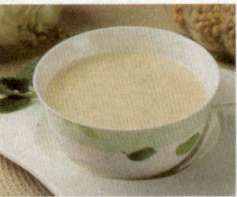

目录 contents

Part 4 有助于防癌抗癌的中药材

人参 110
人参茶 111
滋补人参鸡汤 111
丹参 112
丹参山楂三七茶 113
丹参红枣鸡汤 113
西洋参 114
玉竹西洋参茶 115
西洋参瘦肉汤 115
党参 116
党参枸杞桂圆汤 117
党参虫草花瘦肉汤 117
灵芝 118
灵芝茶 119
灵芝桂圆红枣汤 119
冬虫夏草 120
虫草山药排骨汤 121
虫草党参鸽子汤 121
黄芪 122
党参桂圆黄芪茶 123
黄芪枸杞炖甲鱼 123
地黄 124
生熟地龙骨汤 125
地黄麦冬五味子饮 125

芡实 126
龙枣芡实饮 127
莲子芡实牛肚汤 127
当归 128
当归鳗鱼汤 129
当归党参枸杞茶 129
白术 130
党参白术红枣茶 131
白术山药猪肚汤 131
红枣 132
决明子红枣枸杞茶 133
红枣南瓜麦片粥 133
山药 134
山药蒸鲫鱼 135
山药红枣猪蹄汤 135
枸杞 136
枸杞百合蒸鸡 137
枸杞麦冬炒鸡蛋 137
女贞子 138
女贞子瘦肉汤 139
女贞子山楂茶 139
甘草 140
栀子莲心甘草茶 141
山菊甘草茶 141

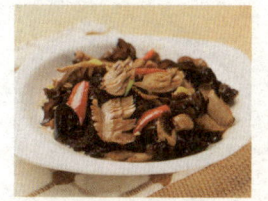
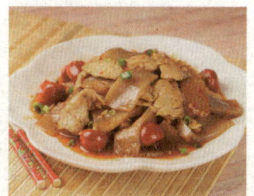
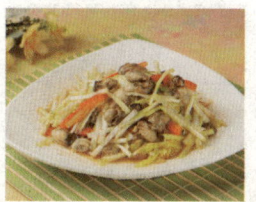
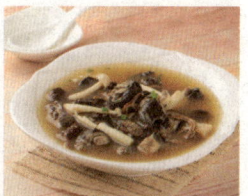

白芍 142	半枝莲茶 151
白芍甘草茶 143	半枝莲生姜绿茶 151
白芍枸杞炖鸽子 143	七叶一枝花 152
鱼腥草 144	七叶一枝花茶 153
四季豆拌鱼腥草 145	双花饮 153
鱼腥草山楂饮 145	藤梨根 154
白花蛇舌草 146	藤梨根茶 155
白花蛇舌草茶 147	山楂藤梨根饮 155
半枝莲白花蛇舌草茶 147	茯苓 156
败酱草 148	茯苓党参生姜粥 157
败酱草茶 149	茯苓枸杞山药粥 157
茯苓败酱草饮 149	茯苓山楂炒肉丁 158
半枝莲 150	人参茯苓麦冬茶 158

Part 5 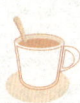 癌症患者治疗过程中的饮食方案

手术前，要多储备营养 160	红枣白萝卜猪蹄汤 164
蒸鱼片 160	鹌鹑蛋牛奶 165
人参玉竹莲子鸡汤 161	燕麦小米豆浆 165
人参炒虾仁 161	**手术后，要增强抵抗力** 166
生地党参瘦肉汤 162	丝瓜炒山药 166
猴头菇山楂瘦肉汤 162	芦笋金针 167
太子参瘦肉汤 163	蚝油芦笋牛肉粒 167
牛奶鲫鱼汤 163	莴笋烧板栗 168
花生银耳牛奶 164	油菜炒牛肉 168

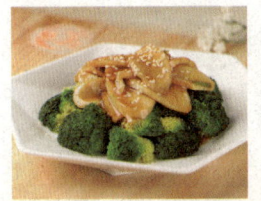
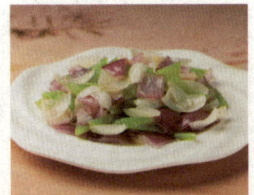
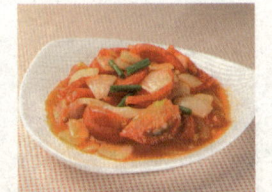
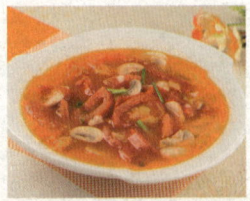

目录 contents

爽口鸡肉 169
金樱子黄芪牛肉汤 169
桂圆红枣木瓜盅 170
木瓜银耳炖鹌鹑蛋 170
猕猴桃薏仁粥 171
蒸苹果 171

放疗中，要开胃助食欲 172
梅汁苦瓜 172
清补冬瓜汤 173
南瓜百合莲藕汤 173
菠萝莲子羹 174
党参黄芪蜂蜜茶 174
马齿苋瘦肉粥 175
小麦红豆玉米粥 175

化疗前，要补益气血 176
小米山药粥 176
山药炖猪小肚 177
黄芪黄鳝猪肉汤 177
黄芪红枣桂圆甜汤 178
红枣鸡汤 178
黄豆马蹄鸭肉汤 179
乌梅茶树菇炖鸭 179
人参鸡腿糯米粥 180
人参鸡肉粥 180

芝麻洋葱拌菠菜 181
清蒸冬瓜生鱼片 181

化疗中，要健脾开胃助食欲 182
西红柿鸡蛋打卤面 182
鹌鹑蛋龙须面 183
肉末西红柿煮面片 183
杏仁百合白萝卜汤 184
山楂芡实陈皮粥 184
香菇大米粥 185
人参扁豆粥 185
枸杞叶猪肝粥 186
菠菜拌鱼肉 186
鱼香金针菇 187
桂圆红枣银耳羹 187

化疗后，要加强营养助元气 188
洋葱番茄鸡排 188
茭白鸡丁 189
茭白炒鸡蛋 189
蒜泥拌海蜇丝 190
菜心炒鱼片 190
无花果红薯黑米粥 191
花生莲藕绿豆汤 191
核桃枸杞肉丁 192
芦笋鲜蘑菇炒肉丝 192

Part 1 食用哪些蔬菜有助于防癌

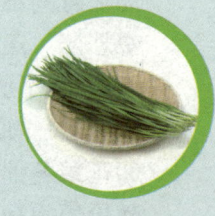
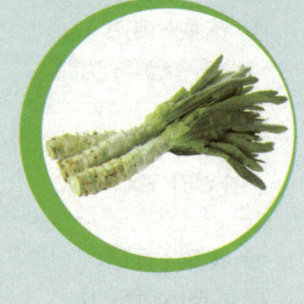

　　蔬菜是人们饮食中不可或缺的组成部分，蔬菜中蕴含着许多防癌物质，如西红柿、包菜、油菜等中富含的维生素C，能够阻止致癌物质亚硝胺的生成，同时能抑制癌细胞的增殖。另外，据研究发现，从绿色、黄色蔬菜中分离出来的黄酮类化合物可抑制癌症的发展，因此，科学地选择和食用蔬菜对预防癌症的发生具有重要作用。以下为读者推荐24种有防癌抗癌作用的蔬菜，患者可根据自己的病情选择食用。

防癌抗癌中医食养方

花菜 EAT 【最佳食用方法】大火快炒

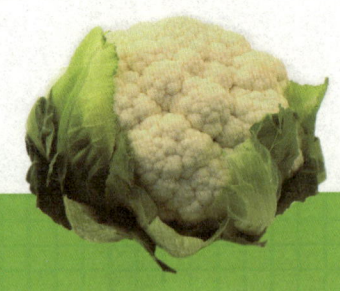

【别名】菜花、花椰菜、球花甘蓝

防癌抗癌功效

花菜中的萝卜硫素能促进人体细胞中酶的生成，有效抵御多种致癌物。其中的维生素C能抑制癌细胞的增殖，对大肠癌和肝癌有食疗功效。花菜中还含有癌细胞的抑制剂——吲哚类化合物和芳香异硫氰酸盐，能有效降低胃肠癌和呼吸道癌的发病率。

抗癌有效成分

萝卜硫素、维生素C、吲哚类化合物、芳香异硫氰酸盐

相宜搭配

 ✓ 花菜+鸡肉
增强肝脏解毒功能

 ✓ 花菜+西红柿
补充维生素C

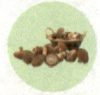 ✓ 花菜+香菇
提高身体免疫力

禁忌搭配

 ✗ 花菜+猪肝
阻碍人体对营养素的吸收

 ✗ 花菜+黄瓜
破坏维生素C

 ✗ 花菜+豆浆
降低营养价值

食用注意

①花菜对癌细胞的抑制率高达90.8%，烹饪时注意掌握火候，加热时间不宜过长，应采取大火快炒法，这样既可以使花菜脆嫩清香，又可以减少维生素C和吲哚类化合物的损失。
②花菜茎部的膳食纤维含量及营养价值要高于花球部分，对防治大肠癌有良好的效果，所以食用时应将茎部与花球部分一起食用。
③花菜中含有抗凝血成分，故凝血功能存在异常的患者，如内出血患者或血友病患者不宜大量食用花菜。

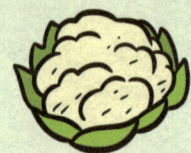

彩椒木耳炒花菜

●原料：花菜150克，彩椒50克，水发木耳30克

●调料：盐、鸡粉各3克，蚝油5克，料酒4毫升，水淀粉、食用油各适量，姜片、葱段各少许

●做法：

①将木耳洗净，切小块；花菜洗净，分成小朵；彩椒洗净，切小块，分别入开水中焯煮至断生，捞出备用。
②用油起锅，放姜片、葱段爆香；倒入焯过水的食材，淋少许料酒提味，加适量鸡粉、蚝油炒匀调味；倒入适量水淀粉，勾芡。
③关火后盛出炒好的食材，装入盘中即可。

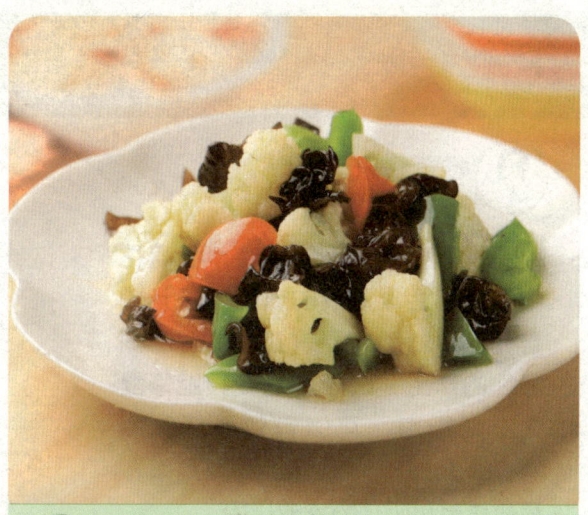

功效 本品能防癌抗癌，可抑制恶性肿瘤细胞生长，同时可防治高血压。

番茄酱炒花菜

●原料：花菜250克，圣女果25克

●调料：盐3克，白糖6克，番茄酱20克，食用油适量，蒜末、葱花各少许

●做法：

①将花菜洗净，切成小朵；圣女果洗净，切成小块。
②向锅中注入适量清水烧开，倒入花菜，煮至花菜断生，捞出沥干。
③用油起锅，倒入蒜末爆香；注入适量清水，加入白糖、盐，淋上番茄酱，搅拌至糖分溶化；放入花菜，翻炒至入味；盛出放在盘中，摆上圣女果，撒上葱花即可。

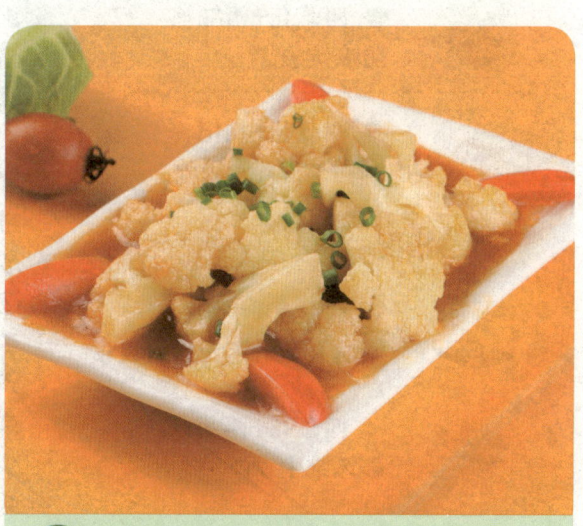

功效 本品能防癌抗癌，常食可减少乳腺癌、直肠癌等癌症的发病率。

防癌抗癌中医食养方

西蓝花 EAT

【最佳食用方法】焯水至熟后配餐

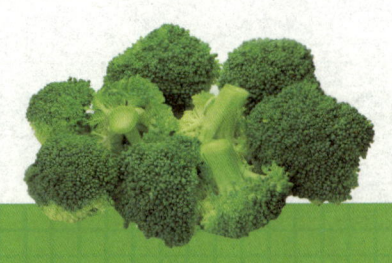

【别名】花椰菜、青花菜

防癌抗癌功效

据营养专家研究表明，西蓝花中预防癌症最重要的成分是萝卜硫素，这种物质有提高致癌物解毒酶活性的作用，并帮助癌变细胞修复为正常细胞。可以有效降低乳腺癌、直肠癌、胃癌等的发病几率，还有杀菌和防止感染的作用。

抗癌有效成分

萝卜硫素、维生素C、叶酸、维生素A、铁

相宜搭配

 ✓ 西蓝花+胡萝卜
预防消化系统疾病

 ✓ 西蓝花+西红柿
防癌抗癌

 ✓ 西蓝花+枸杞
有利于营养素吸收

禁忌搭配

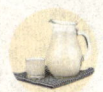 ✗ 西蓝花+牛奶
影响人体对钙元素的吸收

 ✗ 西蓝花+西葫芦
破坏维生素C

 ✗ 西蓝花+猪肝
影响人体对微量元素的吸收

食用注意

①西蓝花煮后颜色会变得更鲜艳，但要注意的是，在焯西蓝花时，时间不宜太长，否则易失去脆感，所拌制的菜肴品质也会大打折扣。

②西蓝花焯水后，应放入凉开水内过凉，捞出沥干水再用。烧煮时间不宜过长，加盐也不宜多，才不致破坏其中防癌抗癌的营养成分。

③如果对西蓝花里面的苦味比较敏感，可以试着在烹饪过程中加入酱油、柠檬汁或醋等调味品，或出锅前淋上少许蜂蜜、糖浆或果酱来改善口感。

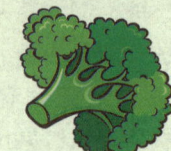

杏鲍菇扣西蓝花

●原料：杏鲍菇120克，西蓝花300克

●调料：盐5克，鸡粉、蚝油、生抽、料酒、食用油各适量，白芝麻、姜片、葱段各少许

●做法：

①将杏鲍菇洗净，切片；西蓝花洗净，切小块。

②向锅中注水烧开，放入西蓝花，煮1分钟捞出，摆盘；再把杏鲍菇倒入沸水锅中，煮沸捞出。

③用油起锅，放入姜、葱爆香；倒入杏鲍菇，加入料酒、生抽、蚝油炒匀，加入盐、鸡粉调味；盛出放入用西蓝花围边的盘中，撒上白芝麻即可。

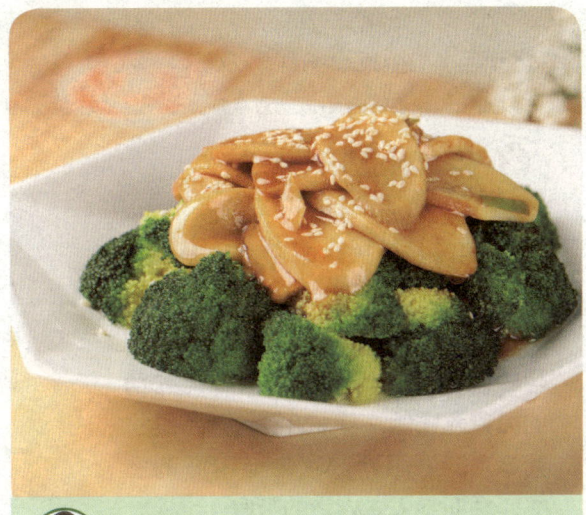

功效 本品能防癌抗癌，常食可降低乳腺癌、直肠癌、胃癌的发病率。

西蓝花炒双耳

●原料：胡萝卜片20克，西蓝花100克，水发银耳100克，水发木耳35克

●调料：盐3克，鸡粉4克，料酒10毫升，蚝油、水淀粉、油各适量，姜片、蒜末、葱段各少许

●做法：

①将西蓝花、银耳、木耳洗净，切成小块。

②向锅中注水烧开，分别倒入木耳、银耳、西蓝花，焯煮片刻；把食材捞出备用。

③用油起锅，放入姜、蒜、葱、胡萝卜，爆香；倒入焯过水的食材，淋入料酒，炒香；加入蚝油、盐、鸡粉调味，淋入水淀粉勾芡即可。

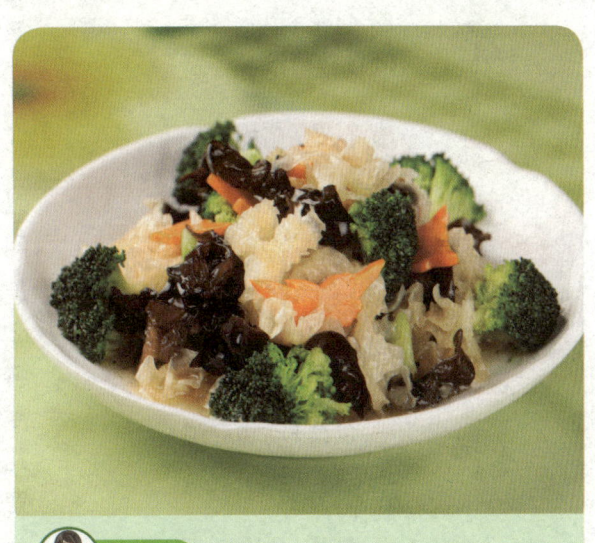

功效 本品能益气强身、活血止血、防癌抗癌，适宜癌症患者食用。

防癌抗癌中医食养方

包菜

EAT 【最佳食用方法】
炒食或凉拌

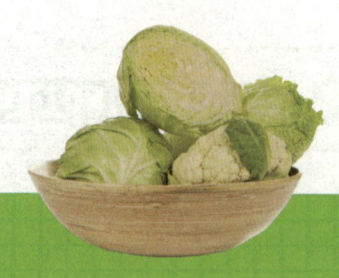

【别名】圆白菜、卷心菜、结球甘蓝、莲花白

防癌抗癌功效

包菜等甘蓝族蔬菜均含有癌细胞的抑制剂——吲哚类化合物和芳香异硫氰酸盐，能有效降低胃肠癌和呼吸道癌的发病率。包菜含有大量的微量元素钼、β-胡萝卜素和维生素C，能够阻断致癌物亚硝胺的合成，并抑制人体对它的吸收。

抗癌有效成分

吲哚类化合物、芳香异硫氰酸盐、钼、β-胡萝卜素、维生素C

相宜搭配

 ✓ 包菜+西红柿
益气生津

 ✓ 包菜+黑木耳
健胃补脑

 ✓ 包菜+猪肉
补充营养、通便

禁忌搭配

 ✗ 包菜+黄瓜
降低营养价值

 ✗ 包菜+动物肝脏
损失营养成分

 ✗ 包菜+兔肉
易引起腹泻、呕吐

食用注意

①选购包菜时要挑选结球紧实、无老帮、无焦边、无侧芽萌发且无病虫害损伤的。包菜可以冷藏保存，但不宜存放太久。
②包菜不宜烹调过长时间，烹调过久会破坏其含有的多种维生素，降低营养价值。另外，也可以用榨汁机将包菜打成汁直接饮用，这样除了可以防癌，还有保护肠胃的作用。
③包菜含有的膳食纤维量多，所以脾胃虚寒、泄泻以及小儿脾弱者不宜多食。

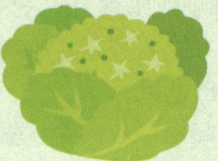

Part 1 食用哪些蔬菜有助于防癌

猪心炒包菜

●原料：猪心200克，包菜200克，西红柿50克

●调料：盐4克，鸡粉3克，蚝油5克，料酒、生抽、生粉、食用油各适量，蒜片、姜片各少许

●做法：

①将西红柿洗净，切丝；包菜洗净，撕成小块；猪心洗净，切片，装入碗中，加入调味料，腌渍入味。

②向锅中注入适量清水烧开，放入包菜，煮约半分钟，捞出；把猪心倒入沸水锅中，焯至变色，捞出。

③用油起锅，放入姜、蒜爆香；倒入包菜，放入猪心，炒匀；加入西红柿，放入调味料炒匀即可。

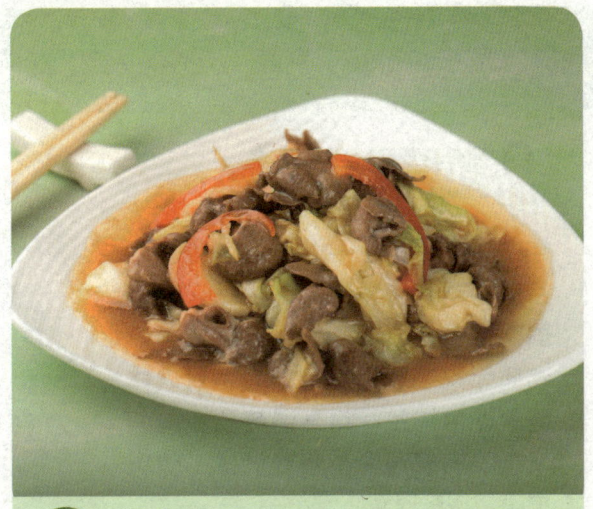

功效 本品可养心补血、抗癌，适宜癌症患者食用。

包菜拌胡萝卜丝

●原料：包菜120克，胡萝卜200克，青椒35克

●调料：盐3克，鸡粉2克，生抽3毫升，陈醋6毫升，香油适量，蒜末、葱花各少许

●做法：

①将包菜洗净，切成粗丝；胡萝卜洗净去皮，切成细丝；青椒洗净，切成丝。

②向锅中注水烧开，倒入胡萝卜丝、包菜、青椒，煮至断生，捞出。

③把食材装入碗中，加入盐、鸡粉，淋入生抽、陈醋，倒入香油，撒上蒜末、葱花，搅拌入味即可。

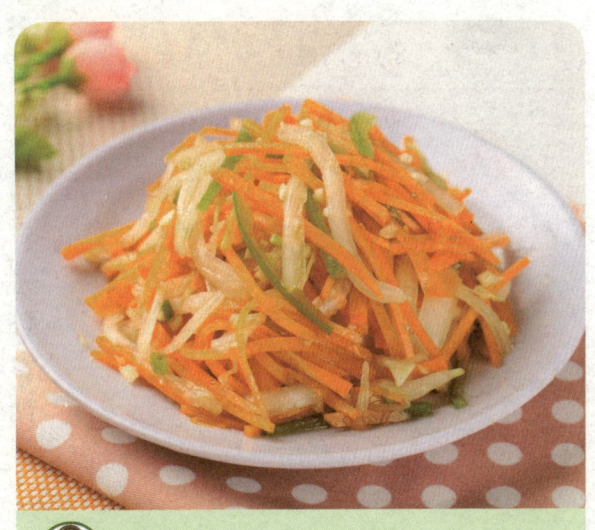

功效 本品能防癌抗癌，特别适合动脉硬化、癌症、肥胖患者食用。

防癌抗癌中医食养方

莴笋

EAT 【最佳食用方法】
炒食或凉拌

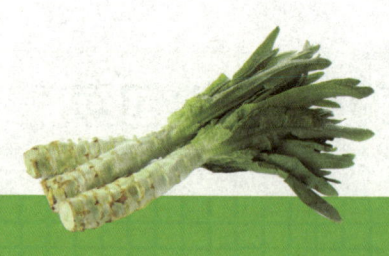

【别名】茎用莴苣、莴苣笋、青笋、莴菜

防癌抗癌功效

■ 莴笋除含有多种维生素以外，还含有胡萝卜素、叶酸以及钙、铁、磷、钾、钠、铜、镁、锌、硒等矿物质元素。经常食用莴笋，对人体健康非常有益，可开通疏利、消积下气、利尿通乳、强壮机体、防癌抗癌、宽肠通便。

抗癌有效成分

维生素、胡萝卜素、叶酸、硒

相宜搭配

 ✓ 莴笋+芸豆
促进人体对钙元素的吸收

 ✓ 莴笋+蒜苗
防止高血压

 ✓ 莴笋+胡萝卜
有利于营养素吸收

禁忌搭配

 ✗ 莴笋+蜂蜜
易引起腹泻

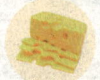 ✗ 莴笋+乳酪
易引起腹泻、腹痛

 ✗ 莴笋+细辛
降低药效

食用注意

①莴笋下锅前不应挤干水分，这会损失大量的水溶性维生素。
②焯莴笋时一定要注意时间和温度，焯的时间过长、温度过高会使莴笋变得绵软，失去清脆口感。
③莴笋营养丰富，适宜小便不通、尿血及水肿、糖尿病和肥胖、神经衰弱、高血压、心律不齐、失眠患者食用；妇女产后缺奶或乳汁不通者也宜食用；酒后食用可解酒；儿童少年生长发育期食用尤为适宜。

青椒炒莴笋

● 原料：青椒50克，莴笋160克，红椒30克

● 调料：盐、鸡粉各2克，水淀粉、食用油各适量，姜片、蒜末、葱末各少许

● 做法：

① 将莴笋洗净去皮，切成细丝；青椒洗净，切成丝；红椒洗净，切成丝，备用。

② 用油起锅，放入姜片、蒜末、葱末，爆香；倒入莴笋丝，快速翻炒至食材变软。

③ 加入盐、鸡粉调味；放入青椒、红椒，翻炒匀；倒入适量水淀粉勾芡即可。

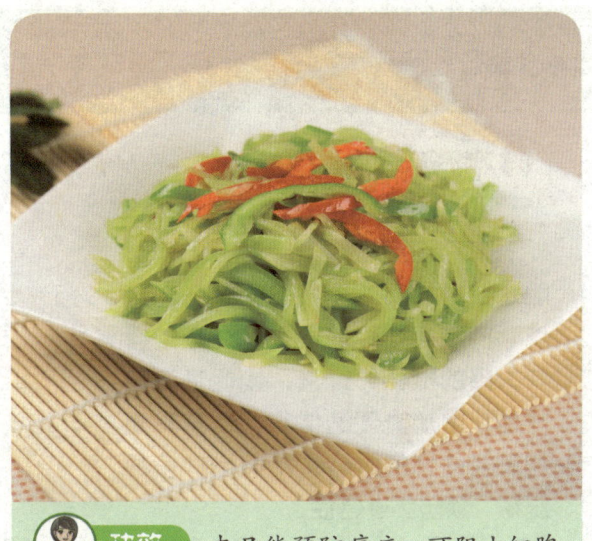

功效 本品能预防癌症，可阻止细胞的癌变过程，降低癌症发生率。

凉拌莴笋

● 原料：莴笋100克，胡萝卜90克，黄豆芽90克

● 调料：盐3克，鸡粉少许，白糖2克，生抽4毫升，陈醋7毫升，香油、食用油各适量，蒜末少许

● 做法：

① 胡萝卜洗净去皮，切成细丝；莴笋洗净去皮，切成丝。

② 向锅中注入适量清水烧开，倒入胡萝卜丝、莴笋丝，煮约1分钟；放入洗净的黄豆芽，煮约半分钟至食材熟透后捞出，沥干备用。

③ 将焯煮好的食材装入碗中，撒上蒜末，加入调味料，再淋入香油，搅拌至食材入味即可。

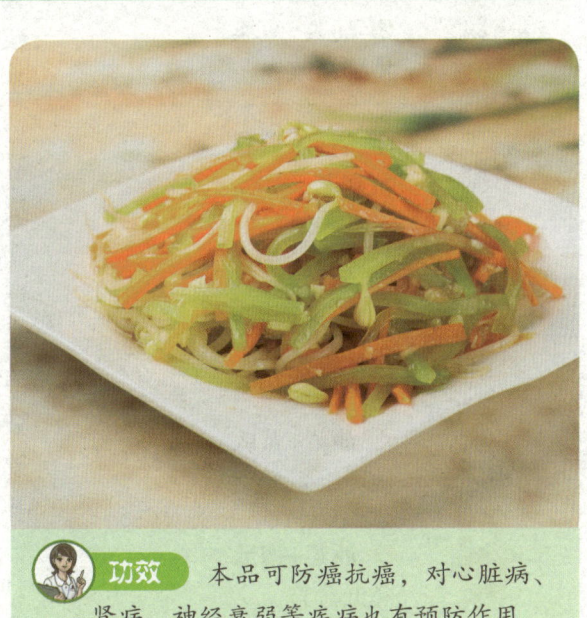

功效 本品可防癌抗癌，对心脏病、肾病、神经衰弱等疾病也有预防作用。

防癌抗癌中医食养方

油菜

EAT 【最佳食用方法】炒食或焯熟配餐

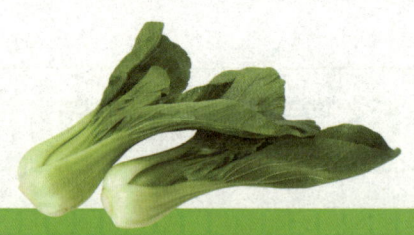

【别名】芸苔、青江菜、上海青、油白菜、苦菜

防癌抗癌功效

■ 油菜富含维生素C，维生素C能够阻止致癌物质亚硝胺的生成，同时能够抑制癌细胞的增殖。油菜中含有大量的植物纤维素，能促进肠道蠕动，增加粪便的体积，缩短粪便在肠腔停留的时间，从而治疗多种便秘，预防肠道癌症。

■ 抗癌有效成分

维生素C、植物纤维素、硒、维生素E

相宜搭配

 ✓ 油菜+黑木耳　平衡营养

 ✓ 油菜+豆腐　清肺止咳

 ✓ 油菜+蘑菇　抗衰老

禁忌搭配

 ✗ 油菜+胡萝卜　破坏维生素C

 ✗ 油菜+黄瓜　破坏维生素C

 ✗ 油菜+南瓜　降低营养

食用注意

①购买时要挑选新鲜、油亮、无虫、无黄叶的嫩油菜，用两指轻轻一掐即断者。油菜不宜长时间保存，放在冰箱中可保存24小时左右。
②食用油菜时要现切现做，并用旺火爆炒，这样既可保持鲜脆，又可使其营养成分不被破坏。
③油菜性寒凉，易伤脾胃，须加温缓和其寒凉之性。吃剩的熟油菜过夜后就不要再吃，以免造成亚硝酸盐沉积，易引发癌症。

木耳炒油菜

- 原料：油菜150克，水发木耳100克
- 调料：盐3克，鸡精、料酒、蚝油、水淀粉、食用油各适量，葱段、姜片各少许
- 做法：

①木耳洗净，切朵；油菜洗净，对半切开，去叶留梗。

②向锅中加适量清水烧开，倒入木耳，焯约1分钟至熟透后捞出。

③另起锅注油烧热，倒入油菜翻炒约1分钟至熟，加料酒、盐炒匀，盛出摆盘；热锅注油，倒入葱、姜炒香，再倒入木耳翻炒，加调味料、葱段炒匀装盘即可。

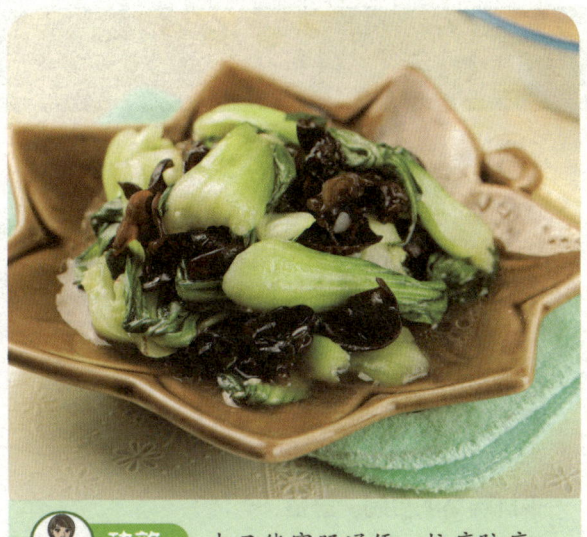

功效 本品能宽肠通便、抗癌防癌、排毒消肿，尤其适宜大肠癌患者食用。

猴头菇扒油菜

- 原料：油菜200克，水发猴头菇70克
- 调料：盐3克，料酒5毫升，水淀粉4毫升，胡椒粉、食用油各适量，鸡汤150毫升，姜片、葱段各少许
- 做法：

①油菜洗净，切成瓣；猴头菇洗净，切成片。向锅中注水烧开，倒入油菜，焯至其断生，捞出摆盘；将猴头菇倒入沸水锅中，煮半分钟左右至断生，捞出备用。

②用油起锅，倒入姜、葱爆香；倒入猴头菇，淋入料酒炒匀；倒入鸡汤煮沸，加入盐、胡椒粉、水淀粉炒匀；盛出放在油菜上即可。

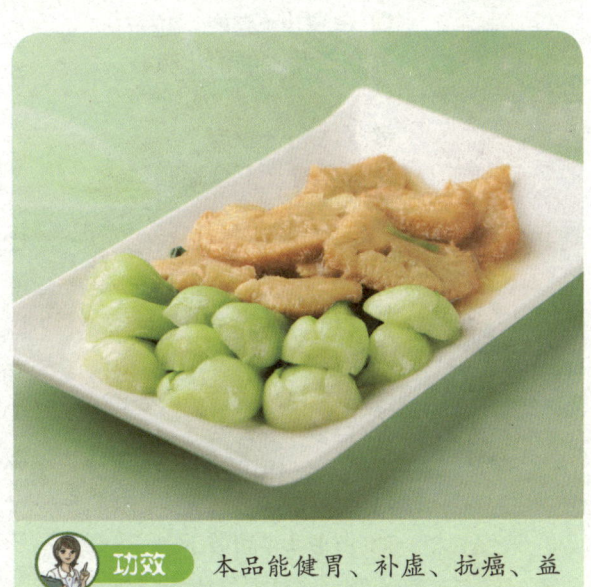

功效 本品能健胃、补虚、抗癌、益肾精，对治疗肠癌有辅助作用。

防癌抗癌中医食养方

白萝卜 EAT

【最佳食用方法】煮汤

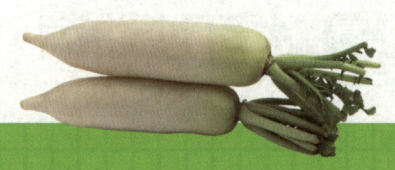

 【别名】芦菔

防癌抗癌功效

■ 白萝卜中的木质素可以提高人体巨噬细胞的活力，从而把整个癌细胞吞噬。白萝卜汁中含有吲哚类化合物，能够有效降低胃肠癌和呼吸道癌的发病率。白萝卜中含有的干扰素诱生剂，可以刺激人体细胞产生干扰素，干扰病毒的复制、繁殖。

抗癌有效成分

木质素、吲哚类化合物、维生素C、膳食纤维、干扰素诱生剂

相宜搭配

 ✓ 白萝卜+牛肉
健脾消食

 ✓ 白萝卜+鸡肉
有利于营养的消化吸收

 ✓ 白萝卜+豆腐
健脾养胃、下食除胀

禁忌搭配

 ✗ 白萝卜+黑木耳
易得皮炎

 ✗ 白萝卜+人参
影响滋补作用

 ✗ 白萝卜+胡萝卜
不利于人体对维生素C的吸收

食用注意

①选购白萝卜时，以个体大小均匀、表面光滑者为佳。保存白萝卜最好能带泥存放，如果室内温度不太高，放置在阴凉通风处保存即可。

②白萝卜生吃能够保护它的干扰素诱生剂成分免遭破坏。吃白萝卜必须细嚼，这样才能使白萝卜中的有效成分充分释放出来。

③食用白萝卜后半个小时内不宜吃其他食物，以免其有效成分被稀释或干扰。

④白萝卜主泻，胡萝卜主补，所以二者最好不要一同食用。若要一起吃时应加些醋来调和，以便于营养吸收。

橄榄白萝卜排骨汤

- 原料：排骨段300克，白萝卜300克，青橄榄适量
- 调料：盐、鸡粉、料酒、姜片、葱花各适量
- 做法：

①将白萝卜洗净去皮，切成小块。
②向锅中注水烧开，放入洗好的排骨段，煮约1分钟，捞出沥干。
③向砂锅中注入适量清水，烧开后倒入排骨，放入青橄榄，撒上姜片，淋入少许料酒提味，烧开后用小火煮约1小时至食材熟软。
④放入白萝卜块，煮沸后用小火续煮至食材熟透；加入盐、鸡粉调味，最后撒入葱花即可。

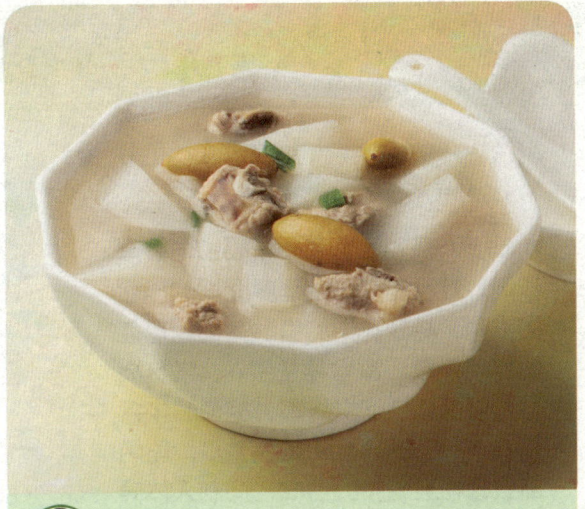

功效　本品能促进消化、增强食欲，常食可有效抑制癌症。

白萝卜海带汤

- 原料：白萝卜200克，海带180克
- 调料：盐、鸡粉各2克，食用油适量，姜片、葱花各少许
- 做法：

①将白萝卜洗净去皮，切成丝；海带洗净，切成丝。
②用油起锅，放入姜片爆香；倒入白萝卜丝，翻炒均匀；注入适量清水，烧开后煮3分钟至熟。
③倒入海带，拌匀，煮沸；放入适量盐、鸡粉，用勺搅匀，再次煮沸。
④把煮好的汤料盛出，装入碗中，加上葱花即可。

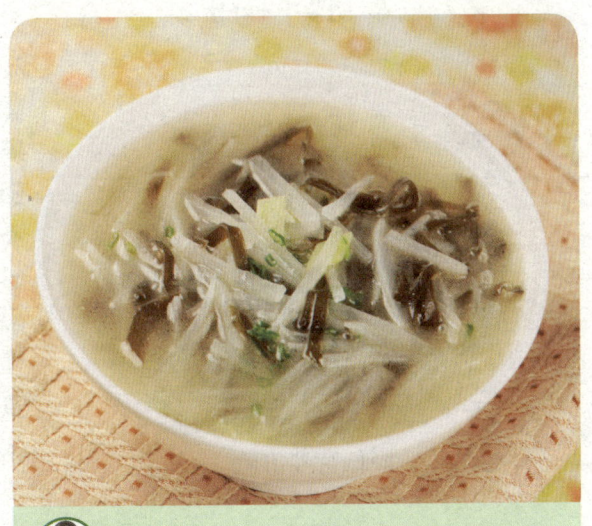

功效　本品能清热生津、消食化滞、防癌抗癌，适宜癌症患者食用。

防癌抗癌中医食养方

胡萝卜 EAT

【最佳食用方法】炒食或炖食

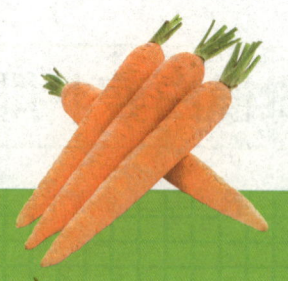

【别名】黄萝卜、丁香萝卜、胡芦菔、红萝卜

防癌抗癌功效

■ 胡萝卜中含有的萜对致癌物有解毒作用，并且能在一定程度上抑制癌症的发生。胡萝卜中的甾醇有抑制癌症的作用。它还富含维生素A，常食能显著降低肺癌的发病率。胡萝卜中含有的β-胡萝卜素和维生素C，能阻断致癌物亚硝胺的合成，抑制人体对它的吸收。

抗癌有效成分

萜、甾醇、维生素A、β-胡萝卜素、维生素C

相宜搭配

 ✓ 胡萝卜+包菜
抑制癌细胞的产生

 ✓ 胡萝卜+蜂蜜
排毒

 ✓ 胡萝卜+大米
改善肠胃功能

禁忌搭配

 ✗ 胡萝卜+白酒
易引起肝部不适

 ✗ 胡萝卜+西红柿
降低营养价值

 ✗ 胡萝卜+木瓜
降低营养价值

食用注意

①选购胡萝卜时，要挑选根大芯小、质地脆嫩、表面有光泽、手感较重的。将胡萝卜加热，放凉并用容器保存，冷藏可保鲜5天，冷冻条件下可保鲜2个月左右。
②吸烟者可以每天食用胡萝卜或喝半杯胡萝卜汁，以此来保护肺部，减少患肺癌的危险。用肉炖食胡萝卜抗癌效果最好。
③脾胃虚寒者不宜吃胡萝卜。
④胡萝卜含有的胡萝卜素为脂溶性物质，适宜用小火慢炒，使胡萝卜素溶于油脂中，更易于被人体吸收利用。

胡萝卜炒杏鲍菇

- 原料：胡萝卜100克，杏鲍菇90克
- 调料：盐3克，鸡粉少许，蚝油4克，料酒、食用油、水淀粉各适量，姜片、蒜末、葱段各少许
- 做法：

①将杏鲍菇洗净，切成片；胡萝卜洗净去皮，切成片。
②向锅中注水烧开，倒入胡萝卜片、杏鲍菇，煮至断生，捞出备用。
③用油起锅，放入姜、蒜、葱爆香；倒入食材，淋入少许料酒，提味；转小火，加入盐、鸡粉、蚝油，翻炒至食材熟透，倒入水淀粉勾芡即可。

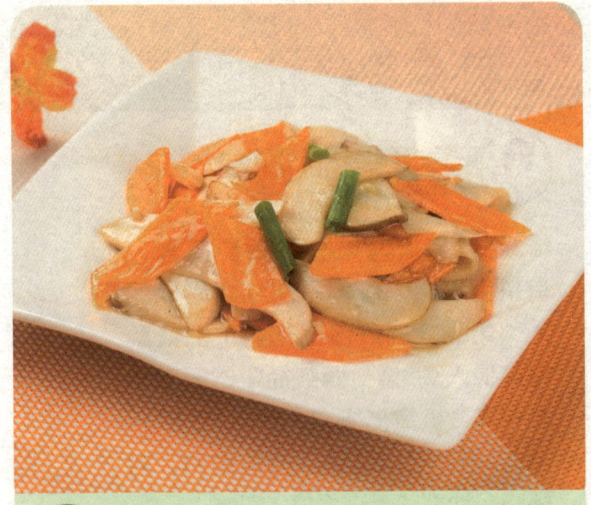

功效 常食本品可以提高人体免疫功能，有抗癌、降血脂等作用。

胡萝卜丝炒豆芽

- 原料：胡萝卜150克，黄豆芽120克，彩椒40克
- 调料：盐3克，味精、白糖、料酒、水淀粉、食用油各适量，葱段、蒜蓉、姜丝各少许
- 做法：

①将萝卜、彩椒洗净，均切成细条。
②向锅注水烧热，大火煮沸，倒入胡萝卜丝、黄豆芽、彩椒丝，焯烫，捞出沥水备用。
③另起锅，注油烧热，放入姜丝、葱段、蒜蓉爆香；再放入焯煮好的食材，翻炒匀；转小火，加调味料炒熟即可。

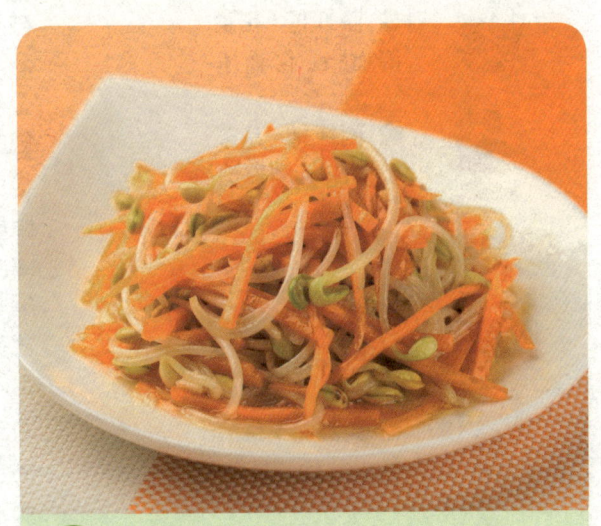

功效 本品有抗疲劳、抗癌作用，适宜便秘、高血压、癌症等患者食用。

防癌抗癌中医食养方

西红柿 EAT 【最佳食用方法】大火炒食

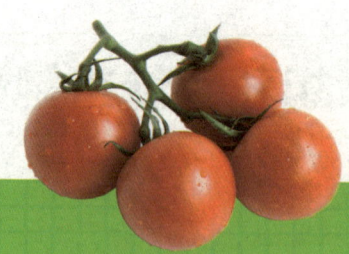

【别名】番茄、洋柿子

防癌抗癌功效

西红柿含有丰富的番茄红素，有研究表明，体内番茄红素量低的人，患癌症的危险比体内番茄红素量高的人高3倍。西红柿中的菌脂素具有高度抗氧化能力，是β-胡萝卜素的2倍，可以增强人体免疫力，对预防多种癌症都有很好的效果。

抗癌有效成分

番茄红素、菌脂素、膳食纤维、维生素C

相宜搭配

 ✓ 西红柿+包菜
防癌，促进血液循环

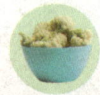 ✓ 西红柿+花菜
降血脂、降血压

 ✓ 西红柿+芹菜
降血压、健胃消食

禁忌搭配

 ✗ 西红柿+咸鱼
易产生致癌物

 ✗ 西红柿+白酒
易引起胸闷、气短

 ✗ 西红柿+土豆
导致消化不良

食用注意

①选购西红柿时要挑选个大、饱满、色泽红润且成熟、质地紧实的。西红柿在常温下置通风处能保存3天左右，放入冰箱冷藏可保存5～7天。
②西红柿和山楂搭配食用能够降低血糖，适合糖尿病人食用。
③西红柿可生吃、熟吃相结合，但由于西红柿性微寒，所以脾胃虚寒、月经期间、急性肠炎、菌痢者以及胃溃疡活动期的病人不宜食用。
④不要食用未成熟的西红柿，因为未成熟的西红柿含有大量有毒的番茄碱。

西红柿煮口蘑

- 原料：西红柿150克，口蘑80克
- 调料：料酒3毫升，鸡粉2克，盐、食用油各适量，姜片、蒜末、葱段各少许
- 做法：

①将口蘑洗净，切成片；西红柿洗净，切成小块。
②向锅中注清水烧开，放入口蘑，煮1分钟至断生，捞出，备用。
③用油起锅，放入姜、蒜爆香；倒入口蘑，炒匀；淋入料酒，提味；放入西红柿，炒匀；加入适量清水，搅拌匀，煮至熟；放入葱段，加入盐、鸡粉，调味即可。

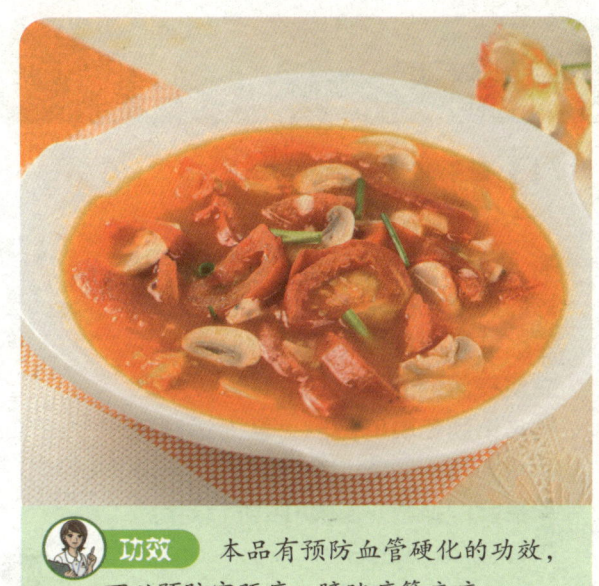

功效 本品有预防血管硬化的功效，可以预防宫颈癌、膀胱癌等疾病。

西红柿炒洋葱

- 原料：西红柿100克，洋葱40克
- 调料：盐2克，鸡粉、水淀粉、食用油各适量，蒜末、葱段各少许
- 做法：

①将西红柿洗净，切成小块；洋葱去皮洗净，切成小片。
②用油起锅，倒入蒜末，爆香；放入洋葱片，炒香；倒入西红柿，翻炒片刻，直至其析出水分。
③加入少许盐，翻炒均匀，再放入适量鸡粉，翻炒片刻，至食材断生。
④倒入少许水淀粉勾芡，再撒上葱段即可。

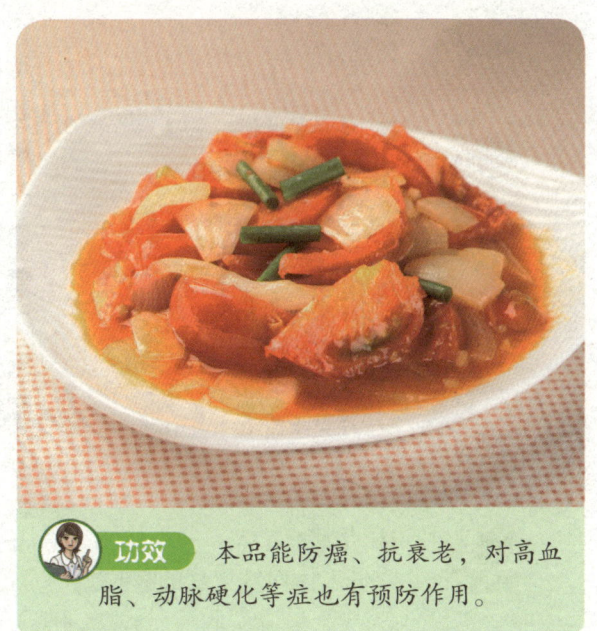

功效 本品能防癌、抗衰老，对高血脂、动脉硬化等症也有预防作用。

防癌抗癌中医食养方

芹菜

EAT 【最佳食用方法】凉拌或炒食

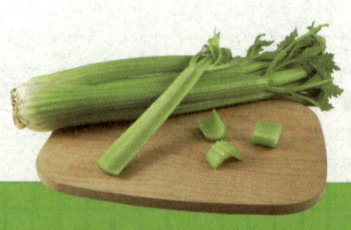

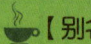
【别名】水芹

防癌抗癌功效

芹菜中的膳食纤维和甘露醇经过肠内的消化作用会产生一种能够防癌、抗癌的抗氧化剂，同时能加快粪便在肠内的运转速度，减少致癌物与结肠黏膜的接触，从而达到预防结肠癌的目的。有研究表明，芹菜富含叶绿素，食物中含叶绿素越高，抗癌功效越好。

抗癌有效成分

膳食纤维、甘露醇、叶绿素、维生素A

相宜搭配

✓ 芹菜+西红柿
降压降脂、健胃消食

✓ 芹菜+红薯
降血压

✓ 芹菜+核桃
润发、明目、养血

禁忌搭配

✗ 芹菜+菊花
易引起呕吐

✗ 芹菜+黄瓜
破坏维生素C

✗ 芹菜+黄豆
降低人体对铁元素的吸收

食用注意

①芹菜以色泽鲜绿、叶柄厚者为佳。挑选芹菜时，可以掐一下芹菜的茎部，易折断的为嫩芹菜，不易折断的是老芹菜。贮存芹菜可以用保鲜膜将茎叶包严，根部朝下，竖直放入水中，让水没过芹菜根部5厘米，这样可使芹菜在一周内保持鲜嫩。
②芹菜和牛肉搭配食用，具有防癌、抗癌、增强免疫力的功效。
③芹菜性凉，脾胃虚寒、肠滑不固者应忌食。

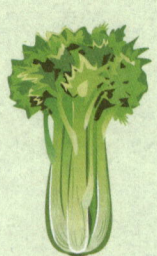

凉拌嫩芹菜

- 原料：芹菜80克，胡萝卜30克
- 调料：盐3克，鸡粉少许，香油5毫升，食用油适量，蒜末、葱花各少许
- 做法：

①将芹菜洗净，切成小段；胡萝卜去皮洗净，切成细丝。
②向锅中注入适量清水并烧开，下入胡萝卜片、芹菜段，焯约1分钟至全部食材断生，捞出沥干。
③将焯好水的食材放入碗中，加入盐、鸡粉，撒上蒜末、葱花，再淋入少许香油，搅拌约1分钟至食材入味即可。

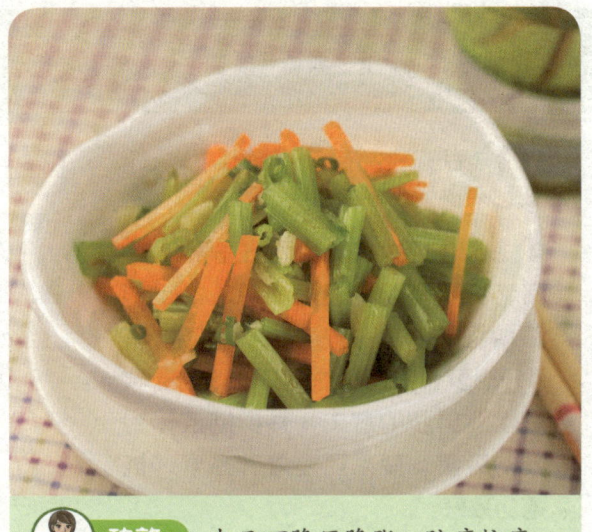

功效 本品可降压降脂、防癌抗癌，常食对预防癌症、高血压等有益。

芹菜叶蛋饼

- 原料：芹菜叶50克，鸡蛋2个
- 调料：盐2克，水淀粉、食用油各适量
- 做法：

①将芹菜叶洗净；向锅中注水烧开，加入少许食用油，放入洗净的芹菜叶，煮至断生后捞出沥干，晾凉，切成碎末。
②把鸡蛋打入碗中，加入少许盐、水淀粉，再放入芹菜末，搅拌均匀，制成蛋液，备用。
③烧热煎锅，注油烧热，倒入蛋液，用中火煎至蛋饼成形。
④转小火，将蛋饼翻面，再煎至其熟透，呈焦黄色即可。

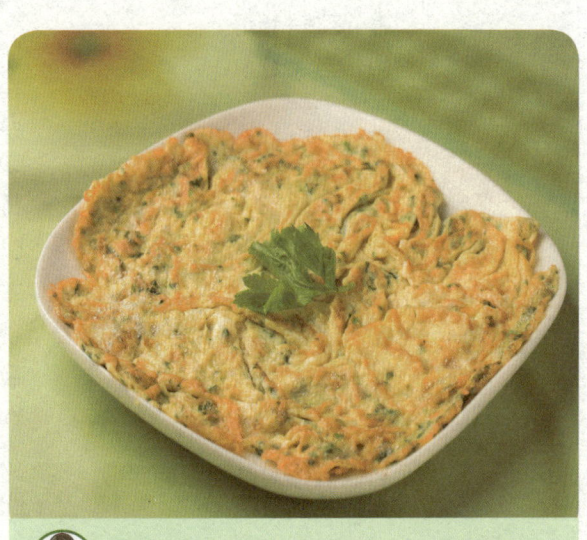

功效 本品具有平肝清热、清肠利便、降血压等功效，适合癌症患者。

防癌抗癌中医食养方

菠菜

EAT 【最佳食用方法】凉拌或煮汤

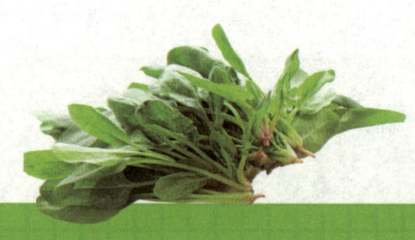

 【别名】波斯草、菠薐、菠棱、鹦鹉菜

防癌抗癌功效

■ 菠菜中含大量叶酸和维生素B_{12}，两者合用有助于预防肺癌，并且能够增强人体的免疫力。菠菜含有β-胡萝卜素和维生素C，可阻断致癌物亚硝胺的合成，并抑制人体对其的吸收。菠菜还富含叶绿素，抗癌功效好。

■ 抗癌有效成分

叶酸、维生素B_{12}、β-胡萝卜素、维生素C、叶绿素、膳食纤维

相宜搭配

 ✓ 菠菜+鸡蛋
孕妇常吃可预防贫血

 ✓ 菠菜+猪肝
防治老年贫血

 ✓ 菠菜+胡萝卜
降低中风的危险

禁忌搭配

 ✗ 菠菜+黄瓜
破坏维生素C

 ✗ 菠菜+豆腐
影响人体对钙元素的吸收

 ✗ 菠菜+黄豆
导致铜代谢不畅

食用注意

①选购菠菜时，应选叶色较青、新鲜且无虫害的。冬天可使用无毒塑料袋保存菠菜，如果温度在0℃以上，可以在菠菜叶上套上塑料袋，口不用扎，根朝下立在地上即可。

②菠菜不宜食用过多。烹饪前先将菠菜放在沸水中焯烫一下，可以去除草酸和涩味。菠菜不宜煮太久，否则维生素会损失过多。菠菜宜用油炒，可以使人体充分吸收β-胡萝卜素，有效阻止致癌物质亚硝胺的合成。

③肾炎患者、肾结石患者和脾虚便溏者忌食菠菜。

枸杞拌菠菜

●原料：菠菜230克，枸杞20克
●调料：盐、鸡粉各2克，蚝油10克，香油3毫升，食用油适量，蒜末少许
●做法：
①将菠菜择洗干净，切去根部，再切成段，备用；枸杞洗净。
②向锅中注入适量清水烧开，倒入菠菜，焯煮片刻，捞出备用。
③把菠菜倒入碗中，放入蒜末、枸杞、盐、鸡粉、蚝油、香油，搅拌至食材入味即可。

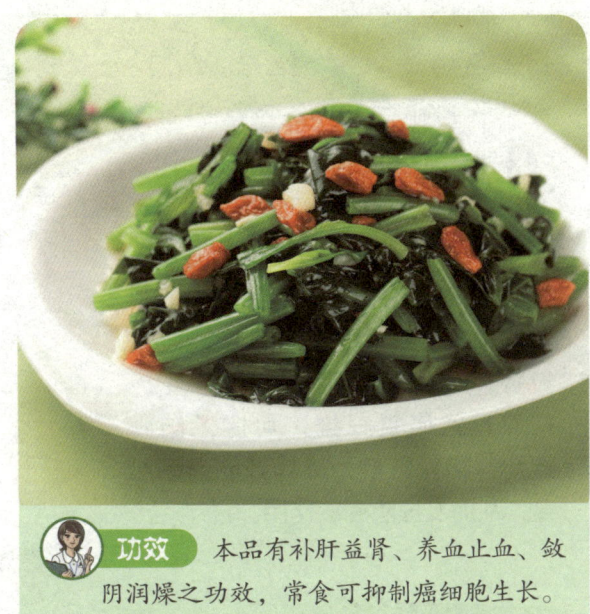

功效 本品有补肝益肾、养血止血、敛阴润燥之功效，常食可抑制癌细胞生长。

菠菜鱼丸汤

●原料：菠菜180克，鱼丸200克
●调料：盐、鸡粉各2克，料酒8毫升，食用油适量，姜片、葱花各少许
●做法：
①将鱼丸对半切开，切上网格花刀。
②将菠菜择洗干净，切去根部，再切成段，备用。
③用油起锅，放入姜片，爆香；倒入鱼丸，快速翻炒匀；淋入料酒，炒匀提鲜；注入适量清水，煮沸后继续煮2分钟；放入菠菜，煮至熟；放入适量盐、鸡粉调味，最后撒上葱花即可。

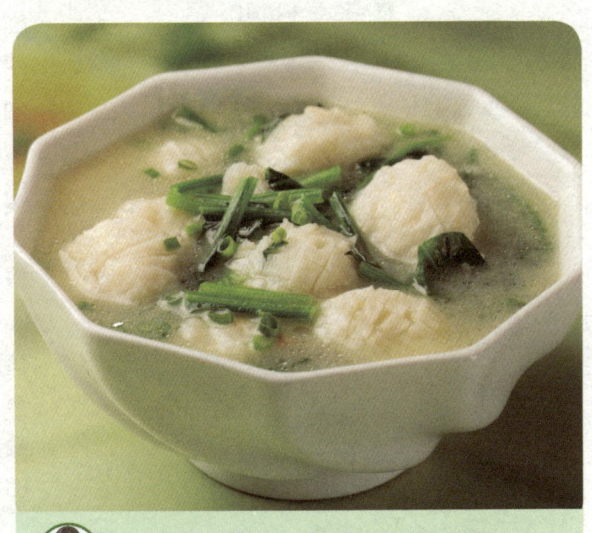

功效 本品具有通便清热、理气补血、防癌抗衰等功效。

防癌抗癌中医食养方

芥菜

EAT 【最佳食用方法】
煮汤

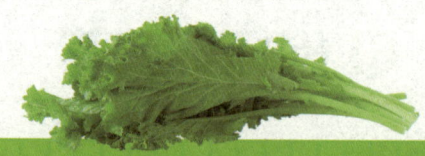

【别名】芥、大芥、雪里蕻、皱叶芥

防癌抗癌功效

芥菜含多种有抗氧化功效的营养素，如β-胡萝卜素、叶酸、多酚、异硫氰酸盐等，这些营养素能修复被损坏的细胞，避免细胞癌变。芥菜富含膳食纤维，可促进结肠蠕动，稀释毒素，降低致癌因子浓度，从而发挥防癌的作用。

抗癌有效成分

膳食纤维、叶酸、多酚、异硫氰酸盐、β-胡萝卜素

相宜搭配

 ✓ 芥菜+鸡心
增加营养素的吸收量

 ✓ 芥菜+猪肝
有助于人体对钙元素的吸收

 ✓ 芥菜+姜
祛痰止咳

禁忌搭配

 ✗ 芥菜+鲫鱼
易引起水肿

 ✗ 芥菜+醋
破坏胡萝卜素

 ✗ 芥菜+山竹
易引起身体不适

食用注意

①芥菜以叶片完整、无枯黄及开花现象者为优。若是包心芥菜，则需注意叶柄无软化现象，且叶柄越肥厚越好。芥菜不易腐坏，用纸张包裹后置于冰箱可保存约两周。
②芥菜类蔬菜常被制成腌制品食用，因腌制后含有大量的盐分，故高血压、血管硬化的病人应注意控制食用量，以限制盐的摄入。
③芥菜性温，热性咳嗽患者、患有疮疖者、目疾患者、痔疮患者、便血患者及内热偏盛者不宜食用芥菜；高血压、血管硬化者也应少食。

芥菜魔芋汤

●原料：芥菜130克，魔芋180克
●调料：盐、鸡粉各2克，料酒、食用油各适量，姜片少许
●做法：
①将魔芋洗净，切成小块；芥菜洗净，切成小块。
②锅中注水烧开，倒入魔芋，煮沸，捞出，装盘备用。
③用油起锅，放入姜片，爆香；倒入芥菜，淋入料酒，提味；加适量清水，倒入魔芋，放入适量鸡粉、盐，调味，烧开后煮2分钟至熟即可。

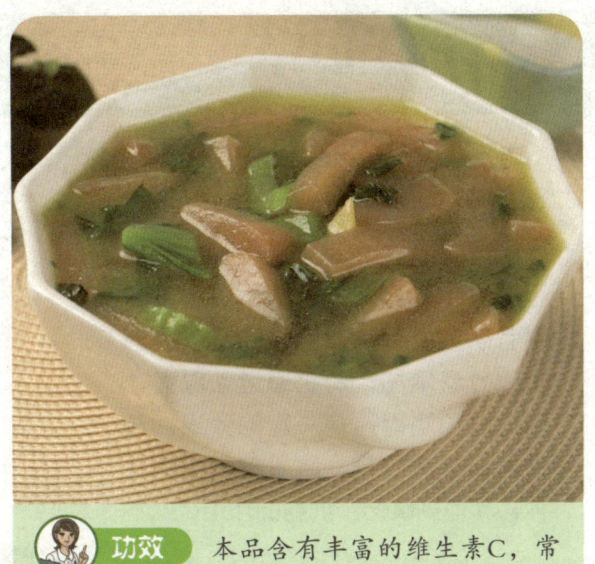

功效 本品含有丰富的维生素C，常食可预防胃癌和食管癌。

芥菜瘦肉豆腐汤

●原料：豆腐350克，芥菜70克，猪瘦肉80克
●调料：盐3、鸡粉各3克，胡椒粉、香油、食用油各适量
●做法：
①将芥菜洗净，切小段；豆腐洗净，切成小块。
②猪瘦肉洗净，切薄片，装入碗中，加入调味料，腌渍至入味。
③用油起锅，倒入芥菜段，炒至断生；注入适量清水，用大火煮至沸；倒入豆腐块，放入肉片，煮熟；加入鸡粉、盐、胡椒粉，淋入香油调味即可。

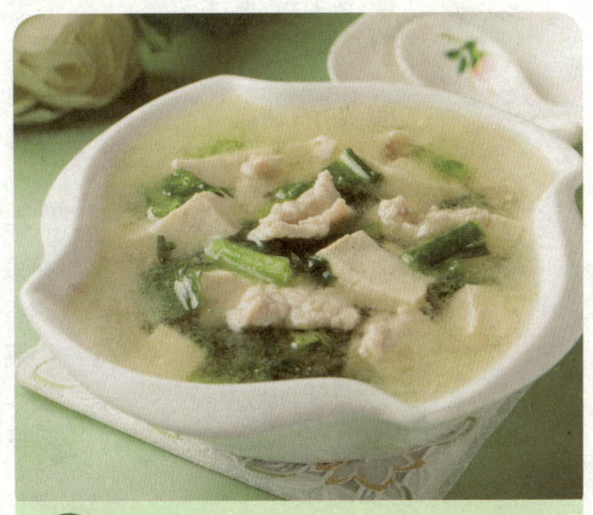

功效 本品能促进胃肠蠕动，有助于预防高血压、冠心病、肠癌等疾病。

防癌抗癌中医食养方

茄子

EAT 【最佳食用方法】
红烧食用

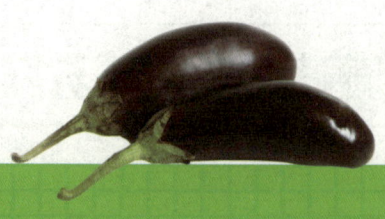

 【别名】落苏、昆仑瓜、矮瓜、茄、紫茄、白茄

 防癌抗癌功效

■ 茄子含有的龙葵碱，能抑制癌细胞的增殖，具有抗癌功效。国外有学者研究发现，食用茄子可以使消化液分泌增加，消化道运动增强，因此对预防胃癌有一定的效果。茄子所含的花色苷，属于黄酮类的一种，具有抗氧化、抗癌的作用。

■ 抗癌有效成分

龙葵碱、叶绿素、花色苷、膳食纤维

相宜搭配

 ✓ 茄子+菠菜
加快血液循环、防癌

 ✓ 茄子+苦瓜
对心血管有益

 ✓ 茄子+猪肉
降低人体对胆固醇的吸收

 ✓ 茄子+黄豆
通气、顺肠

禁忌搭配

 ✗ 茄子+墨鱼
易引起急性腹泻

 ✗ 茄子+螃蟹
易损伤肠胃

 食用注意

①选购茄子时，要挑选均匀周正、老嫩适度、表皮完好、皮薄、子少、肉厚、细嫩的为好。茄子的表皮覆盖着一层蜡质，具有保护茄子的作用，一旦蜡质层被冲刷掉，茄子就容易受微生物侵害而腐烂变质。
②茄子切成块或片后，由于氧化作用会很快由白色变成褐色。如果将切好的茄子立即放入水中浸泡，待做菜时捞起滤干，就可以避免茄子变色。
③茄子性凉，虚寒腹泻、皮肤疮疡患者以及孕妇慎食茄子。

豆瓣茄子

- 原料：茄子3个
- 调料：豆瓣酱5克，白糖3克，食用油、葱花各适量
- 做法：

①将茄子洗净，去皮，切小段，放入盐水中浸泡5分钟，然后捞出沥干。
②向锅内放适量油烧热，放入茄子，大火炸软，捞出。
③将炸油倒掉，另起油锅，放入豆瓣酱、白糖炒香，再将茄子回锅烧入味，汤汁收干，撒上葱花即可盛出。

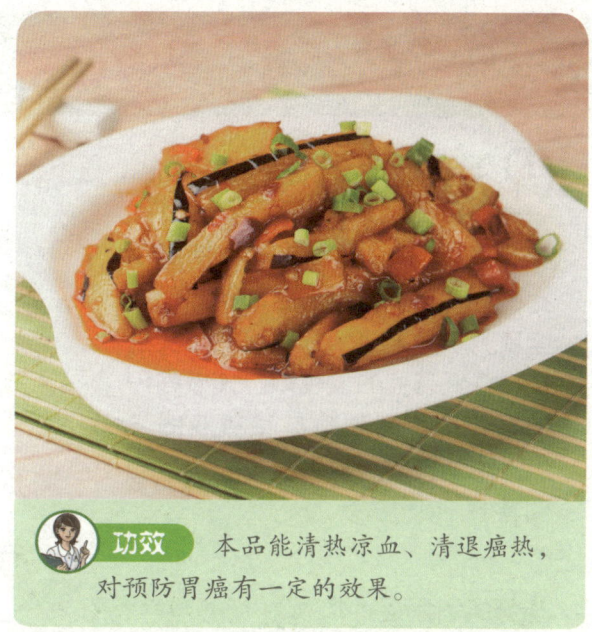

功效 本品能清热凉血、清退癌热，对预防胃癌有一定的效果。

青豆烧茄子

- 原料：青豆200克，茄子200克
- 调料：盐3克，鸡粉2克，生抽6毫升，蒜末、葱段、水淀粉、食用油各适量
- 做法：

①将茄子去皮，洗净，切成小丁；青豆洗净。
②向锅中注入适量清水烧开，倒入洗净的青豆，煮约1分钟，捞出。
③热锅注油烧热，倒入茄子丁，炸至其色泽微黄，捞出，沥干备用。
④锅底留油，放入蒜、葱爆香；倒入青豆，再放入茄子丁，炒匀；加入盐、鸡粉、生抽，炒至食材熟软；再倒入水淀粉勾芡即可。

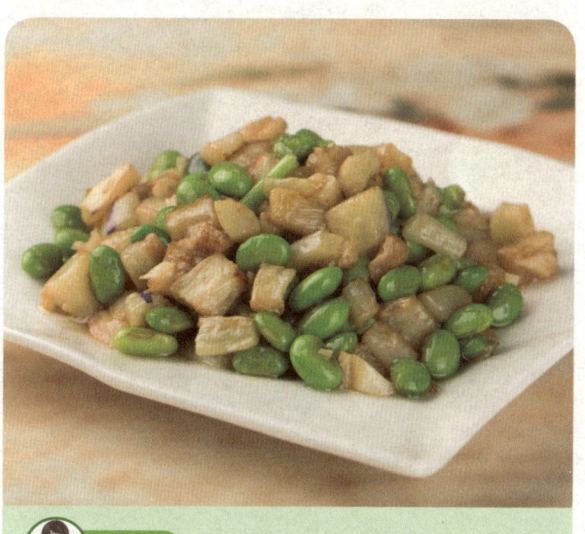

功效 本品含有多种抗癌成分，对前列腺癌、肠癌等有抑制作用。

防癌抗癌中医食养方

青椒

EAT 【最佳食用方法】
大火炒食

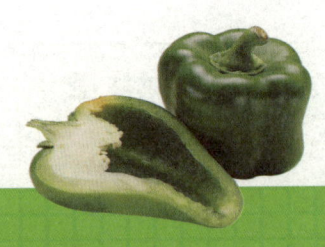

【别名】甜椒、菜椒、柿子椒、大椒

防癌抗癌功效

青椒中的辣椒素是一种抗氧化物质,它可降低癌细胞的新陈代谢速度,从而延缓细胞组织的癌变过程,降低癌症的发生率。辣椒强烈的香辣味能刺激唾液和胃液的分泌,增加食欲,促进肠道蠕动,帮助消化,预防肠癌。

抗癌有效成分

辣椒素、维生素C

相宜搭配

✓ **青椒+苦瓜**
促进营养素的吸收

✓ **青椒+空心菜**
降低血压、止痛消炎

✓ **青椒+鳝鱼**
开胃爽口、降低血糖

✓ **青椒+肉类**
促进消化液的分泌

✓ **青椒+糙米**
防止维生素C被氧化

禁忌搭配

✗ **青椒+黄瓜**
影响维生素C的吸收

食用注意

①选择大而饱满的青椒,剖开、去籽,将5%的纯碱水加热到90℃左右,然后将青椒放入水中浸泡3～4分钟,捞出晾干,不但颜色得以保持,味道也会很好。

②眼疾、食管炎、胃肠炎、胃溃疡、痔疮患者应少吃或忌食青椒;火热病症或阴虚火旺、高血压、肺结核、面瘫的人应慎食。

③小孩及中老年人在服用钙片前后2小时内应尽量避免食用菠菜、青椒、香菜等含草酸较多的食物,会影响人体对钙元素的吸收。

青椒木耳炒马蹄

- **原料**：青椒100克，胡萝卜100克，水发木耳50克，马蹄90克
- **调料**：盐3克，料酒10毫升，鸡粉2克，水淀粉4毫升，食用油适量，蒜末、葱段各少许
- **做法**：
  ① 将青椒、木耳洗净切成小块；胡萝卜、马蹄洗净去皮，切成片。
  ② 向锅中注入适量清水烧开，倒入木耳、马蹄、胡萝卜，煮至沸；放入青椒，再次煮沸，捞出备用。
  ③ 用油起锅，放入蒜末、葱段，倒入焯过水的食材，炒匀；淋入料酒，加入盐、鸡粉调味；淋入少许水淀粉勾芡即可。

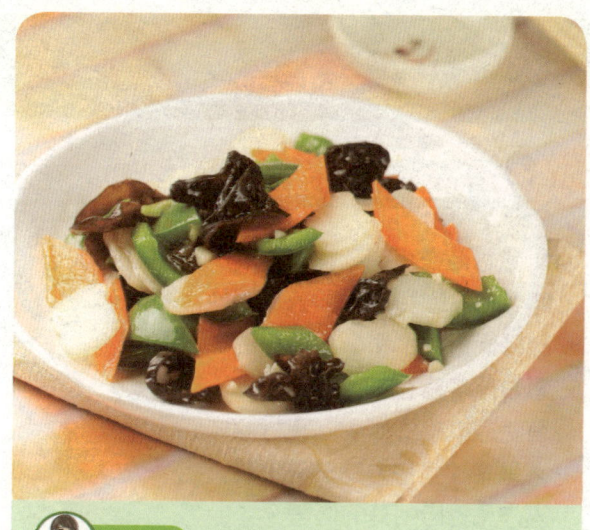

功效　本品能防癌抗癌，尤其适宜肺癌和食道癌患者食用。

青椒炒鸡丝

- **原料**：鸡胸肉150克，青椒55克，红椒25克
- **调料**：盐2克，鸡粉3克，豆瓣酱5克，料酒、油各适量，姜丝、蒜末各少许
- **做法**：
  ① 将红椒、青椒洗净，切成丝。
  ② 鸡胸肉洗净，切成丝，装入碗中，放入调味料，腌渍至入味。
  ③ 向锅中注入适量清水烧开，放入红椒、青椒，煮至断生，捞出备用。
  ④ 用油起锅，放入姜丝、蒜末，爆香；倒入鸡肉丝，炒至其变色；放入青椒、红椒，拌炒匀；加入豆瓣酱、盐、鸡粉、料酒调味即可。

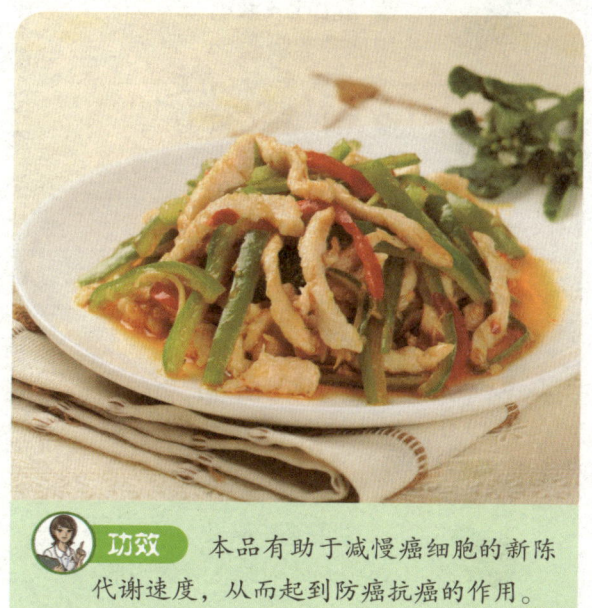

功效　本品有助于减慢癌细胞的新陈代谢速度，从而起到防癌抗癌的作用。

防癌抗癌中医食养方

紫甘蓝 EAT

【最佳食用方法】
做成沙拉

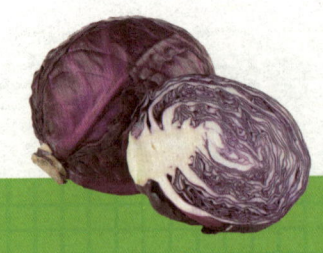

【别名】红甘蓝、赤甘蓝

防癌抗癌功效

紫甘蓝含有癌细胞的抑制剂——吲哚类化合物和芳香异硫氰酸盐,能有效降低胃肠癌和呼吸道癌的发病率。紫甘蓝中含有的B族维生素,被证实有防癌抗癌的作用。紫甘蓝中的花青素是一种强有力的抗氧化剂,能保护人体免受自由基的伤害。

抗癌有效成分

吲哚类化合物、芳香异硫氰酸盐、B族维生素、维生素C、膳食纤维、花青素

相宜搭配

 ✓ 紫甘蓝+木耳
补肾壮骨、健脑通络

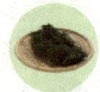 ✓ 紫甘蓝+紫菜
增加营养吸收

 ✓ 紫甘蓝+青椒
促进胃肠蠕动

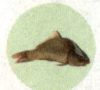 ✓ 紫甘蓝+鲤鱼
营养吸收更全面

 ✓ 紫甘蓝+虾米
强壮身体、防癌抗病

禁忌搭配

 ✗ 紫甘蓝+苹果
影响人体对维生素的吸收

食用注意

①选购紫甘蓝时,首先要用手掂分量,分量重的比较好,说明水分足,结构紧凑。其次要看颜色,光泽度越高的越新鲜。
②甘蓝类蔬菜有一定的药用功效,能够减轻关节疼痛,缓解感冒引起的咽喉疼痛。因此,关节炎患者最好经常食用这类蔬菜。
③紫甘蓝既可生食,也可炒食,但为了保持营养,以生食为好。在炒或煮紫甘蓝时,为了保持其艳丽的紫红色,在操作前必须加少许白醋,否则经加热后就会变成黑紫色,影响美观。

紫甘蓝拌茭白

- 原料：紫甘蓝150克，茭白200克，彩椒50克
- 调料：盐、鸡粉各2克，陈醋4毫升，香油3毫升，食用油适量，蒜末少许
- 做法：

①将茭白去皮洗净，切丝；彩椒洗净，切丝；紫甘蓝洗净，切丝。
②向锅中注入适量清水烧开，倒入茭白，煮至五成熟；加入紫甘蓝、彩椒，再煮至断生。
③把焯好水的食材捞出，沥干。装入碗中，放入蒜末，加入盐、鸡粉，淋入陈醋、香油，搅拌均匀即可。

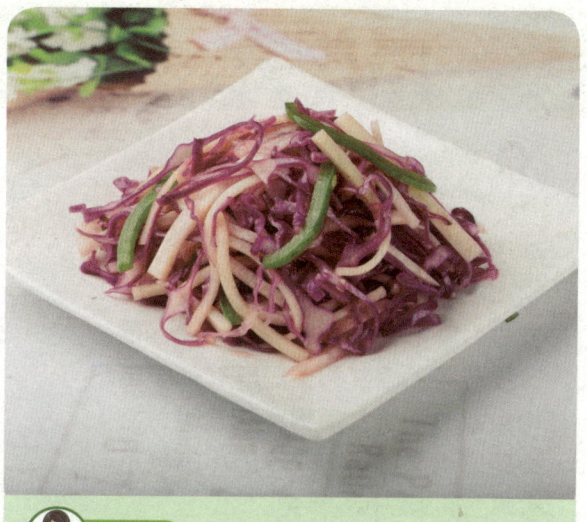

功效 本品能降低血压、防癌抗癌，癌症患者、高血压患者可经常食用。

鲜虾紫甘蓝沙拉

- 原料：虾仁70克，西红柿130克，彩椒50克，紫甘蓝60克，西芹70克
- 调料：沙拉酱15克，料酒5毫升，盐2克
- 做法：

①将西芹洗净，切段；西红柿洗净，切瓣；彩椒、紫甘蓝洗净，切块。
②向锅中注水烧开，倒入西芹、彩椒、紫甘蓝，煮至其断生，捞出。
③把洗净的虾仁倒入沸水锅中，淋入适量料酒，煮1分钟至熟，捞出；将西芹、彩椒和紫甘蓝倒入碗中，放入西红柿、虾仁，加入沙拉酱，搅拌匀即可。

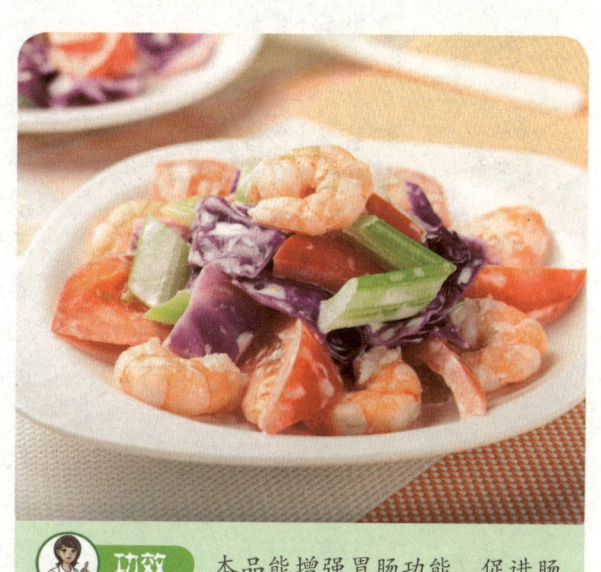

功效 本品能增强胃肠功能，促进肠道蠕动，对预防大肠癌尤其有效。

防癌抗癌中医食养方

红薯 EAT 【最佳食用方法】炒食或煮粥

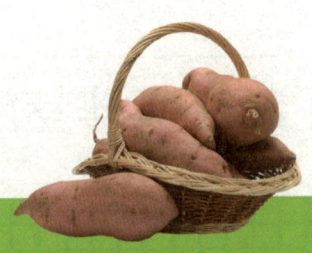

【别名】茴芋、甘储、甘薯、朱薯、金薯

防癌抗癌功效

红薯中含有脱氢表雄甾酮，这种物质能够延缓衰老，抑制乳腺癌的发生。脱氢表雄甾酮即DHEA，是一种与肾上腺素和类固醇的化学结构类似的物质，动物实验表明，接种癌细胞又注射DHEA的小白鼠不会患上乳腺癌和结肠癌。

抗癌有效成分

脱氢表雄甾酮、胡萝卜素、维生素C、膳食纤维

相宜搭配

✓ 红薯+糙米
有助于减肥

✓ 红薯+芹菜
降血压

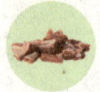
✓ 红薯+猪排
增加营养素的吸收

禁忌搭配

✗ 红薯+螃蟹
容易在体内凝成结块

✗ 红薯+鸡蛋
易引发腹痛

✗ 红薯+柿子
易引起腹胀

食用注意

①选购红薯时，应优先挑选纺锤形、表面光滑且无霉味的。烂红薯和发霉的红薯都有毒，发芽的红薯口感很差。红薯不宜与土豆放在一起，否则红薯容易硬心，土豆也易发芽。红薯应干燥贮存，不宜放在塑料袋中。

②红薯皮含有较多的生物碱，食用过多会导致胃肠不适，胃癌患者应忌食。

③红薯含有一种叫做"气化酶"的成分，生吃或一次食用过多会导致胃脘部胀满，甚至泛酸水，只有蒸熟煮透了才能将气化酶完全破坏掉。

姜丝红薯

- 原料：红薯130克，生姜30克
- 调料：盐2克，鸡粉2克，水淀粉、食用油各适量
- 做法：

①将红薯、生姜洗净去皮，切成丝，备用。
②向锅中倒入适量清水，大火烧开，放入红薯，煮至其断生，捞出沥干，备用。
③用油起锅，放入姜丝，炒香；倒入焯过水的红薯，翻炒片刻；加入适量盐、鸡粉，翻炒匀至红薯入味；再倒入少许水淀粉勾芡，快速翻炒匀即可。

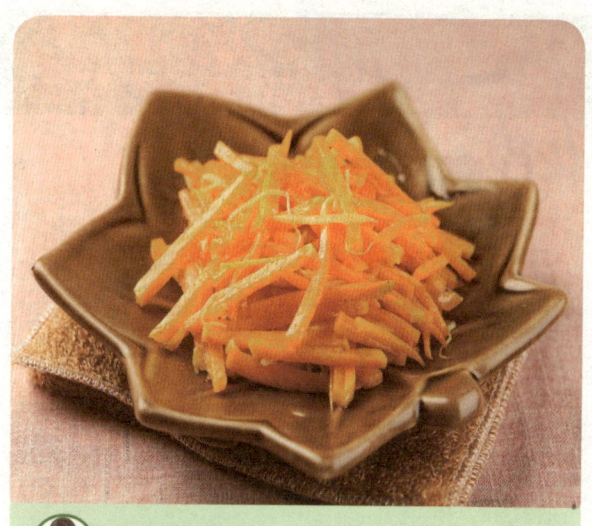

功效 本品能保持血管弹性，促进胃肠蠕动，预防便秘和结肠癌、直肠癌。

红薯碎米粥

- 原料：红薯85克，水发大米80克
- 做法：

①将红薯去皮洗净，切成粒，装入盘中，备用；大米洗净。
②向锅中注入适量清水，用大火烧开，倒入水发好的大米，拌匀。
③下入红薯，搅拌匀，用小火煮30分钟至大米熟烂。
④把煮好的粥盛出，装入碗中，稍待晾凉即可食用。

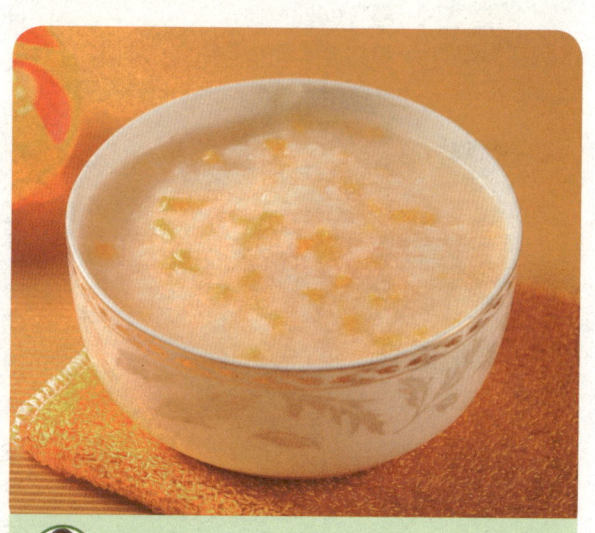

功效 本品有抗癌、保护心脏、预防肺气肿等功效，适宜癌症患者食用。

防癌抗癌中医食养方

洋葱

EAT 【最佳食用方法】
大火炒食

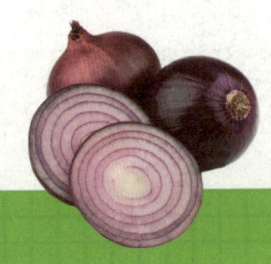

【别名】球葱、圆葱、玉葱、葱头

防癌抗癌功效

洋葱中含有大量的抗变异原性物质，这种物质能抑制致癌物变异原的生成。洋葱中含有微量元素硒和肽，硒和肽能促进机体产生大量降低癌症发生率的谷胱甘肽。硒既能抑制癌细胞的生长，又能降低致癌物的毒性。

抗癌有效成分

抗变异原性物质、微量元素硒和肽、花青素

相宜搭配

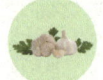
- ✓ 洋葱+大蒜
  防癌抗癌、抗菌消炎

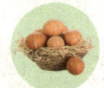
- ✓ 洋葱+鸡蛋
  提高人体对维生素C的吸收率

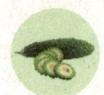
- ✓ 洋葱+苦瓜
  提高机体的免疫力

- ✓ 洋葱+玉米
  降压降脂

禁忌搭配

- ✗ 洋葱+河虾
  不利于人体对钙元素的吸收

- ✗ 洋葱+蜂蜜
  易引起眼睛不适

食用注意

①选购洋葱时，应挑选球体完整、无损伤、表皮光滑的。洋葱的保存方法是将洋葱放入网袋中，悬挂在室内阴凉通风处，或者放在有透气孔的专用陶瓷罐中。
②在切洋葱之前，把菜刀放在冷水中浸泡一会儿，这样再切的时候就不会刺激眼睛。紫色洋葱辣味不太浓，可以生吃，深茶色洋葱最好熟食。
③洋葱宜凉拌生吃或者快炒，不宜久炒，因为洋葱里的有效抗癌成分容易在高温下失去活性，从而失去抗癌效果。

洋葱炒鸭胗

- 原料：鸭胗200克，洋葱150克，生姜、红椒、胡萝卜各适量
- 调料：盐、料酒、食用油各适量
- 做法：

①将洋葱洗净，切片；胡萝卜洗净，切丝；红椒洗净，切碎；鸭胗洗净，切片。

②向锅里加适量清水烧开，放入鸭胗焯一下，捞出备用。

③另起锅下油烧热，放入红椒爆香；放入胡萝卜、洋葱，再放入焯过水的鸭胗一起爆炒；调入料酒、盐，炒匀即可出锅。

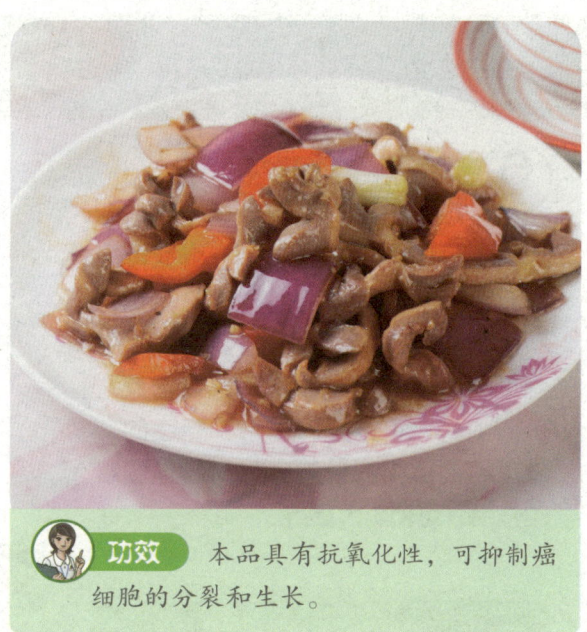

功效 本品具有抗氧化性，可抑制癌细胞的分裂和生长。

洋葱炒鱿鱼

- 原料：洋葱100克，鱿鱼80克，红椒15克
- 调料：盐、鸡粉各3克，料酒5毫升，水淀粉、食用油各适量，姜片、蒜末各少许
- 做法：

①将洋葱洗净，切成片；红椒洗净，切成小块。

②鱿鱼洗净，切成小块，装入碗中，加入调味料，腌渍至入味。

③向锅中注水烧开，倒入鱿鱼，焯至卷起，捞出；用油起锅，放入姜、蒜爆香；倒入鱿鱼卷，淋入料酒，炒香；放入洋葱、红椒，加入盐、鸡粉调味，淋水淀粉勾芡即可。

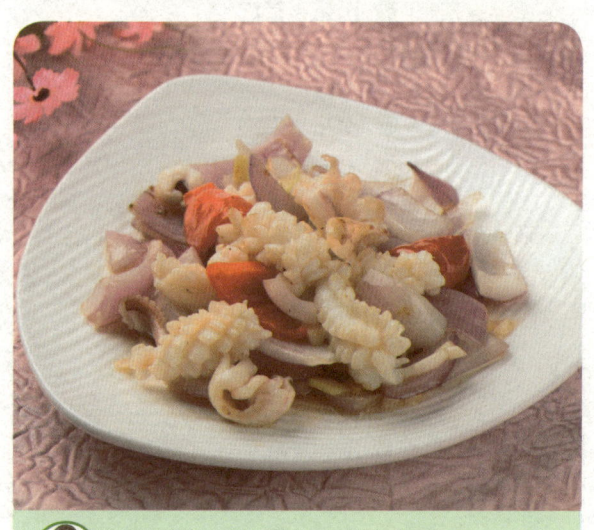

功效 常食本品能消除体内的自由基，具有防癌、抗衰老的功效。

防癌抗癌中医食养方

南瓜

EAT 【最佳食用方法】炒食或者煮汤

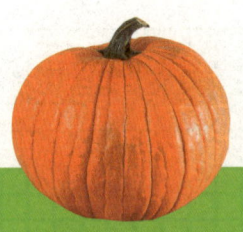

【别名】麦瓜、番瓜、倭瓜、面瓜、金冬瓜

防癌抗癌功效

■ 南瓜中含有的硒,是谷胱甘肽过氧化酶的必不可少的组成成分,这种酶能使活性氧失去毒性。此外,南瓜中含有一种能够分解致癌物亚硝胺的酶,可减少消化系统癌症的发生。南瓜中的甘露醇有润肠通便的作用,可预防大肠癌。

■ 抗癌有效成分

硒、酵素、甘露醇、β-胡萝卜素、维生素C

相宜搭配

 ✓ 南瓜+莲子
通便排毒

 ✓ 南瓜+猪肉
预防糖尿病

 ✓ 南瓜+牛肉
健胃益气

禁忌搭配

 ✗ 南瓜+山楂
破坏维生素C

 ✗ 南瓜+羊肉
易引发肠胃不适

 ✗ 南瓜+虾
易引起痢疾

食用注意

①南瓜皮不易消化,消化不良的患者食用时最好将皮削干净。
②南瓜切开后容易从内部开始变质,最好用保鲜膜包好,放入冰箱冷藏,可以存放5~6天。吃南瓜前一定要仔细检查,如果发现表皮有溃烂之处,或切开后散发出酒味等,则不可食用。
③南瓜与红枣搭配食用,有较好的健脾、益气、补血效果,适合癌症患者食用。但南瓜的热量较高,糖尿病患者不可过量食用,而且要相应减少主食的量。

葱油南瓜

- ●原料：南瓜350克，红葱头35克
- ●调料：盐、鸡粉各2克，食用油适量，葱花少许
- ●做法：

①将红葱头洗净，切成薄片；南瓜洗净去皮，切成丁。
②用油起锅，放入红葱头，略炒至散出香味，盛出部分葱油，备用。
③锅底留油，烧热，倒入南瓜丁，翻炒匀；加入盐、鸡粉，炒匀调味；再注入适量清水，用小火焖煮至食材熟透；用大火收汁，撒上葱花，淋入葱油，炒匀即可。

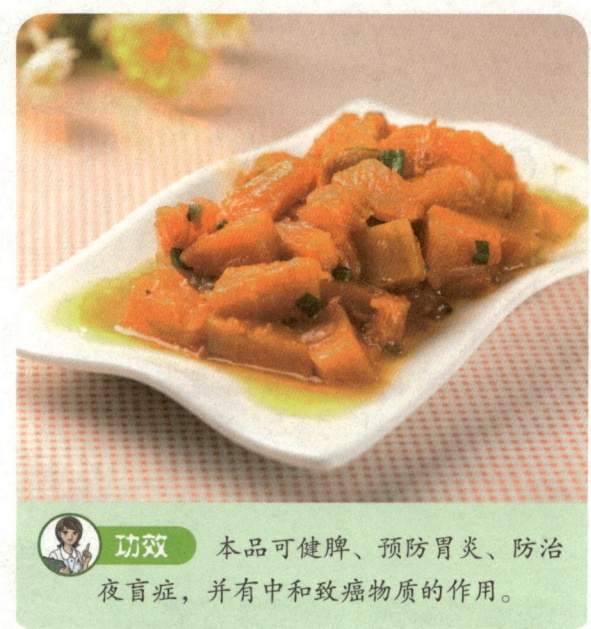

功效 本品可健脾、预防胃炎、防治夜盲症，并有中和致癌物质的作用。

南瓜绿豆汤

- ●原料：水发绿豆150克，南瓜180克
- ●调料：盐、鸡粉各2克
- ●做法：

①将南瓜洗净去皮，切成小块，放在盘中，备用；绿豆洗净。
②向砂锅中注入适量清水烧开，放入洗净的绿豆，煮沸后用小火煮约30分钟，至绿豆熟软。
③倒入南瓜，用小火续煮约20分钟，至全部食材熟透。
④加入盐、鸡粉调味，略煮片刻，至食材入味即可。

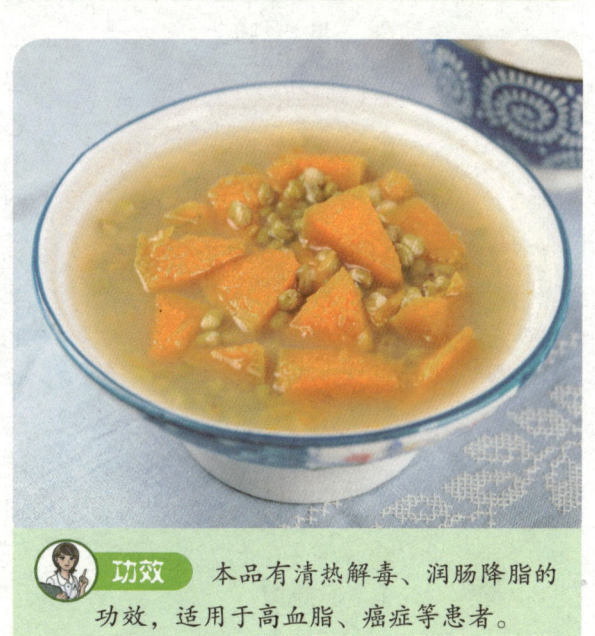

功效 本品有清热解毒、润肠降脂的功效，适用于高血脂、癌症等患者。

防癌抗癌中医食养方

黄瓜

EAT 【最佳食用方法】
大火炒食或凉拌

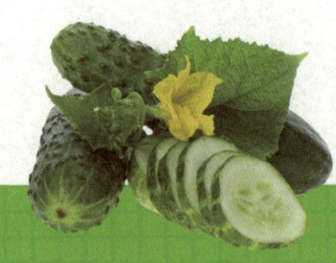

【别名】胡瓜、青瓜

 防癌抗癌功效

黄瓜中含有的葫芦素C具有提高人体免疫力，抗癌的作用。此外，黄瓜尾部含有较多的苦味素，有抗癌的作用，所以不宜把黄瓜尾部全部丢掉。黄瓜中所含的丙氨酸、精氨酸和谷氨酰胺都对肝癌患者很有好处。

■ 抗癌有效成分

葫芦素C、苦味素、丙氨酸、精氨酸、谷氨酰胺

相宜搭配

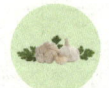 ✓ 黄瓜+大蒜
有助于排毒瘦身

 ✓ 黄瓜+豆腐
降低血脂

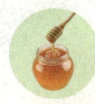 ✓ 黄瓜+蜂蜜
润肠通便、清热解毒

禁忌搭配

 ✗ 黄瓜+西红柿
破坏维生素C

 ✗ 黄瓜+香菜
降低营养价值

 ✗ 黄瓜+花生
易导致腹泻

 食用注意

①选购黄瓜时，以色泽鲜亮，外表有刺状凸起，且黄瓜头上顶着新鲜黄花的为好。保存黄瓜要先将其表面的水分擦干，再放入密封保鲜袋中，封好袋口后冷藏即可。
②黄瓜中含有一种维生素C分解酶，日常生活中，黄瓜生吃的情况较为常见，此时它所含的维生素C分解酶保持着一定的活性。如果与维生素C含量丰富的食物，如柑橘等同食，黄瓜中的维生素C分解酶就会破坏其他食物的维生素C。虽说这对人体无直接危害，但会降低人体对维生素C的吸收率。

彩椒炒黄瓜

● 原料：彩椒80克，黄瓜150克

● 调料：盐、鸡粉各2克，料酒、生抽、水淀粉、食用油各适量，姜片、蒜末、葱段各少许

● 做法：

① 将彩椒洗净，切成块；黄瓜洗净，切成小块。

② 用油起锅，放入姜片、蒜末、葱段，爆香；倒入黄瓜、彩椒，淋入适量料酒，炒香；加入适量盐、鸡粉、生抽，炒匀调味；倒入适量水淀粉勾芡。

③ 将炒好的食材盛出，装入盘中即可食用。

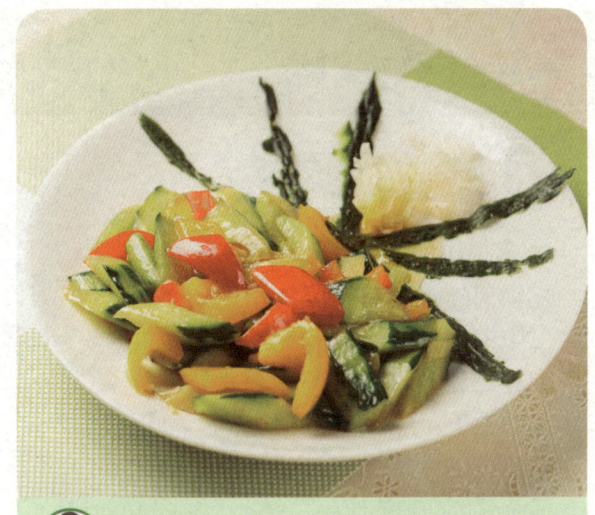

功效 本品具有提高人体免疫功能的作用，从而间接预防癌症。

金针菇拌黄瓜

● 原料：金针菇110克，黄瓜90克，胡萝卜40克

● 调料：盐3克，陈醋3毫升，生抽5毫升，鸡粉、辣椒油、香油各适量，蒜末、葱花各少许

● 做法：

① 将黄瓜、胡萝卜洗净，切成丝；金针菇洗净，切去根部。

② 向锅中注水烧开，倒入胡萝卜、金针菇，煮至断生，捞出。

③ 将黄瓜丝倒入碗中，放入适量盐，倒入金针菇、胡萝卜，放入少许蒜末、葱花，加入鸡粉、陈醋、生抽、辣椒油、香油拌匀即可。

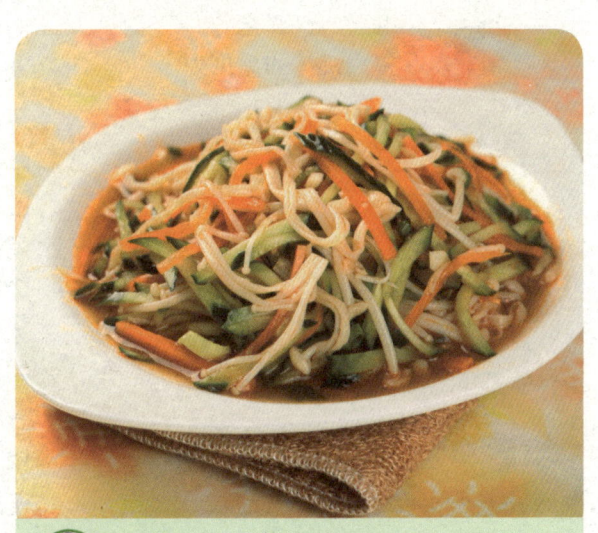

功效 本品具有延年益寿、防癌抗癌的功效，常食还能降低胆固醇。

防癌抗癌中医食养方

苦瓜

EAT 【最佳食用方法】
炒食或者煮汤

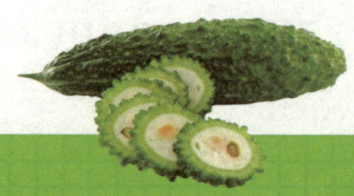

 【别名】凉瓜、锦荔枝

 防癌抗癌功效

■ 苦瓜中的维生素B_{17}的主要成分氰化物对癌细胞有较强的杀伤力。苦瓜中的胰蛋白酶抑制剂能够通过抑制癌细胞分泌蛋白酶来阻止恶性肿瘤的生长。苦瓜含有的维生素C能提高机体的免疫功能，使免疫细胞增强杀灭癌细胞的作用。

■ 抗癌有效成分

维生素B_{17}、胰蛋白酶抑制剂、维生素C、苦味素

相宜搭配

✓ 苦瓜+茄子
缓解心血管疾病

✓ 苦瓜+洋葱
提高机体的免疫力

✓ 苦瓜+青椒
抗衰老

禁忌搭配

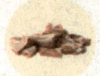
✗ 苦瓜+猪排
阻碍人体对钙元素的吸收

✗ 苦瓜+沙丁鱼
易引发荨麻疹

✗ 苦瓜+山竹
引起身体不适

 食用注意

①选购苦瓜时要挑选果瘤颗粒饱满的，这样的苦瓜瓜肉比较厚。苦瓜不耐保存，即使在冰箱中存放也不宜超过2天。
②苦瓜与鸡蛋搭配食用对骨骼、牙齿的健康有帮助。
③因为苦瓜性寒、味苦，故脾胃虚寒者应忌食，否则易引起吐泻、腹痛。
④在燥热的夏日，女性可以敷上冰过的苦瓜片，即刻缓解肌肤的干燥问题，并且苦瓜还能滋润美白皮肤，并有镇静和保湿作用。

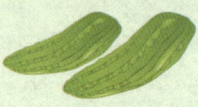

苦瓜豆腐汤

- **原料**：苦瓜150克，豆腐200克，枸杞少许
- **调料**：盐3克，鸡粉2克，食用油适量
- **做法**：
① 将苦瓜洗净，切成片；豆腐洗净，切成小方块。
② 向锅中注水烧开，放入切好的豆腐，煮约1分钟，捞出，备用。
③ 用油起锅，倒入苦瓜，翻炒匀；注入适量清水，烧开后用中火煮约3分钟，至苦瓜熟软。
④ 倒入豆腐块，加入适量盐、鸡粉，搅匀调味；放入洗净的枸杞，续煮约2分钟，至食材熟透即可。

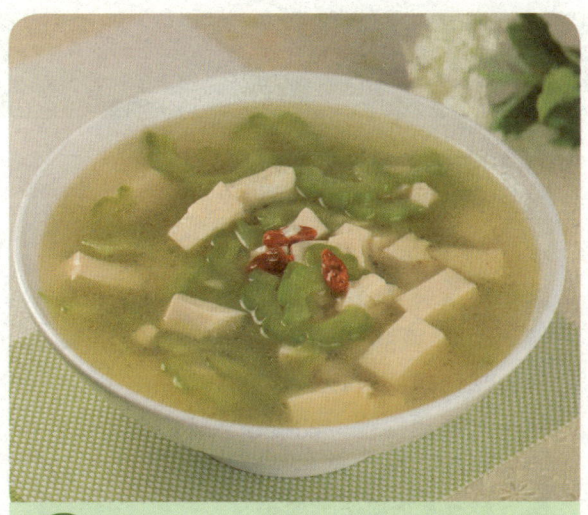

功效 本品有清热解毒、益肠胃、抗癌的功效，对癌症有食疗作用。

白果炒苦瓜

- **原料**：苦瓜130克，白果50克，彩椒40克
- **调料**：盐3克，水淀粉、食用油各适量，蒜末、葱段各少许
- **做法**：
① 将彩椒、苦瓜洗净，切成小块；白果洗净。
② 向锅中注入适量水烧开，倒入苦瓜，煮1分钟，再放入白果，煮至食材断生后捞出，沥干水分，备用。
③ 用油起锅，放入蒜末、葱段，爆香；倒入彩椒，再放入焯过水的食材，快速翻炒片刻；加入盐调味，淋入水淀粉勾芡即可。

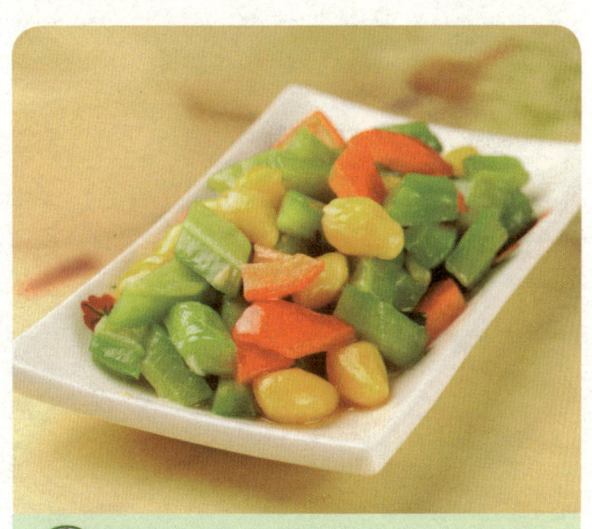

功效 常食本品能提高机体免疫功能，增强免疫细胞杀灭癌细胞的作用。

防癌抗癌中医食养方

丝瓜

EAT 【最佳食用方法】
大火炒食

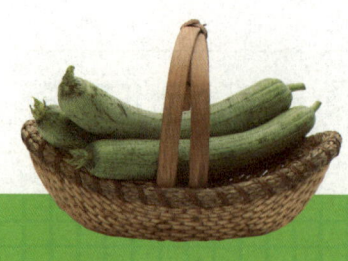

【别名】天丝瓜、天罗、蜜瓜、布瓜

 防癌抗癌功效

中医认为丝瓜是甘凉之品，入肺、肝两经，具有清热化痰、凉血解毒、解暑除烦、通经活络的功效。现代研究发现，丝瓜中含有一种干扰素诱生剂，能够在人体内催生干扰素，所以具有很好的抗癌作用，癌症患者可经常食用。

■ 抗癌有效成分

干扰素诱生剂、维生素C、膳食纤维、皂苷

 食用注意

①烹制丝瓜时，应注意尽量保持清淡，少用油，可勾稀芡，用味精或胡椒粉提味，这样才能突出丝瓜香嫩爽口的特点。
②如果要食用丝瓜，应选择鲜嫩一些的；而若是用于入药，则以老丝瓜最佳。
③丝瓜汁水丰富，宜现切现做，以免营养成分随汁水流失。
④丝瓜适宜热病期间身体烦渴、痰喘咳嗽、肠风痔漏及夏季疖肿病人食用。此外，妇女带下、产后乳汁不通者也可食用。但丝瓜性寒，脾胃虚弱者应少食。

相宜搭配

 ✓ 丝瓜+鸡蛋
润肺、补肾、美肤

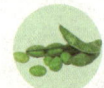 ✓ 丝瓜+毛豆
清热祛痰、防止便秘

 ✓ 丝瓜+虾
补肾、美容

禁忌搭配

 ✗ 丝瓜+白萝卜
易伤元气

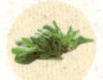 ✗ 丝瓜+菠菜
易引起腹泻

 ✗ 丝瓜+芦荟
易引起腹痛、腹泻

丝瓜烧花菜

● 原料：花菜180克，丝瓜120克，西红柿100克

● 调料：盐、鸡粉、水淀粉、料酒、食用油各适量，蒜末、葱段各少许

● 做法：

①将丝瓜洗净，切小块；花菜洗净，分成小朵；西红柿洗净，切小块。
②向锅中注入适量清水烧开，放入花菜，煮至断生后捞出，沥干备用。
③用油起锅，放入蒜、葱爆香；倒入丝瓜块、西红柿，炒匀；倒入花菜，淋入料酒，炒匀；转小火，注入少许清水，加入盐、鸡粉调味，淋入水淀粉勾芡即可。

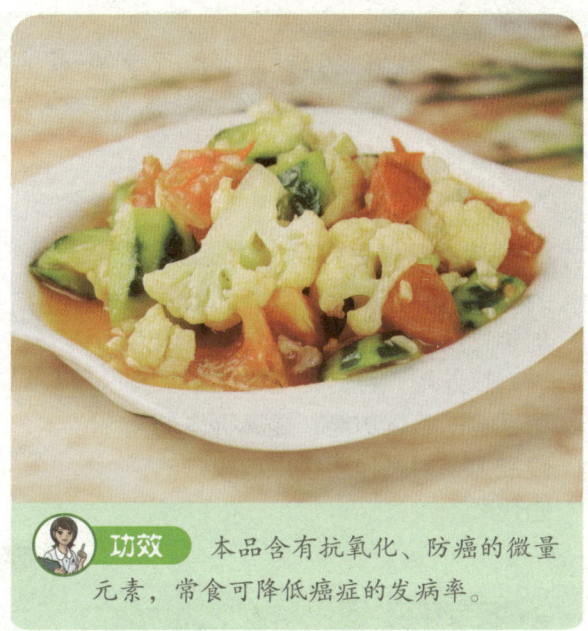

功效 本品含有抗氧化、防癌的微量元素，常食可降低癌症的发病率。

甜椒炒丝瓜

● 原料：彩椒120克，丝瓜150克

● 调料：盐、鸡粉各少许，香油3毫升，水淀粉、食用油各适量，蒜末少许

● 做法：

①将彩椒洗净，切成小块；丝瓜去皮洗净，切成小块。
②用油起锅，下入蒜末，爆香；放入彩椒、丝瓜，快速翻炒匀，以免糊锅。
③加入盐、鸡粉调味；淋上少许水淀粉，勾芡；淋入少许香油，炒匀即可。

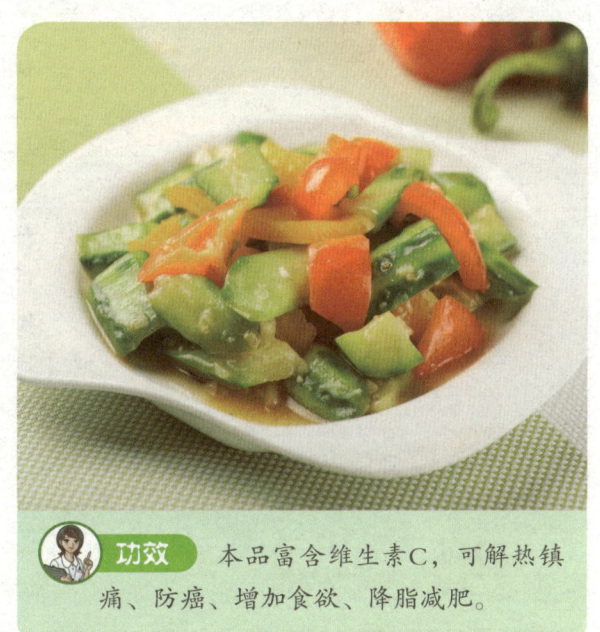

功效 本品富含维生素C，可解热镇痛、防癌、增加食欲、降脂减肥。

防癌抗癌中医食养方

百合

EAT 【最佳食用方法】
大火炒食或煮粥

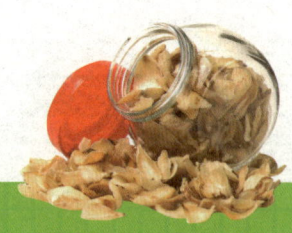

【别名】倒仙、玉手炉

防癌抗癌功效

■ 百合含多种生物碱，对白细胞减少症有预防作用，能升高血细胞，对化疗及放射性治疗后细胞减少症有治疗作用。百合还能增强单核细胞系统的吞噬功能，提高机体的免疫能力，对多种癌症均有较好的预防效果。

抗癌有效成分

秋水仙碱等多种生物碱、黏液质、维生素

相宜搭配

 ✓ 百合+鸡肉
开胃增食

 ✓ 百合+核桃
止咳平喘

 ✓ 百合+银耳
可治疗失眠

 ✓ 百合+杏仁
祛痰利湿

禁忌搭配

 ✗ 百合+虾皮
降低营养价值

 ✗ 百合+羊肉
易导致腹泻

食用注意

①用百合做羹或煮粥，加入银耳同食，有滋阴润肺之功效；如加入莲子，则有养阴清心之功效。
②百合特别适合养肺、养胃的人食用，比如慢性咳嗽、肺结核、口舌生疮、口干、口臭的患者，心悸患者也可以适量食用。
③由于百合偏凉性（但并不寒），故风寒咳嗽、虚寒出血、脾胃不佳者忌食。
④有些人对百合过敏，食用后会出现皮肤红肿、腹泻、头痛、咽喉疼痛、哮喘等过敏症状，此类人群要避免食用百合。

莴笋炒百合

- **原料**：莴笋150克，洋葱80克，百合60克
- **调料**：盐3克，鸡粉、水淀粉、香油、食用油各适量
- **做法**：
① 将洋葱洗净，切成小块；百合洗净；莴笋洗净去皮，切成片。
② 向锅中注入适量清水烧开，倒入莴笋片、百合，煮至断生，捞出。
③ 用油起锅，放入洋葱块，炒香；再倒入莴笋片和百合，炒匀；加入少许盐、鸡粉调味；倒入适量水淀粉勾芡，淋入少许香油，快速翻炒至食材熟软入味即可。

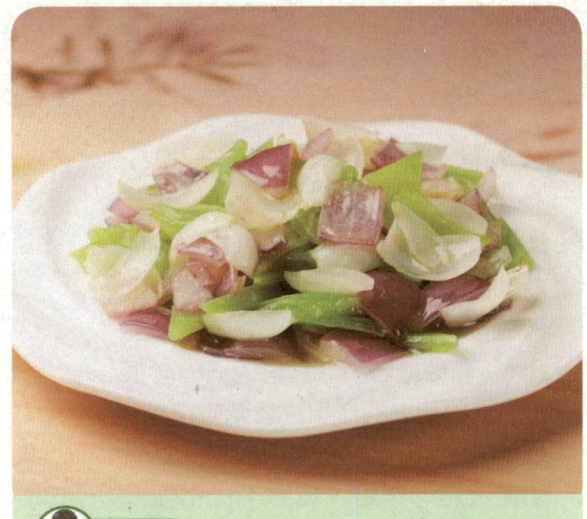

功效 常食本品能提高机体的免疫能力，对多种癌症有较好的预防效果。

百合银耳粥

- **原料**：百合30克，银耳10克，莲子10克，大米50克
- **调料**：冰糖适量
- **做法**：
① 将银耳用清水泡发后，择去老根，洗净，撕成小朵；百合用清水泡发并洗净；莲子用清水泡发后瓣成两半。
② 锅置火上，加入适量水，放入大米，大火煮开后转小火煮至米软烂。
③ 放入百合、银耳、莲子，大火煮开后，转小火煮至全部食材软烂，再放入冰糖炖至黏稠即可。

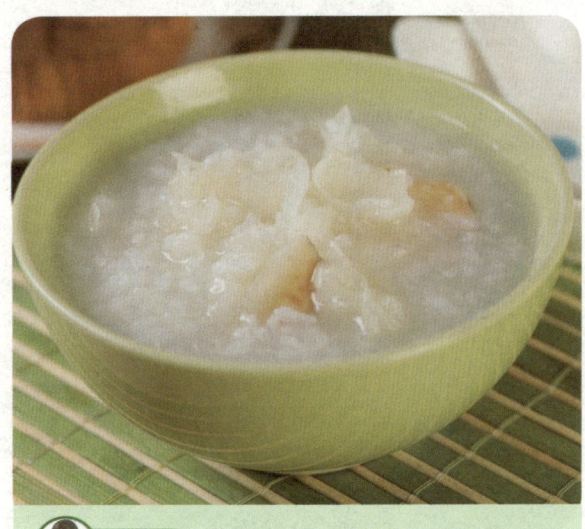

功效 本品能滋阴润肺、防癌抗癌，对白细胞减少症有一定的预防作用。

防癌抗癌中医食养方

香菇

EAT 【最佳食用方法】
煮汤或炒食

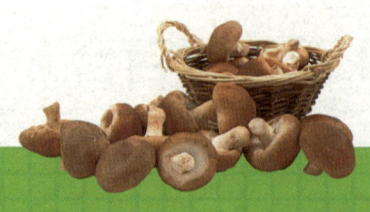

【别名】香蕈、香信、香菌、冬菇、香菰

 防癌抗癌功效

■ 香菇中含有香菇多糖，这是一种高纯度、高分子结构的有机物，具备很强的抗癌作用。其中还包含一种β-葡萄糖苷酶，它有明显的增强机体抗癌能力的作用。香菇中含有B族维生素，B族维生素已被证实具有防癌抗癌的作用，能够干扰化学致癌物的致癌过程。

■ **抗癌有效成分**

香菇多糖、β-葡萄糖苷酶、B族维生素

相宜搭配

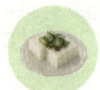 ✓ 香菇+豆腐
健脾养胃、增加食欲

 ✓ 香菇+薏米
化痰理气

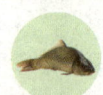 ✓ 香菇+鲤鱼
提供全面的营养

禁忌搭配

 ✗ 香菇+番茄
影响人体对营养素的吸收

 ✗ 香菇+河蟹
易引起结石症状

 ✗ 香菇+驴肉
易引起腹痛、腹泻

 食用注意

①选购香菇时，大小一致的较好。香菇背面条纹颜色呈白黄色的为当年新菇，紫红色的则是陈货。陈菇无香味，且食用价值较低。发好的香菇需放置在冰箱冷藏才不会损失营养。
②香菇是"动风食物"，顽固性皮肤瘙痒症、脾胃寒湿气滞患者忌食。
③香菇中含有丰富的营养，有滋补功效，尤其适合气虚头晕、贫血、抵抗力低下以及年老体弱者食用，癌症患者及癌症患者放疗、化疗后食用也较为适宜。

香菇鸡腿汤

●原料：鸡腿100克，鲜香菇40克，胡萝卜25克

●调料：盐、料酒、鸡汁、油各适量

●做法：

①胡萝卜洗净去皮，切片；香菇洗净，切粗丝；鸡腿洗净，斩小件。
②向锅中注水烧开，倒入鸡腿，煮约1分钟，焯去血渍，捞出备用。
③用油起锅，放入香菇丝，再倒入鸡腿，翻炒匀；淋入少许料酒，再注入适量清水，放入胡萝卜片，倒入少许鸡汁，再加入盐，拌匀调味，煮沸后用小火续煮至全部食材熟透即可。

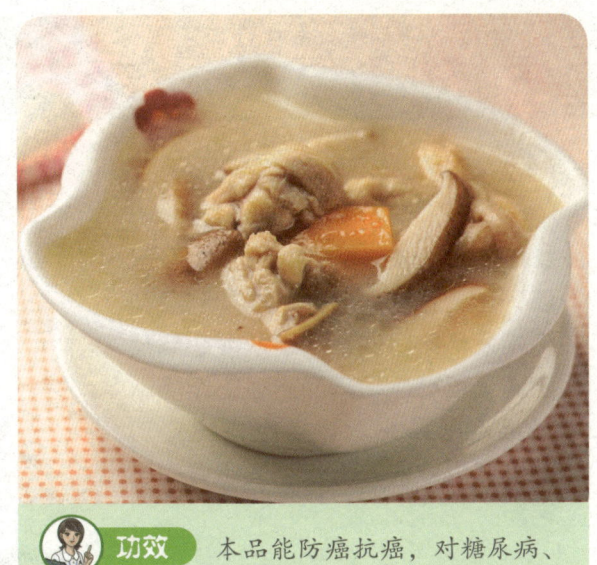

功效 本品能防癌抗癌，对糖尿病、消化不良等病症有一定的调理作用。

冬瓜烧香菇

●原料：冬瓜250克，香菇50克

●调料：食用油、盐、味精各适量

●做法：

①冬瓜洗净去皮，切成小方块；香菇浸泡后，洗净，切块。
②锅中加油烧热，倒入冬瓜、香菇及泡香菇的水，烧开后转小火烧至食材熟烂，加盐、味精调味即可。

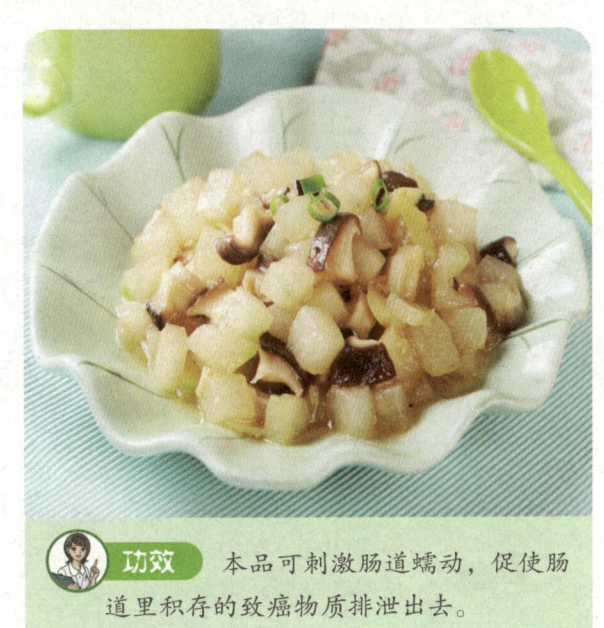

功效 本品可刺激肠道蠕动，促使肠道里积存的致癌物质排泄出去。

防癌抗癌中医食养方

猴头菇

EAT 【最佳食用方法】煮汤

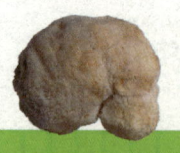
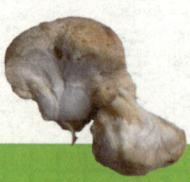

【别名】猴头菌、猴蘑、猴头

防癌抗癌功效

■ 猴头菇含有的多糖、多肽类及脂肪，均具有抗癌活性，能抑制癌细胞中遗传物质的合成，从而起到预防消化道癌症和其他癌症的作用。经常食用猴头菇可以提高免疫功能、缩小肿块、延长癌症患者的生存期。

■ 抗癌有效成分

多糖、多肽类、脂肪、氨基酸

相宜搭配

✓ 猴头菇+黄芪
滋补身体、增强机体免疫力

✓ 猴头菇+猪肝
利五脏、抗癌

✓ 猴头菇+鸡肉
益气补血

✓ 猴头菇+排骨
增强机体免疫力

■ 禁忌搭配

✗ 猴头菇+虾
易引发皮肤过敏

✗ 猴头菇+驴肉
易引发腹痛、腹泻

食用注意

①猴头菇以个头均匀，色泽艳黄，质嫩肉厚，须刺完整，干燥无虫蛀，无杂质的为佳。在外观上，优质猴头菇菌丝呈白色、稍发暗。

②食用猴头菇要经过洗涤、涨发、漂洗和烹制4个阶段，直到软烂如豆腐时其营养成分才能充分析出。另外，霉烂变质的猴头菇不可食用，以防中毒。

③一般人均适宜食用猴头菇。有心血管疾病、胃肠病的患者更应食用猴头菇。年老体弱者食用猴头菇，有滋补强身的作用。但需注意，对菌物食品过敏者慎食，以免引起过敏。

猴头菇煲鸡汤

● 原料：水发猴头菇50克，玉米块120克，鸡肉块350克
● 调料：鸡粉、盐各2克，料酒8毫升，姜片少许
● 做法：
①猴头菇洗净，切成小块。
②向锅中注入适量清水烧开，倒入鸡块，淋入料酒煮沸，焯去血水，捞出，沥干水分，备用。
③向砂锅中注入适量清水烧开，放入玉米块、猴头菇，倒入鸡肉块，放入姜片，淋入适量料酒，烧开后用小火煮30分钟，至食材熟透。
④放入少许鸡粉、盐，用勺拌匀调味即可。

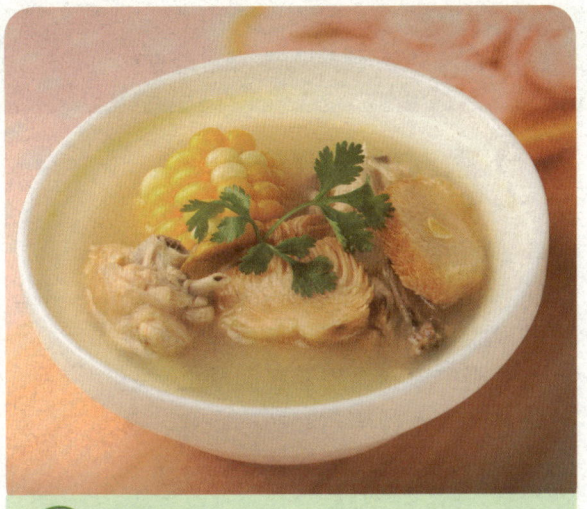

功效 本品具有良好的滋补作用，常吃可增强抗病能力，还能防癌抗癌。

香卤猴头菇

● 原料：水发猴头菇100克
● 调料：生抽5毫升，盐2克，鸡粉2克，白糖3克，料酒8毫升，鸡汁10毫升，水淀粉6毫升，老抽、食用油各适量，八角10克，桂皮10克，枸杞10克，姜片少许
● 做法：
①猴头菇洗净，切成片，备用。
②用油起锅，放入姜片、八角、桂皮，炒香；加入适量清水，放入生抽、盐、鸡粉、白糖，淋入料酒、鸡汁、老抽，拌匀，煮沸。
③放入猴头菇、枸杞，小火卤至入味，大火收汁，淋水淀粉勾芡即可。

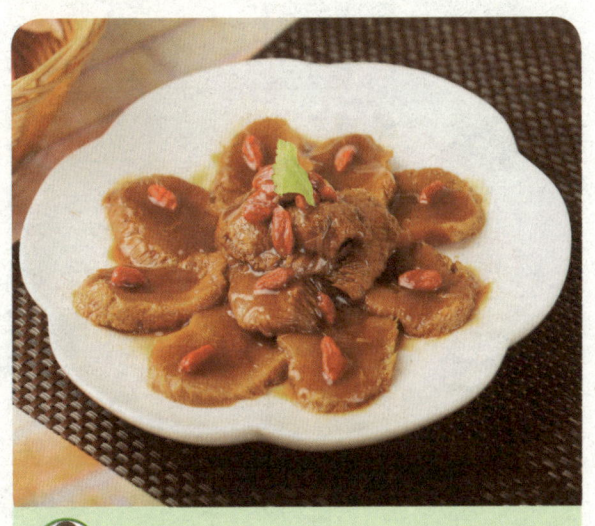

功效 本品能增进食欲，增强胃黏膜屏障机能，提升免疫细胞的活性。

魔芋

EAT 【最佳食用方法】炒食或红烧

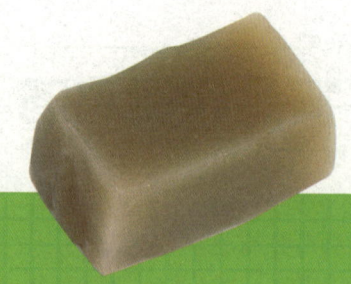

【别名】蒟蒻、蒻头、鬼芋、花梗莲、虎掌

 防癌抗癌功效

魔芋中含有一种凝胶样的化学物质，具有防癌抗癌的神奇功效。这种凝胶物质在进入人体后，能形成半透明的膜衣，附着在肠壁上，阻止肠道对各种有害物质的吸收，特别是对致癌物质的吸收，因此魔芋又被称为"防癌魔衣"。

■ 抗癌有效成分

魔芋凝胶、膳食纤维、氨基酸

相宜搭配

 ✓ 魔芋+猪肉
补充全面营养

 ✓ 魔芋+鸭肉
防治贫血

 ✓ 魔芋+黄瓜
有助于减肥瘦身

 ✓ 魔芋+虾仁
养心、降脂

 ✓ 魔芋+荷兰豆
有助于减肥瘦身

禁忌搭配

 ✗ 魔芋+海鲜
破坏维生素C

 食用注意

①生魔芋有毒，食用之前必须煎煮3小时以上。魔芋烹饪前要过沸水，沸水既能洗去魔芋的黏液，又能除去石灰味。洗魔芋前可将双手抹上白醋，待醋干之后再洗魔芋，这样可避免手受到刺激而发痒。

②魔芋本身没味道，喜欢重口味的朋友可以在烹制时加辣椒酱等调味料，但不加调料，靠其他蔬菜本身的滋味调味更自然清新。

③消化不良的人不宜过多食用魔芋，有皮肤病的人也要少食。魔芋性寒，因此有伤寒感冒症状的人要少食。

红烧魔芋

- ●原料：魔芋500克
- ●调料：盐3克，红油豆瓣、食用油各适量，葱花少许
- ●做法：

①魔芋用水清洗后，切成小方块；韭菜洗净，切成段，备用。
②锅置火上，加适量水烧开，放入魔芋焯烫2~3分钟，捞出备用。
③锅中注油烧热，放入红油豆瓣，炒开，等油热后把处理好的魔芋放入锅中大火翻炒，加水适量，放盐后转小火，烧煮至水快干时盛出，撒上葱花即可。

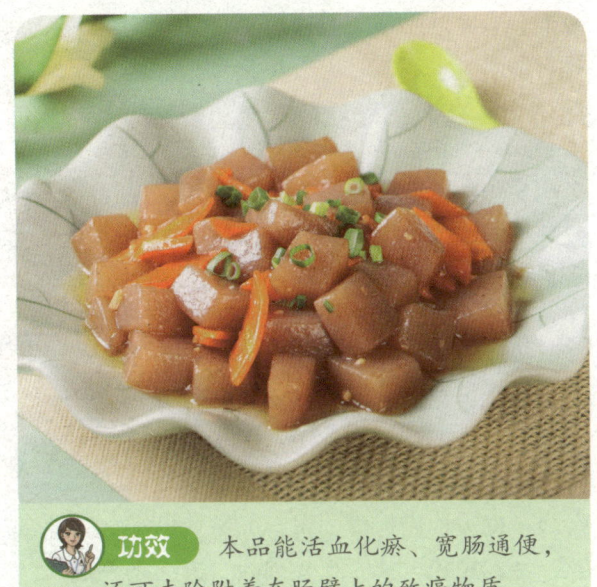

功效 本品能活血化瘀、宽肠通便，还可去除附着在肠壁上的致癌物质。

清炒魔芋丝

- ●原料：魔芋95克，胡萝卜40克，青椒25克
- ●调料：盐4克，鸡粉2克，豆瓣酱5克，生抽、水淀粉、油各适量，姜片、蒜末各少许
- ●做法：

①将胡萝卜洗净去皮，切成丝；青椒、魔芋洗净，切成丝。
②向锅中注水烧开，放入胡萝卜、魔芋，煮至断生，捞出备用。
③用油起锅，放入姜片、蒜末爆香；倒入青椒、魔芋和胡萝卜，翻炒匀；放入适量鸡粉、盐、豆瓣酱、生抽，炒匀调味；淋入适量水淀粉勾芡，快速炒匀即可。

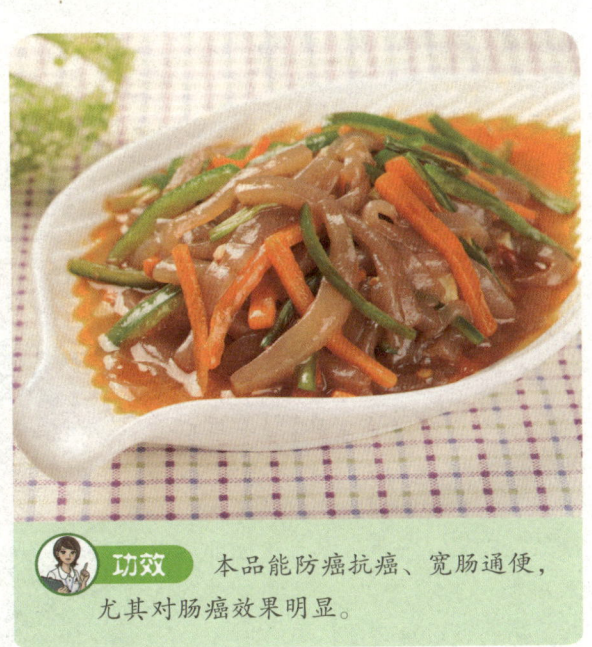

功效 本品能防癌抗癌、宽肠通便，尤其对肠癌效果明显。

魔芋烧肉片

- 原料：魔芋350克，猪瘦肉200克，泡椒20克
- 调料：盐、鸡粉、豆瓣酱、料酒、生抽、水淀粉、油各适量，蒜末、葱花各少许
- 做法：

①将魔芋洗净，切成片；猪瘦肉洗净，切薄片，装入碗中，放入调味料，腌渍至入味。
②向锅中注水烧开，放入魔芋片，煮约半分钟捞出；用油起锅，倒入肉片，炒至变色；淋入料酒，放入蒜末炒匀；倒入泡椒炒香，再放入魔芋片，加入鸡粉、盐、生抽调味，淋入水淀粉，勾芡，撒上葱花即可。

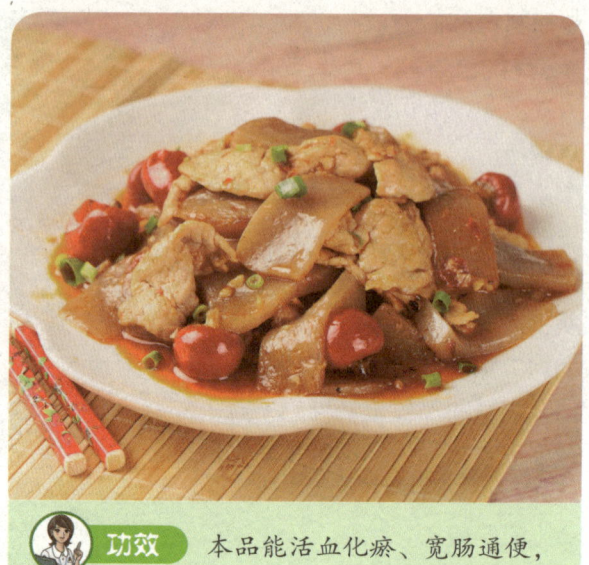

功效 本品能活血化瘀、宽肠通便，适宜高血压、癌症患者食用。

菠菜拌魔芋

- 原料：魔芋200克，菠菜180克，枸杞15克
- 调料：盐3克，鸡粉2克，生抽5毫升，香油、食用油各适量，熟芝麻、蒜末各少许
- 做法：

①将魔芋洗净，切成小方块；菠菜洗净，切去根部，再切成段。
②向锅中注入适量清水烧开，分别倒入菠菜、魔芋块，煮约1分钟，捞出备用。
③取一个干净的碗，倒入魔芋块、菠菜、枸杞、蒜末，淋入生抽，加入鸡粉、盐、香油，拌至食材入味，撒上熟芝麻即可。

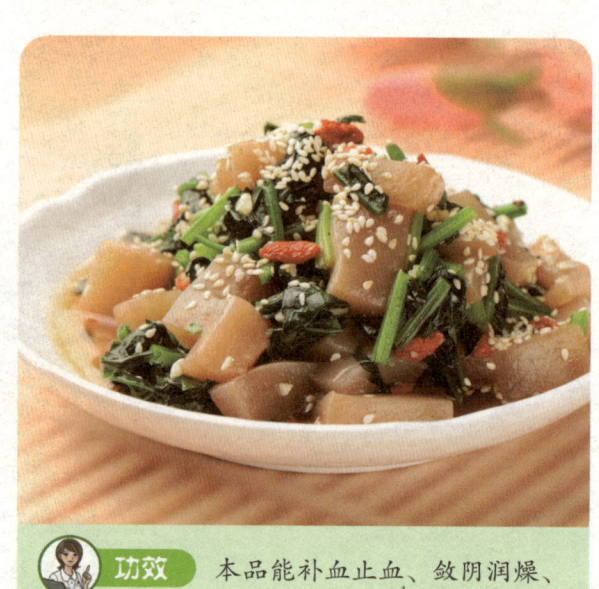

功效 本品能补血止血、敛阴润燥、防癌抗癌，尤其适宜肠癌患者食用。

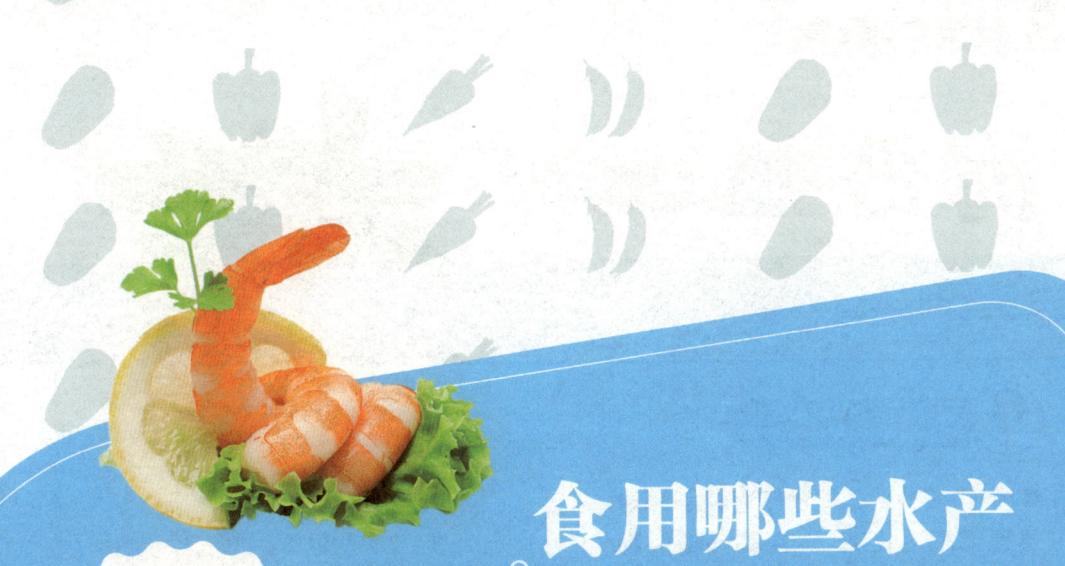

Part 2 食用哪些水产有助于防癌

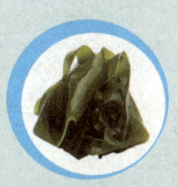
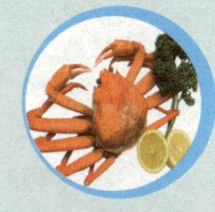
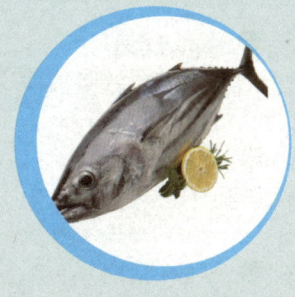

研究发现，水产品不仅是鲜美可口、强身益智的佳品，还具有良好的医疗保健作用。从水产品中提取的药物在防癌、抗癌方面的应用范围越来越广，种类越来越多，作用越来越明显。医药科学家已经预言：攻克癌魔这一顽敌，将从海洋药物中找到突破口。本章推荐了13种具有防癌功效的水产品，希望帮助更多的人远离癌症。

防癌抗癌中医食养方

海带

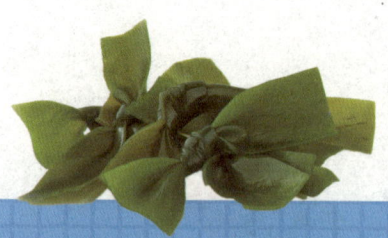

EAT 【最佳食用方法】
凉拌或煲汤

【别名】江白菜

防癌抗癌功效

■ 有研究发现，海带中有种能够诱导癌细胞凋亡的U-岩藻多糖类物质。在培养的骨髓性白血病细胞和胃癌细胞中注入微量U-岩藻多糖类物质后，癌细胞会在2～3天后自行消失，正常细胞几乎不受影响。海带中的碘对于预防乳腺癌很有效果。

■ 抗癌有效成分

U-岩藻多糖类物质、碘、钙、氨基酸、挥发油、胡萝卜素、维生素B_1、维生素B_2

相宜搭配

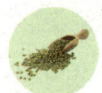
✓ 海带+绿豆
活血化瘀、软坚消痰

✓ 海带+冬瓜
降血压、降血脂

✓ 海带+猪肉
补碘、除湿

禁忌搭配

✗ 海带+猪血
易引起便秘

✗ 海带+白酒
易引起消化不良

✗ 海带+葡萄
减少人体对钙元素的吸收

食用注意

①优质海带质地厚实、形状宽长、身干燥、色淡黑褐或深绿、边缘无碎裂或黄化现象。将干海带剪成长段，洗净，用淘米水泡上，煮30分钟，放凉后切成条，分装在保鲜袋中放入冰箱冷冻起来。

②食用海带前，应当先洗净，再浸泡，最后将浸泡海带的水和海带一起下锅做汤食用。这样可避免溶于水中的甘露醇和某些维生素流失，从而保留海带中的有效成分。

③海带和木耳搭配食用能够排出毒素，促进营养吸收。

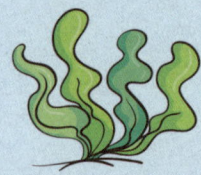

黄花菜拌海带丝

- 原料：水发黄花菜100克，水发海带80克，彩椒50克
- 调料：盐3克，鸡粉2克，生抽4毫升，白醋5毫升，陈醋8毫升，香油少许，蒜末、葱花各少许
- 做法：
① 将彩椒、海带洗净，切成丝；黄花菜洗净。
② 清水烧开，加白醋、海带丝，略煮片刻，倒入黄花菜、盐，略搅拌；放入彩椒丝，大火续煮至食材熟透后捞出。
③ 把焯煮熟的食材装入碗中，撒上蒜末、葱花，加入少许盐、鸡粉、生抽、香油、陈醋，搅拌至食材入味即可。

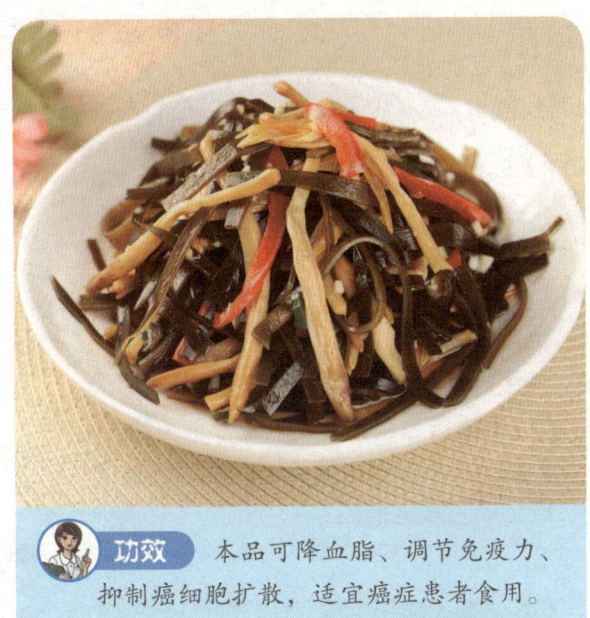

功效 本品可降血脂、调节免疫力、抑制癌细胞扩散，适宜癌症患者食用。

海带虾米排骨汤

- 原料：排骨350克，海带100克，虾米30克
- 调料：盐3克，鸡粉2克，料酒16毫升，胡椒粉适量，姜片、葱花各少许
- 做法：
① 将海带泡发洗净，切小块。
② 向锅中注入适量清水烧开，倒入排骨，淋入料酒，煮沸，捞出，沥干水分。
③ 向砂锅注入适量清水烧开，倒入排骨、姜片、虾米，淋入料酒，烧开后小火煲30分钟至熟；放入海带，小火再煲20分钟；放盐、鸡粉、胡椒粉调味，撒葱花即可。

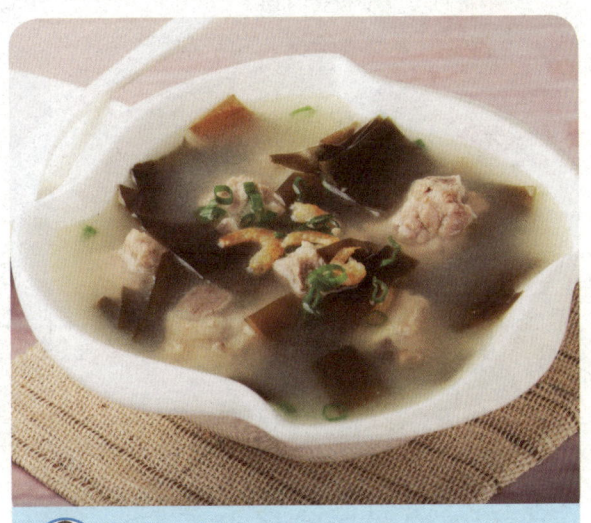

功效 本品适用于冠心病、肥胖病、癌症等患者。

防癌抗癌中医食养方

紫菜

EAT 【最佳食用方法】红烧或煮食

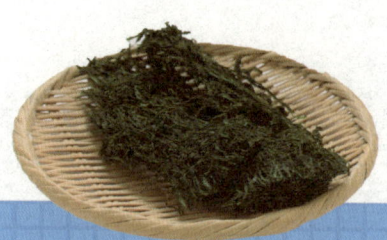

【别名】紫英、索菜、灯塔菜

防癌抗癌功效

■ 紫菜中的锌能参与人体核酸、蛋白质合成，是人体生长发育的重要物质，可预防前列腺癌。紫菜中的维生素A能阻止致癌物亚硝胺的形成；B族维生素可以阻断化学致癌物的致癌作用；维生素C能够通过增强细胞间质来防癌。

抗癌有效成分

锌、维生素A、B族维生素、维生素C

相宜搭配

 ✓ 紫菜+鸡蛋
补充维生素B$_{12}$和钙元素

 ✓ 紫菜+虾仁
养心除烦、软坚利咽

 ✓ 紫菜+猪肉
化痰软坚、滋阴润燥

 ✓ 紫菜+决明子
降血压

禁忌搭配

 ✗ 紫菜+花菜
影响人体对钙元素的吸收

 ✗ 紫菜+柿子
不利于消化

食用注意

①选购紫菜时，以色泽紫红、无杂质、干燥的为佳。紫菜存放在干燥处即可。若凉水浸泡后紫菜呈蓝紫色，说明其在干燥、包装前已被有毒物质污染，这种紫菜对人体有害，不能食用。
②紫菜含碘丰富，甲状腺功能亢进者忌食紫菜。消化功能不好及脾虚者少食，多食可致腹泻；腹痛、便溏者禁食；乳腺小叶增生以及癌症患者不宜食用。
③用紫菜做汤时，要最后撕入紫菜并立即起锅，以免紫菜烧煮时间过长而损失营养。

红烧紫菜豆腐

●原料：水发紫菜70克，豆腐200克

●调料：盐、白糖各3克，生抽4毫升，水淀粉5毫升，香油2毫升，老抽、鸡粉、食用油各适量，葱花少许

●做法：

①将豆腐洗净，切成小块。

②向锅中注水烧开，倒入豆腐块，煮1分钟，捞出，沥干水分，备用。

③用油起锅，倒入豆腐块、清水、紫菜、盐、鸡粉、生抽、老抽、白糖，炒匀调味；倒入适量水淀粉勾芡，淋入香油，炒匀，最后撒上葱花即可。

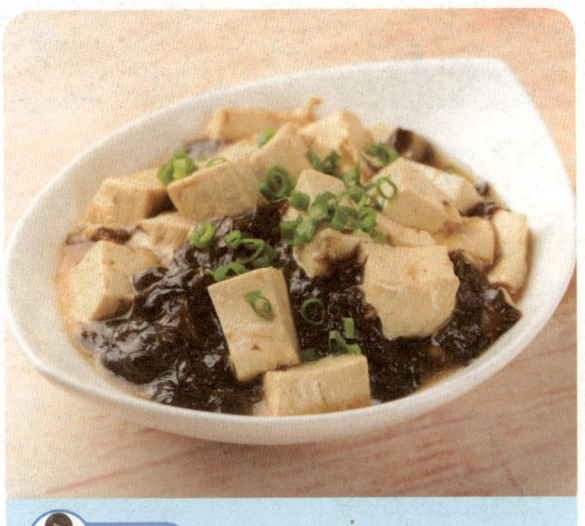

功效 本品对癌症患者有一定的食疗作用。

紫菜馄饨

●原料：水发紫菜40克，胡萝卜45克，虾皮10克，猪肉馄饨100克

●调料：盐、鸡粉各2克，食用油适量，葱花少许

●做法：

①将胡萝卜去皮洗净，切成丝。

②用油起锅，倒入虾皮，爆香；放入胡萝卜丝，炒香；倒入适量清水，放入紫菜，拌匀，用大火煮沸。

③加入适量盐、鸡粉，拌匀，放入猪肉馄饨，用中火煮4分钟至熟，最后撒入少许葱花即可。

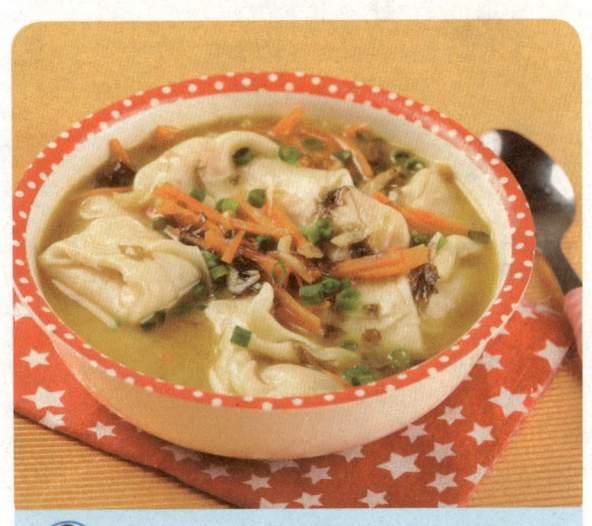

功效 本品能软坚散结、清热化痰、利尿防癌，适宜癌症患者食用。

防癌抗癌中医食养方

海蜇

EAT 【最佳食用方法】凉拌食用

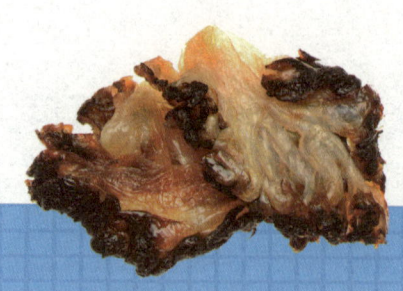

【别名】水母

防癌抗癌功效

■ 海蜇归肝、肾经,具有清热解毒、化痰软坚、降压消肿等功效,可促进上皮组织形成,扩张血管、降低血压,防治动脉粥样硬化。此外,海蜇还能清理肠胃,排出体内毒素,同时也可预防肿瘤的发生,抑制癌细胞的生长。

抗癌有效成分

水母素、维生素B_1、维生素B_2、维生素B_3

相宜搭配

 ✓ 海蜇+马蹄
止咳润燥

 ✓ 海蜇+猪肉
缓解支气管哮喘

 ✓ 海蜇+冬瓜
清热、润肠、降压

 ✓ 海蜇+黑木耳
润肠、美白

 ✓ 海蜇+豆腐
改善气血不足

禁忌搭配

 ✗ 海蜇+甘草
引起身体不适

食用注意

①海蜇越陈质量越好,质地又脆又嫩。新海蜇潮湿,柔嫩,无结晶状盐粒或矾质,色泽较为鲜艳发亮;陈海蜇却与此相反。挑选海蜇时,注意不要选风干的,海蜇风干后再用水泡也不能恢复原状,且发硬变老,口感较差;也不要挑选经雨淋的海蜇,因为它容易腐烂变质。

②食用新鲜海蜇时要注意,新鲜海蜇有毒,必须用食盐、明矾腌制,浸渍去毒,滤去水分,然后再烹调。

③肝性脑病、急性肝炎、肾衰竭、甲状腺功能亢进、慢性肠炎患者忌食海蜇。

海蜇拌魔芋丝

●原料：海蜇丝120克，魔芋丝140克，彩椒70克

●调料：盐、鸡粉各少许，白糖3克，香油2毫升，陈醋5毫升，蒜末少许

●做法：

①将彩椒洗净，切条；海蜇丝洗净。

②向锅中注入适量清水烧开，倒入洗净的海蜇丝，煮半分钟；加入魔芋丝，煮半分钟；再放入彩椒，略煮片刻；捞出食材，沥干水分。

③把食材装入碗中，放入蒜末、盐、鸡粉、白糖、香油、陈醋，拌匀调味即可。

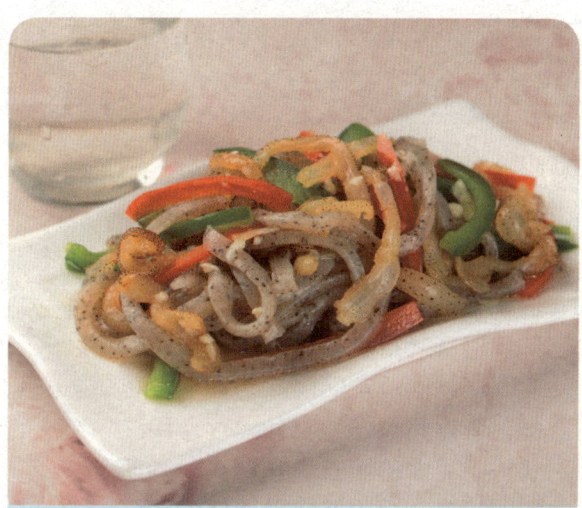

功效 本品有化痰软坚之功效，适合高血压、癌症患者食用。

海蜇豆芽拌韭菜

●原料：水发海蜇丝120克，黄豆芽90克，韭菜100克，彩椒40克

●调料：盐、鸡粉各2克，香油2毫升

●做法：

①将彩椒洗净，切成条；韭菜洗净，切成段；黄豆芽洗净，切成段；海蜇丝洗净。

②向锅中注入适量清水烧开，倒入海蜇丝，煮约2分钟；放入黄豆芽，煮1分钟，至其断生；放入彩椒、韭菜，搅拌匀，再煮半分钟；把煮熟的食材捞出，沥干水分。

③将食材装入碗中，加入适量盐、鸡粉、香油，搅拌均匀即可。

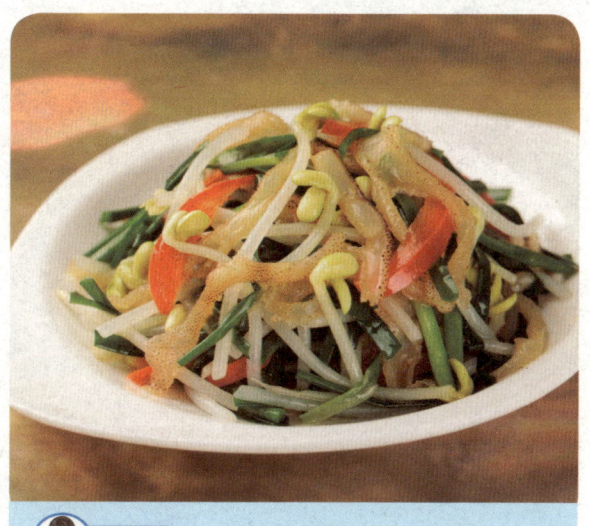

功效 本品清暑热、利尿除湿，适合口腔溃疡、消化道癌症患者食用。

防癌抗癌中医食养方

泥鳅

EAT 【最佳食用方法】
煲汤或炒

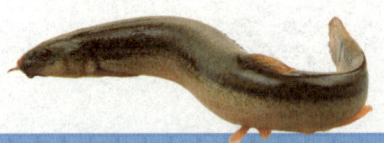

【别名】鳅鱼、黄鳅

防癌抗癌功效

■ 泥鳅体内含有丰富的核苷，核苷是多种疫苗的主要成分，能提高身体的抗病毒能力，有助于预防癌症。泥鳅中所含的磷酸葡萄糖变位酶对肝癌有很好的辅助治疗作用。此外，泥鳅的蛋白质含量高，脂肪含量较少，胆固醇含量更低，可强身健体，增强免疫力。

抗癌有效成分

核苷、磷酸葡萄糖变位酶、维生素

相宜搭配

 ✓ 泥鳅+豆腐
增强免疫力

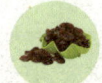 ✓ 泥鳅+黑木耳
补气养血、健体强身

 ✓ 泥鳅+彩椒
降血糖

禁忌搭配

 ✗ 泥鳅+茼蒿
降低营养价值

 ✗ 泥鳅+黄瓜
不利于营养吸收

 ✗ 泥鳅+螃蟹
功能相反、不利健康

食用注意

①挑选鲜活、无异味的泥鳅。把新买回的活泥鳅用清水漂洗一下，捞起放进一个不漏气的塑料袋里（袋内先装一点点水），将袋口用橡皮筋或细绳扎紧，放进冰箱的冷冻室里冷冻，长时间存放，都不会死掉，只是呈冬眠状态。
②烹制时，取出泥鳅，放进干净的冷水里（注意，千万不能用热水），待冰块融化后，泥鳅很快"复活"，制作后鲜香味美。
③泥鳅适宜老年人及心血管疾病患者、癌症患者放疗化疗后、患急慢性肝炎及黄疸之人食用，尤其是急性黄疸型肝炎患者更适宜，可促使黄疸和转氨酶下降。

蒜苗炒泥鳅

●原料：泥鳅200克，蒜苗60克，红椒35克

●调料：盐、鸡粉各3克，生粉50克，料酒8毫升，生抽4毫升，水淀粉、食用油各适量

●做法：
① 将蒜苗、红椒洗净切好备用。
② 泥鳅洗净，装入碗中，加料酒、生抽、盐、鸡粉、生粉，抓匀。
③ 锅中注油烧至六成热，放入泥鳅，炸2分钟至其酥脆，捞出，沥干油；锅底留油，放入蒜苗、红椒，炒香；倒入泥鳅，翻炒片刻；淋入适量料酒，加入适量生抽、盐、鸡粉调味，淋水淀粉勾芡即可。

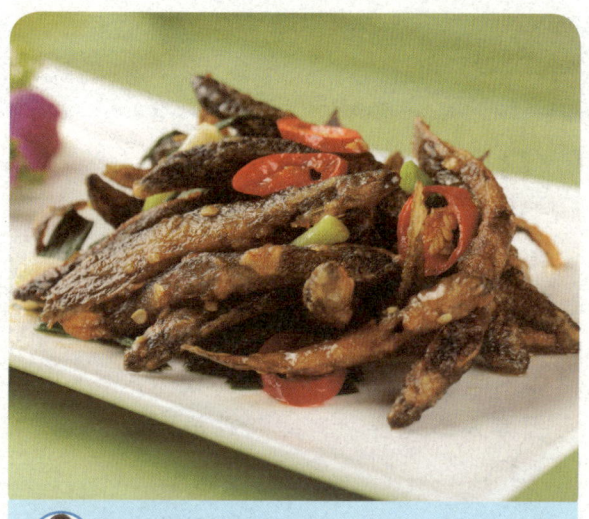

功效 本品能补中益气、益肾助阳，适宜癌症患者放疗后或化疗后食用。

砂锅泥鳅豆腐汤

●原料：泥鳅200克，豆腐200克，蒜苗50克

●调料：盐、鸡粉各2克，料酒10毫升，香油2克，胡椒粉、姜片各少许

●做法：
① 将豆腐洗净，切小方块；蒜苗洗净，切碎；泥鳅洗净，去肠。
② 向砂锅中注入水烧开，放入姜片、料酒、泥鳅、豆腐块搅拌匀，撇去浮沫；放适量盐、鸡粉、胡椒粉、香油调味，煮2分钟，放蒜苗稍煮即可。

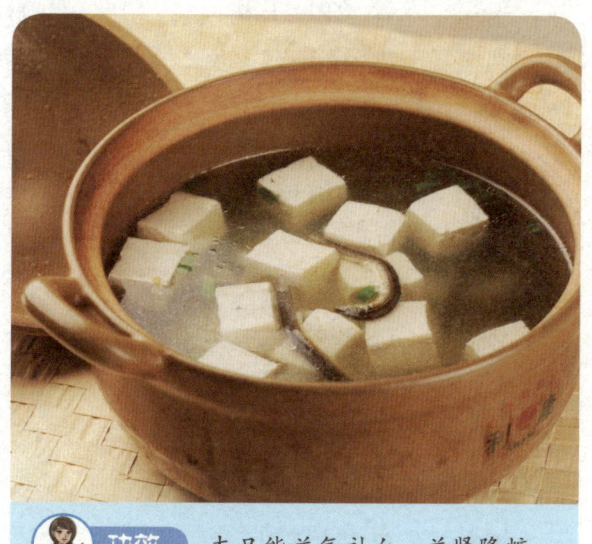

功效 本品能益气补血、益肾降糖，常食能提高身体的抗癌能力。

防癌抗癌中医食养方

龟肉

EAT 【最佳食用方法】煲汤

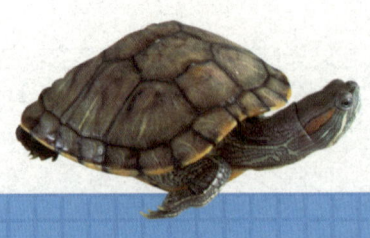

【别名】泥龟、山龟、金龟、草龟

防癌抗癌功效

现代肿瘤学研究表明，龟肉和龟板都有一定的抗癌作用。龟肉中的蛋白质对癌细胞有抑制作用，龟板中的龟板胶能调节机体新陈代谢，提高人体免疫力，抑制并杀灭癌细胞。

抗癌有效成分

蛋白质、龟板胶

相宜搭配

✓ 龟肉+羊肉
增强免疫力

✓ 龟肉+牛肉
增强免疫力

禁忌搭配

✗ 龟肉+葡萄
降低营养价值

✗ 龟肉+山楂
降低营养价值

✗ 龟肉+猪肉
产生对身体有害的物质

✗ 龟肉+柿子
降低营养价值

食用注意

①健康的龟背甲硬完整无缺，体厚，背甲光亮呈浅绿色，眼睛明亮圆睁，鼻孔洁净通畅，头后部及四肢伸缩自如，会争食饵料。活龟可以放在浅水养活。

②龟肉与羊肉搭配可益气补血。对于消耗性很大的癌症患者来说，适量食用龟肉及龟制品是非常有益的。龟肉对于低烧潮热、心烦失眠、口干咽干者及糖尿病患者来说，也是不可多得的食材。

③龟肉性寒，脾胃虚弱的患者要忌食。

红烧龟肉

- 原料：乌龟肉块600克，冰糖30克，枸杞10克
- 调料：盐2克，蚝油7克，老抽3毫升，料酒10毫升，鸡汁15毫升，食用油适量，花椒、姜片、葱段各少许
- 做法：

① 清水烧开，倒入乌龟块，略煮片刻，淋入料酒，煮半分钟，捞出。
② 用油起锅，加姜、葱、花椒、乌龟块、料酒、蚝油、老抽炒匀。
③ 注入清水，撒上枸杞、冰糖，大火煮沸；加入盐、鸡汁，转小火煮约20分钟，至食材入味即可。

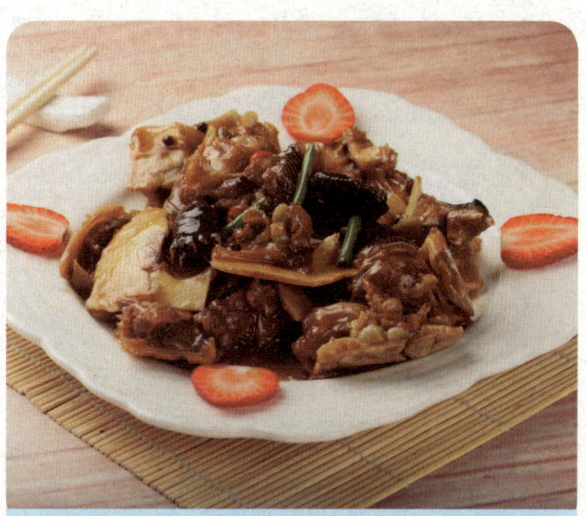

功效 本品能防癌抗癌，常食可提高机体抵抗力，对癌细胞有抑制作用。

灵芝茯苓炖乌龟

- 原料：灵芝20克，山药30克，茯苓15克，乌龟1只
- 调料：料酒10毫升，姜片20克，盐2克，鸡粉2克
- 做法：

① 向锅中注入适量清水烧开，倒入处理干净的乌龟，煮至沸，焯去血水，捞出，沥干备用。
② 向砂锅中注入适量清水烧开，放入乌龟，倒入灵芝、山药、茯苓、姜片，淋入适量料酒，烧开后用小火炖1小时，至食材熟透。
③ 放入少许盐、鸡粉，用勺拌匀，略煮片刻，至食材入味即可。

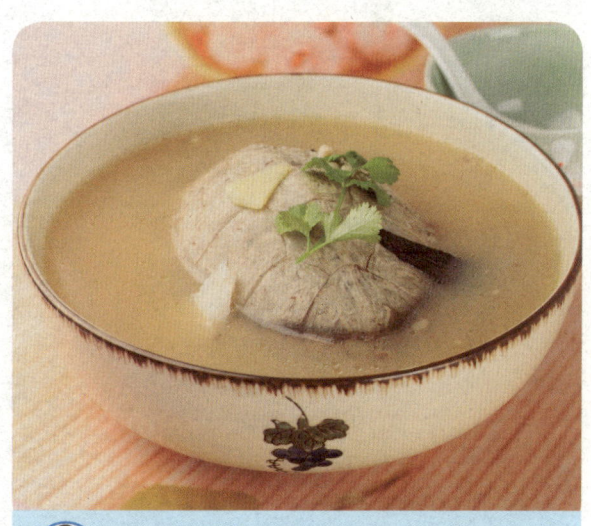

功效 本品可增强人体免疫力，减少放疗、化疗对身体的伤害。

防癌抗癌中医食养方

甲鱼

EAT 【最佳食用方法】 煲汤

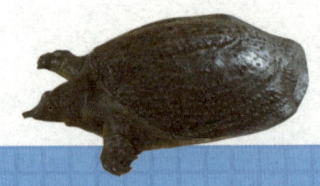

【别名】甲鱼、水鱼、团鱼、王八

防癌抗癌功效

■ 甲鱼是营养价值很高的食物，具有滋补功效。其肉对预防肝癌、恶性淋巴瘤、脑肿瘤等有一定的作用；其甲可以调节免疫功能，提高淋巴细胞的转化率，延长抗体存在时间，促进骨髓造血功能，维护肾上腺皮质功能，防止细胞癌变。

■ 抗癌有效成分

蛋白质、龟板胶

食用注意

①优质的甲鱼动作敏捷，腹部有光泽，肌肉肥厚，裙边厚且向上翘，体外无伤病痕迹。需格外注意的是，买甲鱼必须买活的，甲鱼死后体内会产生大量毒素，容易引起食物中毒。

②甲鱼的周身均可食用，特别是甲鱼四周下垂的柔软部分，称为"鳖裙"，其味道鲜美无比。甲鱼肉极易消化吸收，热量较高，营养丰富，一般多做成"甲鱼汤"饮用。

③肠胃功能虚弱、消化不良的人群应慎食甲鱼。尤其是患有肠胃炎、胃溃疡、胆囊炎等消化系统疾病的患者，不宜食用甲鱼。

相宜搭配

✓ 甲鱼+冬瓜
润肤、明目、减肥

✓ 甲鱼+山药
补脾胃、滋肝肾

✓ 甲鱼+乌鸡
缓解更年期综合征

禁忌搭配

✗ 甲鱼+冬笋
伤元气

✗ 甲鱼+鸭肉
久食令人阳虚、腹泻

✗ 甲鱼+柿子
易引起消化不良

人参核桃甲鱼汤

- **原料**：甲鱼500克，核桃20克，人参8克，五味子8克，甘草3克，山药3克，杏仁10克，陈皮少许
- **调料**：料酒10毫升，盐、鸡粉各2克，胡椒粉、葱段、姜片各少许
- **做法**：
①向锅中注水烧开，倒入洗净的甲鱼，加葱段、料酒，焯去血水，捞出。
②向砂锅中注入适量清水烧开，放入准备好的姜片和药材，倒入甲鱼，淋入少许料酒，用小火煮1小时至食材熟透。
③加入少许盐、鸡粉、胡椒粉，搅匀调味即可。

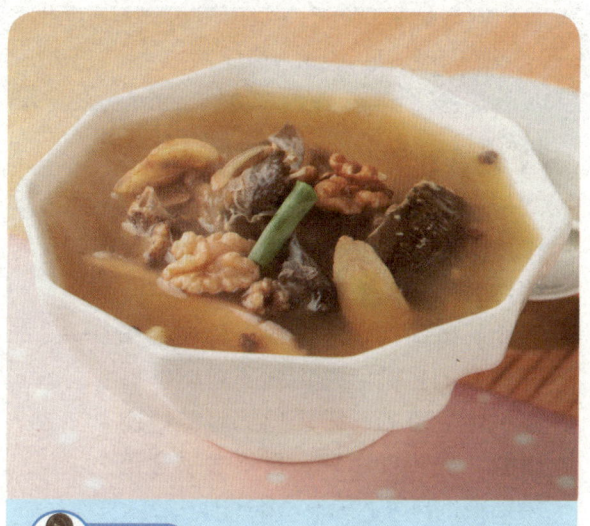

功效 本品能滋阴补气、润肠通便，可作为癌症患者的食养方。

山药甲鱼汤

- **原料**：甲鱼块700克，山药130克，枸杞20克
- **调料**：料酒20毫升，姜片45克，盐2克，鸡粉2克
- **做法**：
①将山药去皮，洗净，切片；清水烧开，倒入甲鱼块、料酒，焯去血水，捞出备用。
②砂锅清水烧开，放入枸杞、姜片、甲鱼块、料酒，烧开后用小火炖20分钟。
③放入山药，用小火再炖10分钟，至全部食材熟透；放入少许盐、鸡粉，用锅勺拌匀调味即可。

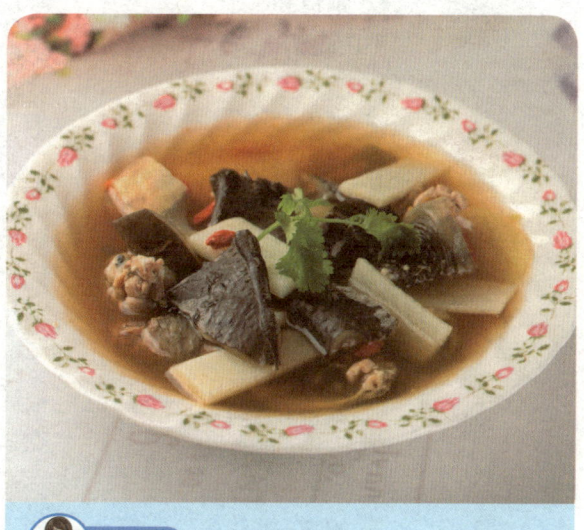

功效 本品能健脾益胃、解毒抗癌，能抑制癌细胞的生长。

防癌抗癌中医食养方

鲍鱼

EAT 【最佳食用方法】
清蒸或煲汤

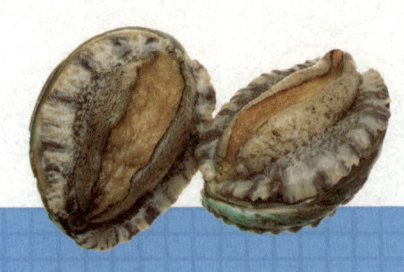

【别名】海耳、鳆鱼、镜面鱼、九孔螺、将军帽

防癌抗癌功效

■ 鲍鱼营养价值极高，含丰富的球蛋白，可激活免疫系统。现代研究表明，鲍鱼肉中能提取一种被称作鲍灵素的生物活性物质。它能够提高机体免疫力，破坏癌细胞的代谢过程，提高抑瘤率，且不会损害正常细胞，有保护免疫系统的作用。

■ 抗癌有效成分

球蛋白、鲍灵素

相宜搭配

- ✓ 鲍鱼+竹笋
  营养全面、易于吸收

- ✓ 鲍鱼+葱
  滋阴益精

- ✓ 鲍鱼+枸杞
  益肝肾、补虚损

禁忌搭配

- ✗ 鲍鱼+牛肝
  易发生消化不良

- ✗ 鲍鱼+鸡肉
  影响消化吸收

- ✗ 鲍鱼+野猪肉
  不利于身体健康

食用注意

①烹饪鲍鱼前，需先将其在冷水中浸泡48小时，把四周刷洗干净，确保彻底去沙，然后再蒸炖，否则会影响鲍鱼的口感与品质。

②在食用鲍鱼的时候，应选择软硬适度，咀嚼起来有弹牙感，伴有鱼鲜味，入口软嫩柔滑、香糯黏牙者。切忌烹制得过软或过硬，过软如同吃豆腐，过硬如同嚼橡皮筋，都难以品尝到鲍鱼真正的鲜美味道。

③痛风患者及尿酸高者不宜吃鲍鱼肉，只宜少量喝汤；感冒发烧或阴虚喉痛的人忌食；素有顽癣痼疾者忌食。

蒜蓉粉丝蒸鲍鱼

● 原料：鲍鱼150克，水发粉丝50克
● 调料：盐2克，鸡粉少许，生粉8克，生抽3毫升，香油、食用油各适量，蒜末、葱花各少许
● 做法：
① 粉丝切成小段；鲍鱼肉和壳分开，洗净，鲍鱼肉上切网格花刀。
② 将蒜末倒入碗中，加入盐、鸡粉、生抽、食用油、生粉、香油，搅拌匀，制成味汁，备用。
③ 取蒸盘，摆鲍鱼壳，再将鲍鱼肉塞入壳中，粉丝放在鲍鱼肉上，再放入味汁，用大火蒸至全部食材熟透，取出，趁热撒上葱花即可。

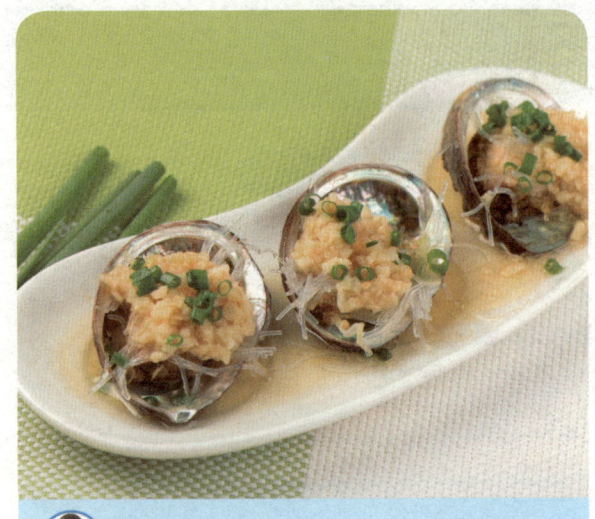

功效 本品能够提高机体免疫力，破坏癌细胞代谢过程，从而提高抑瘤率。

鲍鱼口蘑猪骨汤

● 原料：鲍鱼250克，猪骨500克，口蘑50克
● 调料：盐3克，料酒适量，生姜15克
● 做法：
① 鲍鱼去除杂质，清洗干净；生姜洗净去皮，切片；口蘑洗净，切片。
② 锅置火上，加入适量水烧开，放入猪骨，焯烫后过凉水洗净。
③ 把猪骨放入砂锅中，加入适量清水，加入姜片、料酒，煮1小时左右；加入鲍鱼、口蘑再煲半小时，加入盐调味即可。

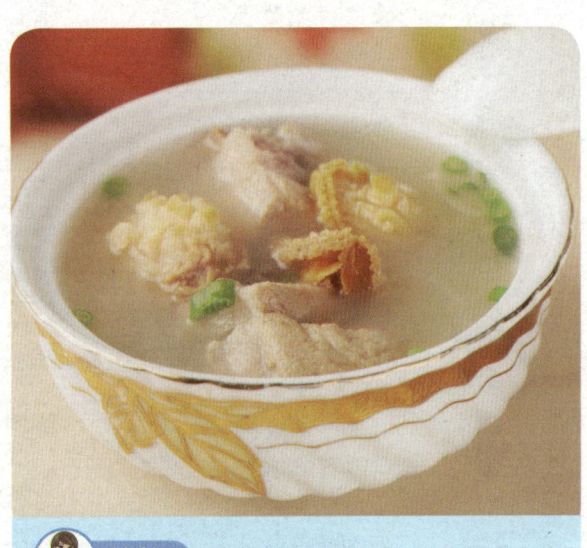

功效 本品对癌细胞有较强的抑制作用，常食可预防癌症。

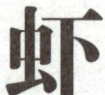 防癌抗癌中医食养方

虾

EAT 【最佳食用方法】爆炒

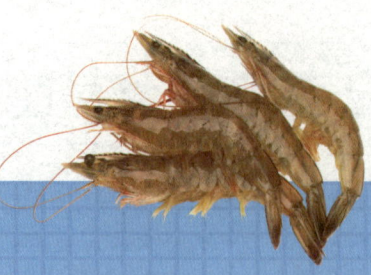

【别名】虾米、开洋、曲身小子、河虾

防癌抗癌功效

■ 虾具有补肾、壮阳、通乳之功效，属强壮补精之品。对阳痿体倦、腰痛、腿软、筋骨疼痛、失眠不寐、产后乳少以及丹毒、痈疽等有一定功效。

抗癌有效成分

硒、膳食纤维、维生素

相宜搭配

✓ 虾+葱
益气、下乳

✓ 虾+韭菜
缓解夜盲、眼干、便秘

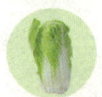
✓ 虾+白菜
增强机体免疫力

禁忌搭配

✗ 虾+西瓜
降低机体免疫力

✗ 虾+西红柿
生成有毒物质

✗ 虾+百合
降低食物的营养价值

食用注意

①新鲜的虾体形完整，呈青绿色，外壳硬实、发亮，头、体紧紧相连，肉质细嫩，有弹性、有光泽。将虾的沙肠挑出，剥除虾壳，然后洒上少许酒，控干水分，再放进冰箱冷冻。
②烹调虾之前，先用泡过桂皮的沸水把虾焯烫一下，味道会更鲜美。煮虾的时候滴少许醋，可让煮熟的虾壳颜色鲜红亮丽，吃的时候，壳和肉也容易分离。
③高脂血症、动脉粥样硬化、心血管疾病、皮肤疥癣、急性炎症和面部痤疮及过敏性鼻炎、支气管哮喘等病症者及老人不宜食用虾。

桂圆炒虾球

- **原料**：虾仁200克，桂圆肉180克，胡萝卜片少许
- **调料**：盐3克，鸡粉3克，料酒10毫升，水淀粉16毫升，食用油、姜片、葱段各适量
- **做法**：

①虾仁去虾线，洗净，装入碗中，加入调味料，腌渍约10分钟，放入沸水中，煮至变色，捞出备用。
②热锅注油，烧至四成热，放入虾仁，滑油片刻，盛出虾仁，备用。
③锅底留油，放入胡萝卜片、姜片、葱段、桂圆肉、虾仁、料酒，炒匀提味；加入少许鸡粉、盐、水淀粉，拌炒至食材入味即可。

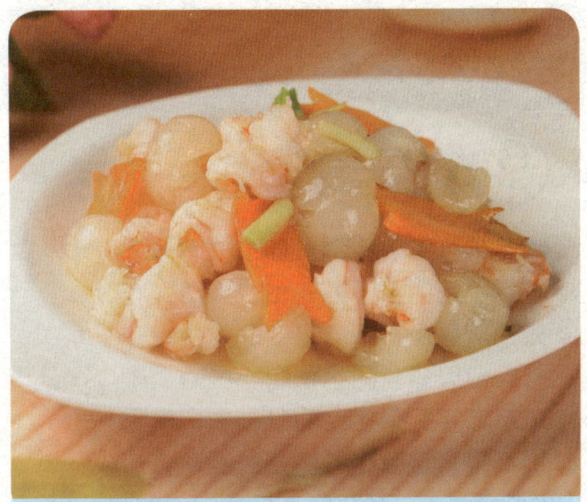

功效 本品能补心脾、益气血、健脾胃，常食能防癌抗癌。

白果桂圆炒虾仁

- **原料**：白果150克，桂圆肉40克，彩椒60克，虾仁200克
- **调料**：盐4克，鸡粉4克，胡椒粉1克，料酒8毫升，水淀粉10毫升，食用油适量，姜片、葱段各少许
- **做法**：

①彩椒洗净，切成丁；虾仁去虾线，洗净，装入碗中，加调味料，腌渍约10分钟。
②清水烧开，倒入白果、桂圆肉，煮1分钟；放入彩椒，煮至食材断生，捞出备用；虾仁倒入沸水锅中，煮至变色，捞出备用。
③热锅注油烧热，放入所有材料，加入调料炒熟即可。

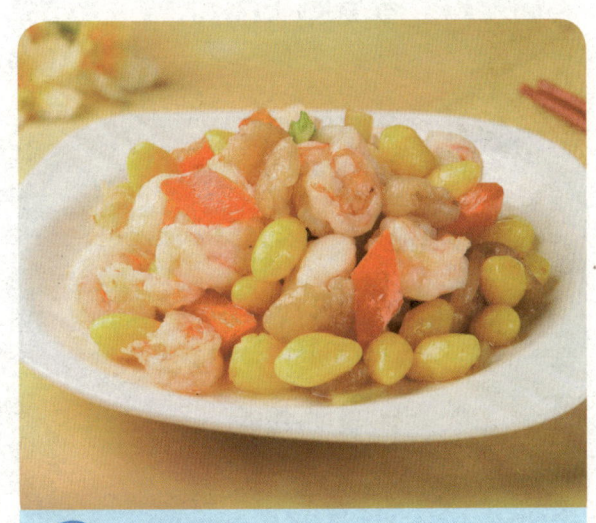

功效 本品能益心脾、补气血、安神，尤其适合子宫癌患者食用。

防癌抗癌中医食养方

扇贝

EAT 【最佳食用方法】凉拌或者爆炒

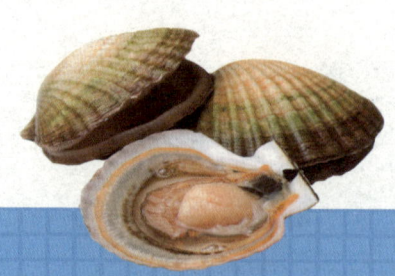

 【别名】海扇

防癌抗癌功效

扇贝可延缓和抑制癌细胞的生长、扩散，促使癌细胞退化、萎缩，有效预防癌症，降低癌变的发生率。常吃扇贝还有利于预防心脏病、中风及老年痴呆症。同时，扇贝富含的纤维素可以促进肠壁的蠕动，帮助身体排毒，预防肠道癌症。

抗癌有效成分

维生素、矿物质

相宜搭配

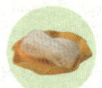 ✓ 扇贝+粉丝
健脾和胃、降脂

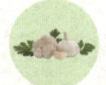 ✓ 扇贝+大蒜
补血、润肤

 ✓ 扇贝+豆豉
和胃除烦

禁忌搭配

 ✗ 扇贝+橘子
易导致腹泻

 ✗ 扇贝+樱桃
生成有毒的物质

 ✗ 扇贝+浓茶
易导致腹泻

食用注意

①外壳颜色一致且有光泽、大小均匀的扇贝是品质较好的；另外，看其壳是否张开，活扇贝受外力影响壳会闭合，而张开后不能合上的为死扇贝，不能选用。
②冷冻的扇贝必须要在解冻之前烹制，冷冻扇贝肉紧实、湿润，有光泽，扇贝的烹制时间不宜过长（通常3～4分钟），否则就会变硬、变干并且丧失鲜味。将扇贝解冻时，可以把它们放入煮沸的牛奶（已从炉子上拿开）中，或者放入冰箱冷藏室内解冻。
③扇贝可以食用的部位是开启贝壳的壳内肌和生殖腺，大大的壳内肌为白色，味道鲜美可口。

扇贝拌菠菜

● **原料：** 扇贝600克，菠菜180克，彩椒40克
● **调料：** 盐3克，鸡粉3克，生抽10毫升，香油、食用油各适量
● **做法：**

① 清水烧开，倒入扇贝，煮至贝壳张开后捞出，取肉，洗净备用。
② 另起锅，加清水烧开，倒入菠菜、彩椒丝，煮约半分钟捞出；将扇贝肉放入沸水锅中，大火煮至其熟软后捞出；取碗，放入所有材料，加入调味料拌匀即可。

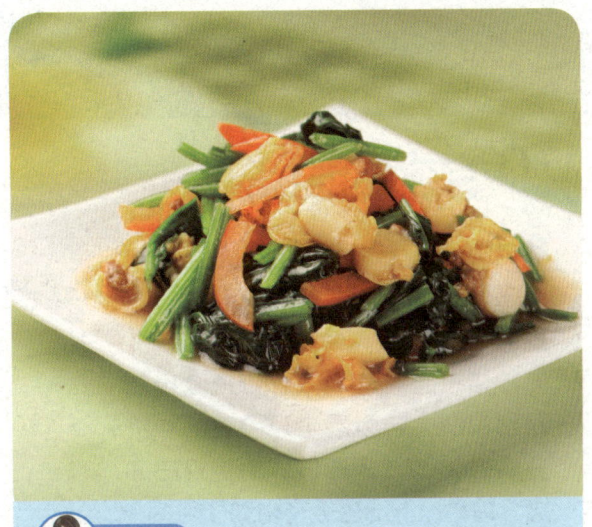

功效 本品可降低癌变的发生率，抑制癌细胞生长，从而起到预防癌症的作用。

香芹炒扇贝

● **原料：** 扇贝肉500克、香芹200克
● **调料：** 香辣酱、香葱段、姜片、蒜末、白糖、高度白酒、盐各适量
● **做法：**

① 香芹洗净切段；将扇贝肉去除杂质，清水洗净，加半瓶盖高度白酒、适量的盐腌15分钟。
② 炒锅中放入香葱段、姜片、蒜末，炒香；加入扇贝肉，大火炒至变色。
③ 另起锅，加油烧热，下香芹段炒出香味后，倒入扇贝肉，加入适量香辣酱、白糖，快速翻炒均匀，再淋入适量清水，转成大火，待汤汁收干后即可。

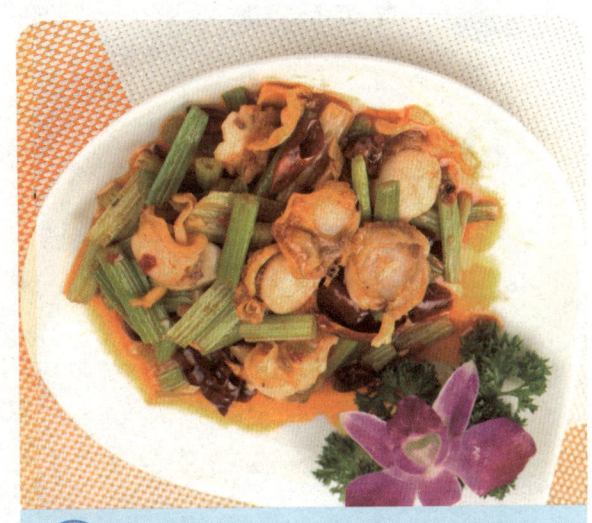

功效 本品可补充人体所需要的营养，增强人体抵抗力，预防癌症。

防癌抗癌中医食养方

带鱼

EAT 【最佳食用方法】
油炸或煲汤食用

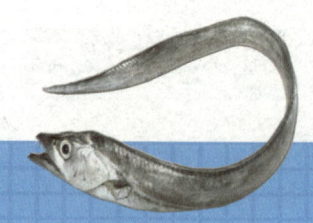

【别名】裙带鱼、海刀鱼、牙带鱼、刀鱼

防癌抗癌功效

■ 带鱼的脂肪含量高于一般鱼类，且多为不饱和脂肪酸，具有降低胆固醇、提升皮肤表面细胞活力、令皮肤细嫩光洁的功效。带鱼全身的鳞和银白色油脂层中还含有一种抗癌成分6-硫代鸟嘌呤，对治疗白血病、胃癌、淋巴癌等有辅助作用。

■ 抗癌有效成分

不饱和脂肪酸、6-硫代鸟嘌呤

相宜搭配

 ✓ 带鱼+豆腐
营养更全面

 ✓ 带鱼+苦瓜
保护肝脏

 ✓ 带鱼+木瓜
补气养血

 ✓ 带鱼+牛奶
健脑补肾、滋补强身

 ✓ 带鱼+香菇
促进消化

禁忌搭配

 ✗ 带鱼+菠菜
不利于人体对营养素的吸收

食用注意

①新鲜带鱼具有如下特征：体表呈银白色光泽，鱼鳃颜色鲜红，体型较大，肉质肥厚。在购买带鱼时，尽量不要买发黄的带鱼，如果买了这样的带鱼，要及时食用，否则鱼会很快腐烂、发臭。

②带鱼适宜久病体虚、血虚头晕、气短乏力、食少羸瘦、营养不良的人群食用；也适宜皮肤干燥之人食用。

③带鱼为发物，有疥疮、湿疹、皮肤过敏、癌症、红斑性狼疮、痈疖疔毒、淋巴结核、支气管哮喘等病症者忌食。

芝麻带鱼

●原料：带鱼140克，熟芝麻20克

●调料：盐3克，鸡粉5克，生粉、生抽、水淀粉、辣椒油、老抽、食用油各适量，姜片、葱花各少许

●做法：

①把处理干净的带鱼切成小块，装入碗中，加入调味料，腌渍入味。

②热锅注油烧热，放入带鱼块，炸至带鱼呈金黄色，捞出备用。

③锅底留油，倒入少许清水，淋入辣椒油，加入盐、鸡粉、生抽、水淀粉，调成浓汁，淋入老抽，炒匀上色；放入带鱼块炒匀，撒入葱花，炒香，最后撒上熟芝麻即可。

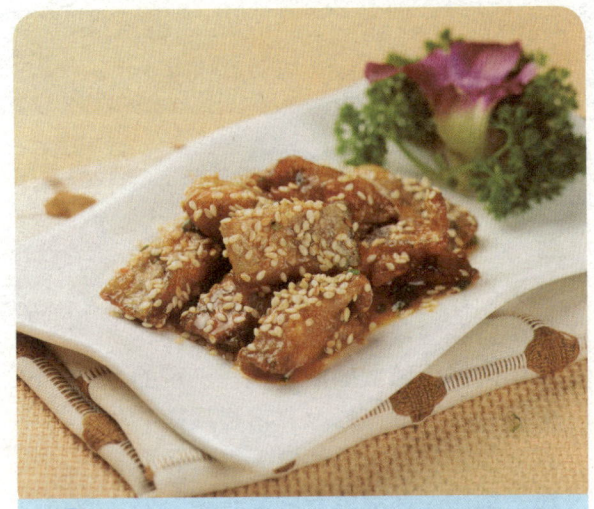

功效 本品能调节机体免疫力、抗凝血、抑制癌细胞生长，适宜癌症患者食用。

马蹄木耳煲带鱼

●原料：马蹄肉100克，水发木耳30克，带鱼110克

●调料：盐2克，鸡粉2克，料酒、胡椒粉、食用油各适量，姜片、葱花各少许

●做法：

①将马蹄肉、木耳、带鱼洗净切小块。

②煎锅注入适量油烧热，放入带鱼块，煎至焦黄色，盛出备用。

③向砂锅中注水烧开，倒入马蹄肉，放入木耳，烧开后用小火炖15分钟至熟；放入姜片，淋入料酒，放入带鱼，加入盐，用小火炖10分钟；加入适量鸡粉、胡椒粉，用勺搅拌均匀，最后撒上葱花即可。

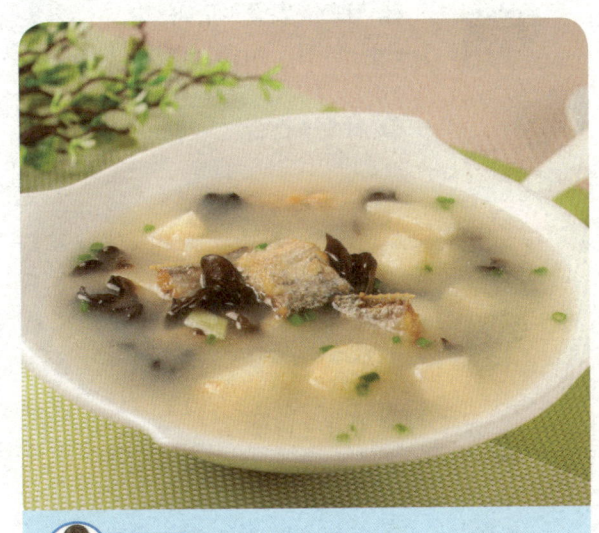

功效 本品能补肝益肾、通便清热、防癌抗衰，癌症患者可常食。

防癌抗癌中医食养方

牡蛎

EAT 【最佳食用方法】清炒

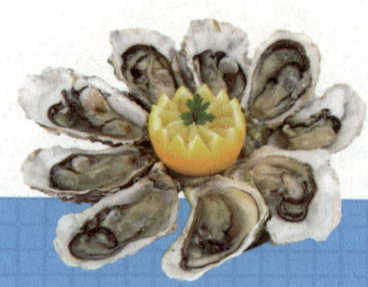

【别名】蚝肉、蛎黄

 防癌抗癌功效

■ 牡蛎中含有鲍灵素，这是一种糖蛋白，对于癌细胞生长有抑制作用。有实验表明，牡蛎肉提取物和牡蛎肉的无菌水提取物具有一定的防癌抗癌作用。临床上常将牡蛎与其他药物搭配组成药膳，对预防胃癌、肺癌、乳腺癌等均能起到一定的效果。

■ **抗癌有效成分**

鲍灵素、无菌水提取物

相宜搭配

 ✓ 牡蛎+芡实+大米
治疗阴道流血

 ✓ 牡蛎+发菜+猪肉
滋阴润阳、润肠通便

 ✓ 牡蛎+百合
润肺调中

禁忌搭配

 ✗ 牡蛎+葡萄
易引起肠胃不适

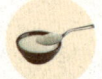 ✗ 牡蛎+白糖
易导致胸闷、气短

 ✗ 牡蛎+黄豆酱
生成有毒物质

 食用注意

①在选购优质牡蛎时，应注意选择体大肥实、颜色淡黄、个体均匀、干燥、表面呈褐红色的。煮熟的牡蛎，其壳是稍微打开的，这表示煮之前是活的。如果是死后再煮，壳是紧闭的。新鲜的牡蛎在温度较低的情况下，可以多存活5～10天，不过其口感会发生变化，所以尽量不要长时间存放。
②牡蛎富含锌，6只牡蛎的含锌量是人体日需求量的两倍。如食用了不新鲜的牡蛎，容易引起食物中毒。
③有皮肤病及脾胃虚寒、慢性腹泻、便溏等病症者忌食牡蛎。

韭黄炒牡蛎

- **原料**：牡蛎肉400克，韭黄200克，彩椒50克
- **调料**：生粉15克，生抽8毫升，鸡粉、盐、料酒、食用油各适量，姜片、蒜末、葱花各少许
- **做法**：

①将韭黄洗净，切段；彩椒洗净，切条；牡蛎肉洗净，装入碗中，加入料酒、鸡粉、盐、生粉，拌匀；锅中注清水烧开，倒入牡蛎，略煮片刻，捞出，沥干用。
②热锅注油烧热，放入姜、蒜、葱、牡蛎、生抽、料酒，炒匀。
③放入彩椒、韭黄段，翻炒均匀；加入鸡粉、盐，炒匀调味，盛出即可。

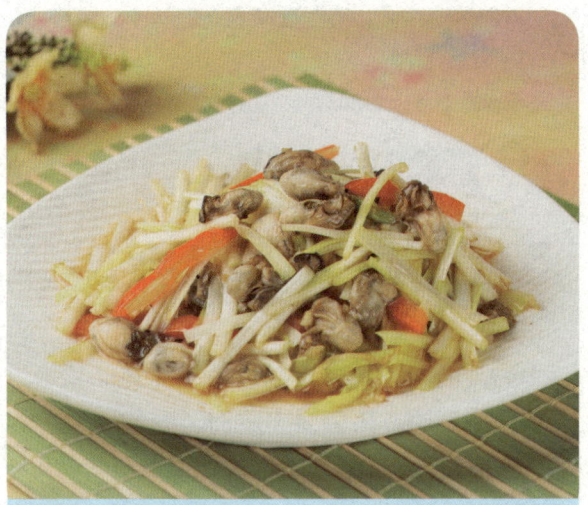

功效 本品能补肾助阳、润肠通便，常食可缓解便秘，预防肠癌。

清炒牡蛎

- **原料**：牡蛎肉180克，彩椒40克
- **调料**：料酒4毫升，生抽3毫升，蚝油3克，水淀粉3毫升，食用油适量，姜片、葱段各少许
- **做法**：

①将彩椒洗净，切成小块；牡蛎肉洗净。
②向锅中注入适量清水烧开，倒入彩椒，加入洗净的牡蛎肉，煮半分钟，至其断生，捞出锅中的食材，沥干水分，备用。
③用油起锅，放入姜片、葱段，爆香；倒入牡蛎肉、彩椒，炒匀；淋入料酒，加入生抽、蚝油调味，淋水淀粉，勾芡炒匀即可。

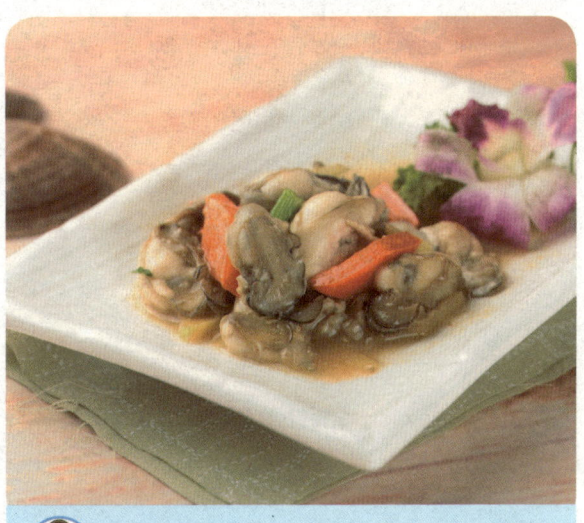

功效 本品能宁心安神、潜阳补阴、软坚散结，经常食用可预防癌症。

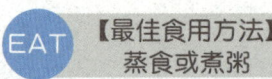 防癌抗癌中医食养方

蛤蜊

EAT 【最佳食用方法】蒸食或煮粥

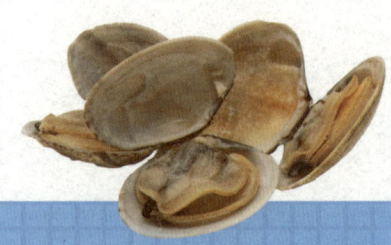

【别名】海蛤、文蛤、沙蛤

防癌抗癌功效

■ 《本草经疏》中记载："蛤蜊，其性滋润而助津液，故能润五脏、止消渴、开胃也。咸能入血软坚，故主妇人血块及老癖为寒热也。"动物实验证明，蛤蜊对小鼠的肉瘤和腹水瘤的发展都有抑制作用。

抗癌有效成分

维生素、矿物质

相宜搭配

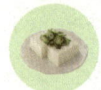
✓ 蛤蜊+豆腐
补气养血、美容养颜

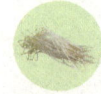
✓ 蛤蜊+绿豆芽
清热解暑、利水消肿

✓ 蛤蜊+韭菜
补肾、降糖

禁忌搭配

✗ 蛤蜊+马蹄
降低营养价值

✗ 蛤蜊+啤酒
易引起痛风

✗ 蛤蜊+芹菜
破坏维生素C

食用注意

①选购蛤蜊时，可拿起轻敲，若为"砰砰"声，则蛤蜊是死的；相反，若为清脆的"咯咯"声，则蛤蜊是活的。检查一下蛤蜊的壳，要选壳紧闭的，否则有可能是死蛤蜊。

②烹制时，直接将蛤蜊放入冷水中，以中小火煮至汤汁略微泛白，蛤蜊的鲜味就完全出来了。

③蛤蜊性寒，受凉感冒、体质阳虚、脾胃虚寒、腹泻便溏、寒性胃痛腹痛等病症患者以及经期中的女性和产妇忌食。活的蛤蜊容易感染细菌，故胃肠功能较弱的人不适宜食用蛤蜊。

蛤蜊蒸蛋

- 原料：鸡蛋2个，蛤蜊肉90克
- 调料：盐1克，料酒2毫升，生抽7毫升，香油2毫升，姜丝、葱花各少许
- 做法：

① 将蛤蜊肉洗净，焯水，装入碗中，放入姜丝、料酒、生抽、香油，搅拌匀。

② 鸡蛋加盐，打散，倒入清水，继续搅拌片刻，放入烧开的蒸锅中，小火蒸10分钟。

③ 在蒸熟的鸡蛋上放上蛤蜊肉，小火再蒸2分钟。取出淋入少许生抽，撒上葱花即可。

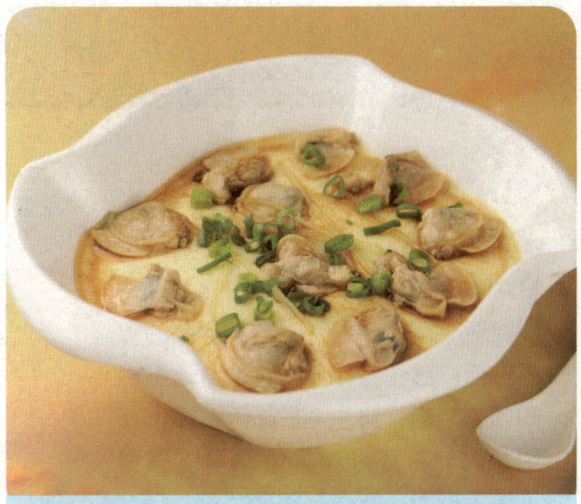

功效 本品能滋阴润燥、软坚散结，癌症患者及放疗、化疗后宜食。

西蓝花蛤蜊粥

- 原料：西蓝花90克，蛤蜊200克，水发大米150克
- 调料：盐2克，鸡粉2克，食用油适量，姜片少许
- 做法：

① 清水烧开，倒入蛤蜊，煮至壳开，捞出，洗净备用；西蓝花洗净，切成小块。

② 向锅中注清水烧开，倒入洗净的水发大米，大火烧开后，小火慢煮30分钟，至大米熟软。

③ 放入蛤蜊肉，搅拌均匀，加入适量食用油，放入西蓝花，煮至全部食材熟透；加入适量盐、鸡粉，搅匀调味，继续搅拌使其入味即可。

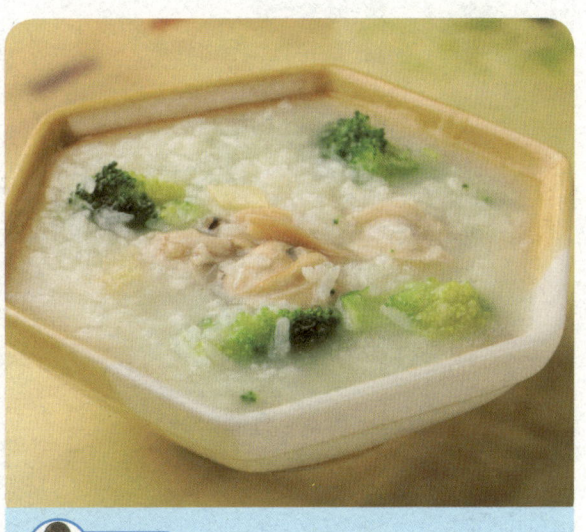

功效 本品可有效降低乳腺癌、直肠癌、胃癌、心脏病和中风的发病率。

防癌抗癌中医食养方

海参

EAT 【最佳食用方法】
红烧或者爆炒

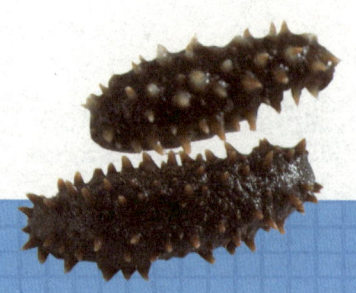

【别名】刺参、海鼠

防癌抗癌功效

■ 海参含有多种维生素，其中维生素A能抑制致癌物亚硝胺的形成；B族维生素可以降低化学致癌物的致癌作用；维生素C能够通过增强细胞间质来防癌；维生素E具有抗氧化作用。同时，还含有大量硒可以增强人体免疫力，能有效防癌抗癌。

抗癌有效成分

维生素A、B族维生素、维生素C、维生素E、硒

相宜搭配

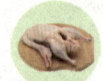 ✓ 海参+鸭肉
补五气、去火热

 ✓ 海参+葱
益气补肾、养脂利产

 ✓ 海参+枸杞
补肾益气、养血润燥

禁忌搭配

 ✗ 海参+葡萄
易引起腹痛、恶心

 ✗ 海参+石榴
易引起腹痛、恶心

 ✗ 海参+醋
影响口感

食用注意

①优质海参的参体呈黑褐色且色泽鲜亮，呈半透明状；参体内外膨胀均匀，呈圆形；肌肉薄厚均匀，内部无硬心，手持参的一端轻晃有弹性，肉刺完整。
②发好的海参宜用凉水浸泡，或放入冰箱冷藏；如是干货保存，最好放在密封的木箱中，防潮保存。
③泡发海参时，切莫沾染油脂、碱、盐，否则会妨碍海参吸水膨胀，降低出品率，甚至会使海参溶化，腐烂变质。发好的海参不能再冷冻，故一次不宜发得太多。伤风感冒、身体发热者不宜食用海参。

参杞烧海参

● 原料：党参12克，冬笋70克，枸杞8克，水发海参300克

● 调料：白醋、料酒各8毫升，盐、鸡粉各2克，水淀粉4毫升，食用油适量，姜片、葱段各少许

● 做法：

① 将冬笋洗净，切片；海参洗净，切成块，枸杞洗净。

② 清水烧开，放入党参，小火煮10分钟，将药汁盛入碗中备用；另加清水烧开，加入白醋、海参，焯煮片刻，捞出，沥干水分，备用。

③ 用油起锅，下入所有食材，放入少许盐、鸡粉，炒匀；放入枸杞，淋入适量水淀粉，快速炒匀即可。

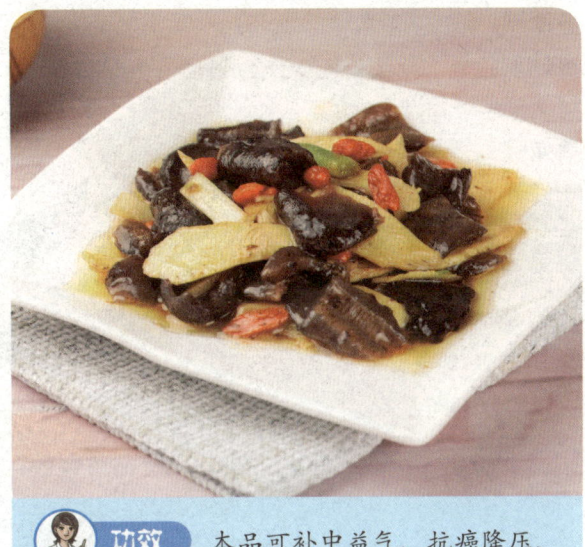

功效 本品可补中益气、抗癌降压、抗衰老，能增强人体免疫力。

葱爆海参

● 原料：海参300克，葱段50克

● 调料：盐、鸡粉各3克，白糖2克，蚝油5克，料酒4毫升，生抽6毫升，水淀粉、食用油各适量，姜片40克，高汤200毫升

● 做法：

① 海参洗净，切条，下入锅中，煮约1分钟，捞出备用。

② 用油起锅，放入姜片、部分葱段、海参、料酒，炒匀提味。

③ 倒入高汤、蚝油、生抽、盐、鸡粉、白糖，炒匀调味；转大火收汁，撒上余下的葱段，再倒入适量水淀粉，翻炒至汤汁收浓即可。

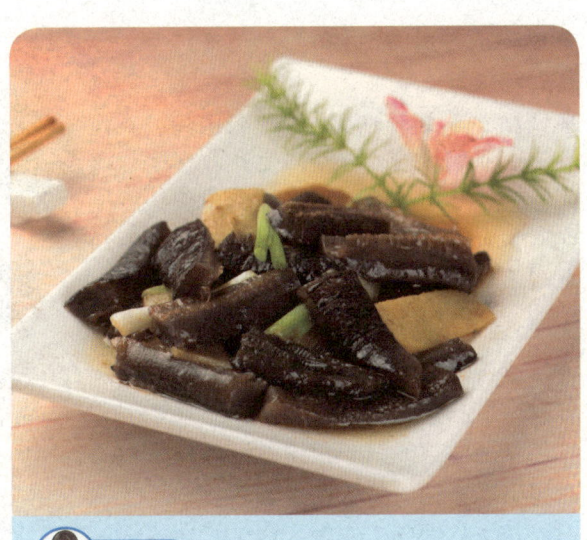

功效 本品具有提高记忆力，预防动脉粥样硬化、糖尿病以及抗癌的作用。

鲍汁海参

- 原料：海参500克
- 调料：葱、鲍汁、高汤、食用油各适量，生姜15克
- 做法：

①海参洗净，切成片；生姜洗净去皮，切成片；葱洗净，切成段。
②向锅中注油烧热，放入葱段、姜片，爆香；加入高汤、鲍汁，烧开；下入海参，小火烧30～40分钟，收汁即可。

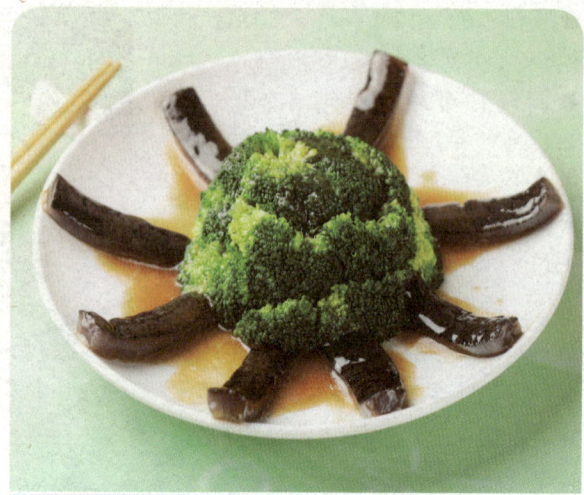

功效 本品能抑制癌细胞的生长与转移，有效提高人体免疫力。

干贝烧海参

- 原料：水发海参140克，干贝15克，红椒圈适量
- 调料：豆瓣酱10克，盐3克，鸡粉2克，蚝油4克，料酒5毫升，水淀粉、姜片、葱段、蒜末、食用油各适量
- 做法：

①海参洗净切块；干贝压成细末。
②清水烧开，倒入海参，煮2分钟，捞出，沥干备用。
③热锅注油烧热，干贝末炸至熟软后捞出，沥油；另起锅，放入姜、葱、蒜、红椒圈、海参、料酒、豆瓣酱、蚝油、盐、鸡粉翻炒入味，淋水淀粉勾芡，撒上干贝末即可。

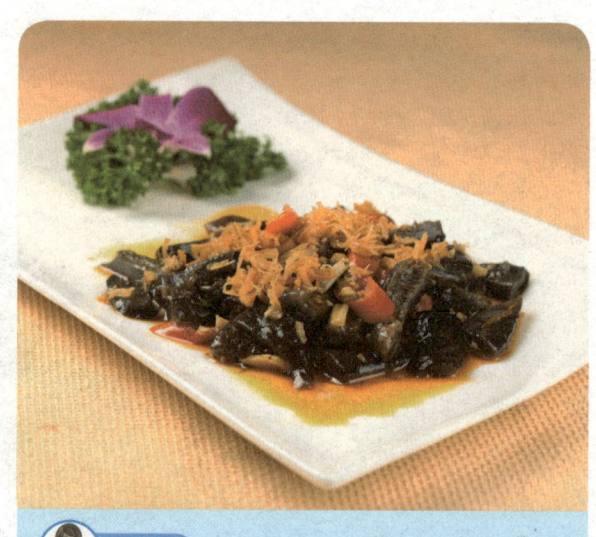

功效 本品有抑制癌细胞生长的作用，常食还可增强机体免疫力。

Part 3 食用哪些杂粮、坚果有助于防癌

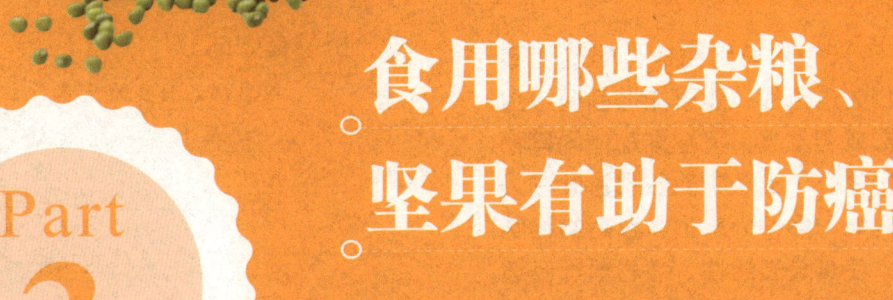

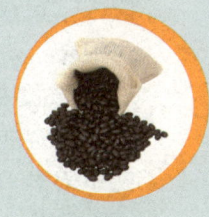
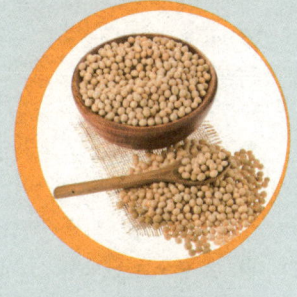

杂粮、坚果这两类食物在日常生活中都颇为常见。营养专家经研究发现，每周食用坚果7次及以上的人群，与从不进食坚果的人相比，死于心脏病的风险要低29%，死于癌症的风险低11%。而杂粮中含有丰富的钙、镁、硒等矿物质元素和多种维生素，可以促进新陈代谢、增强体质、延缓衰老。其中，硒是一种抗癌物质，可与体内各种致癌物结合，通过消化道排出体外。这两类食物，都是日常生活中必不可少的抗癌佳品。

防癌抗癌中医食养方

玉米

EAT 【最佳食用方法】
大火快炒

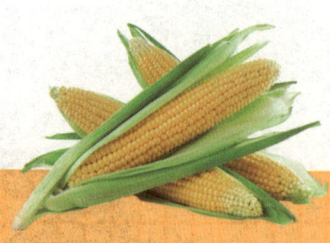

【别名】苞米、包谷、珍珠米

 防癌抗癌功效

玉米中含有硒和镁，硒能使致癌物失去活性；镁既能抑制癌细胞的形成和发展，又能推动体内废物排出体外。玉米中的谷胱甘肽在人体内能与多种外来化学致癌物相结合，使其失去活性，然后通过肠道排出体外。

 抗癌有效成分

硒、镁、赖氨酸、B族维生素、维生素C、胡萝卜素、膳食纤维、谷胱甘肽。

相宜搭配

✓ 玉米+松子
防癌抗癌

✓ 玉米+山药
吸收更多的营养素

✓ 玉米+大豆
提高营养价值

禁忌搭配

✗ 玉米+田螺
生成有毒物质

✗ 玉米+红薯
影响消化系统功能

✗ 玉米+牡蛎
影响人体对锌元素的吸收

食用注意

①患有干燥综合征、糖尿病、遗尿、更年期综合征且属阴虚火旺之人不宜食用玉米做的爆米花，否则易助火伤阴。
②玉米发霉后易被黄曲霉菌污染，而黄曲霉菌会产生致癌物黄曲霉毒素，所以发霉的玉米绝对不能食用。
③食用玉米时应注意嚼烂，否则不易消化。腹泻、胃塞胀满、胃肠功能不佳者不可过量食用。

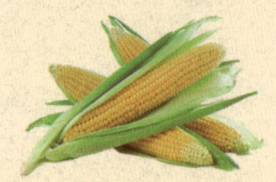

玉米腰果火腿丁

●原料：玉米粒120克，火腿80克，红椒20克，腰果15克

●调料：盐、鸡粉各2克，料酒3毫升，水淀粉、食用油各适量，姜片、蒜末、葱段各少许

●做法：
① 火腿切成丁；红椒洗净，切成丁。
② 玉米粒洗净，煮至断生，捞出备用。
③ 腰果和火腿丁分别入热油中炸至香脆，捞出，沥干备用。
④ 用油起锅，放入姜、蒜、葱、红椒丁，爆香；倒入玉米粒，放入火腿丁，加入料酒、盐、鸡粉调味，淋入水淀粉，勾芡，最后撒上炸熟的腰果即可。

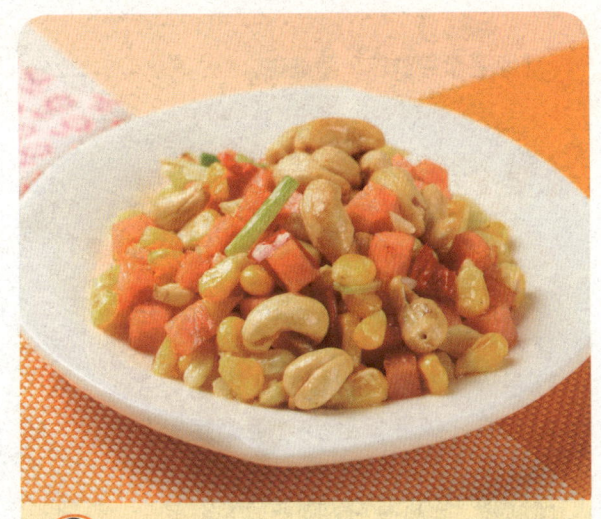

功效 本品具有降低胆固醇、防癌抗癌的作用，适合心血管疾病、癌症患者食用。

玉米粒炒杏鲍菇

●原料：杏鲍菇120克，玉米粒100克，彩椒60克

●调料：盐3克，鸡粉2克，白糖少许，料酒4毫升，水淀粉、食用油各适量，蒜末、姜片各少许

●做法：
① 杏鲍菇洗净，切成小丁；彩椒洗净，切成丁；玉米粒洗净。
② 将玉米粒、杏鲍菇、彩椒丁分别焯水，捞出，沥干水分，备用。
③ 用油起锅，放入姜片、蒜末，爆香；倒入焯过水的食材，淋入少许料酒，加入适量盐、鸡粉、白糖调味，淋入水淀粉勾芡即可。

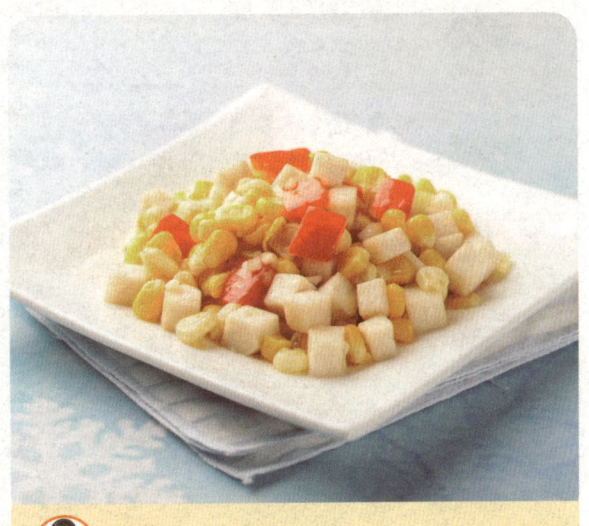

功效 本品具有降血脂、增强免疫力等功效，适合胃癌、肠癌等患者食用。

防癌抗癌中医食养方

薏米

EAT 【最佳食用方法】
煮粥或煮汤

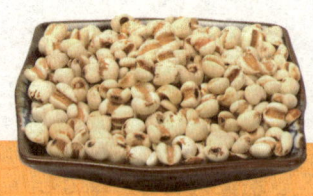

【别名】薏苡仁、菩提珠

防癌抗癌功效

现代药理研究表明，薏米中所含的薏苡酯可抑制癌细胞生长，故用薏米煮粥可作为防治癌症的辅助食疗手段。薏米还可以用于胃癌、子宫颈癌、绒毛膜上皮癌等癌症以及多发性疣的食疗保健方面，对于脾虚湿盛、痰热挟湿的肺癌最为适宜。

抗癌有效成分

薏苡酯、谷甾醇、生物碱

相宜搭配

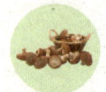 ✓ 薏米+香菇
防癌抗癌

 ✓ 薏米+菱角
抑制肿瘤

 ✓ 薏米+羊肉
健脾补肾、益气补虚

禁忌搭配

 ✗ 薏米+杏仁
易引起呕吐、泄泻

 ✗ 薏米+红豆
易引起消化功能障碍

 ✗ 薏米+大米
影响薏米的祛湿功效

食用注意

①薏米性味寒凉，长期食用会使身体冷虚，所以虚寒体质者不宜长期食用薏米。另外，孕期女性以及处于经期的女性也应该避免食用薏米。
②薏米具备利水渗湿的功效，适合水肿和小便不利的患者食用，但是滑精者以及小便多者不宜食用薏米。
③薏米虽然具有降低血脂和降低血糖的功效，但薏米只是食品，不能替代药品，所以高血脂、糖尿病患者，仍需前往医院进行正规治疗。

薏米红薯粥

- 原料：水发薏米100克，红薯150克，水发大米180克
- 调料：冰糖25克
- 做法：

① 将红薯洗净去皮，切成丁；薏米、大米洗净。
② 向砂锅中注入适量清水烧开，倒入大米、红薯丁，放入洗好的薏米，烧开后用小火煮40分钟至粥浓稠。
③ 放入适量冰糖，拌匀，续煮至冰糖溶化即可。

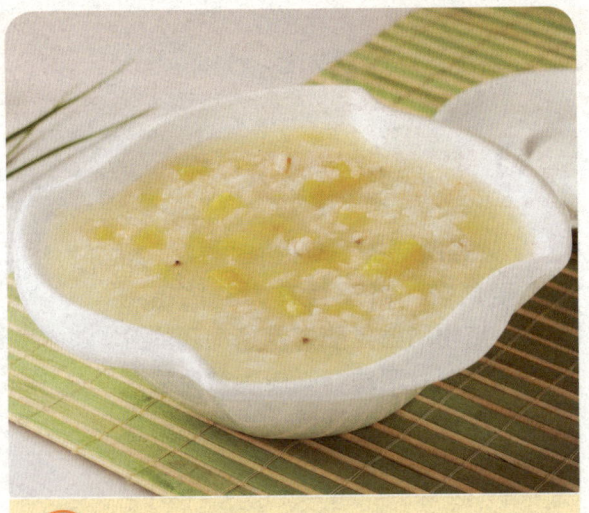

功效 本品能软肠通便、清热排脓，适用于胃癌、肠癌、宫颈癌等癌症。

百合半夏薏米汤

- 原料：干百合10克，半夏8克，水发薏米100克
- 调料：冰糖25克
- 做法：

① 百合泡发，洗净；半夏、薏米洗净；向砂锅中注入适量清水，用大火烧开，倒入百合、半夏，放入薏米，用小火煮30分钟，至材料熟透。
② 倒入备好的冰糖，继续煮至冰糖溶化，搅拌片刻，使汤味道均匀。
③ 关火后盛出煮好的汤料，装入碗中即可。

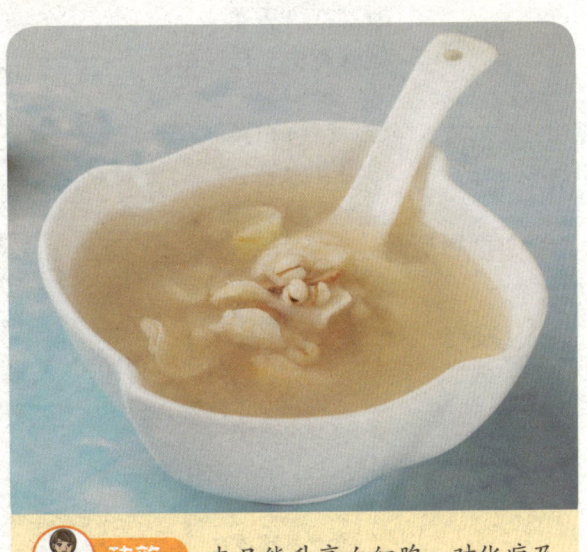

功效 本品能升高血细胞，对化疗及放疗后的细胞减少症有辅助治疗作用。

防癌抗癌中医食养方

黄豆

EAT 【最佳食用方法】
烧食或榨成豆浆

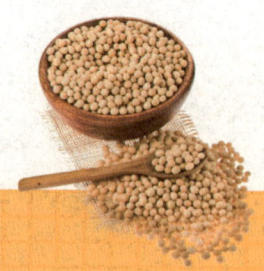

【别名】大豆、黄大豆

 防癌抗癌功效

- 黄豆所含的"植物脂醇类"和"皂角苷"属于强有力的抗癌物质。植物脂醇类能抑制癌细胞的分化与增殖；皂角苷则能刺激免疫系统，直接杀灭癌细胞，甚至能够逆转癌细胞的增殖。

抗癌有效成分

植物脂醇类、皂角苷、膳食纤维、B族维生素、维生素E

相宜搭配

 ✓ 黄豆+白菜
防治乳腺癌

 ✓ 黄豆+香菜
健脾宽中、祛风解毒

 ✓ 黄豆+白菜
防治乳腺癌

禁忌搭配

 ✗ 黄豆+菠菜
不利人体对营养素的吸收

 ✗ 黄豆+核桃
易导致腹胀、消化不良

 ✗ 黄豆+虾皮
影响人体对钙元素的吸收

 食用注意

①黄豆适宜放在干燥处密封储存，以防虫蛀。
②黄豆性味寒凉，所以消化功能不良、胃脘胀痛、腹胀等慢性消化道疾病患者应尽量少食，以免加重症状。胃寒者和易腹泻、腹胀、脾虚者以及常出现遗精的肾亏者也不宜过量食用黄豆。
③黄豆生吃有毒。炒制黄豆不宜多吃。自制豆浆应彻底煮沸才能饮用。食用了不完全熟的豆浆可能出现腹胀、腹泻、呕吐、发烧等不同程度的食物中毒症状。

茭白烧黄豆

● 原料：茭白180克，彩椒45克，水发黄豆200克

● 调料：盐3克，鸡粉3克，蚝油10克，水淀粉4毫升，香油2毫升，食用油适量，蒜末、葱花各少许

● 做法：

① 茭白洗净，切成丁；彩椒洗净，切成丁；黄豆洗净。
② 分别将茭白、彩椒、黄豆煮至断生。
③ 向锅中注油烧热，加入蒜末，爆香；倒入焯过水的食材，翻炒匀；放入蚝油、鸡粉和盐，炒匀调味。
④ 加入适量清水，大火收汁；淋入适量水淀粉，勾芡；放入香油，加入葱花炒匀即可。

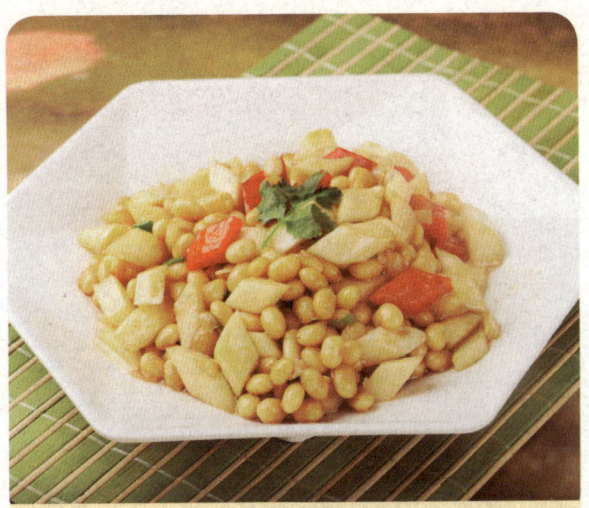

功效 本品能养心、活血，是高血压、动脉粥样硬化、心脏病患者的理想食品。

核桃豆浆

● 原料：水发黄豆120克，核桃仁40克

● 调料：白糖15克

● 做法：

① 取豆浆机，倒入洗净的黄豆，注入适量清水，榨成黄豆浆。
② 将洗净的核桃仁放入豆浆机中，注入黄豆浆，榨成豆浆。
③ 加入适量白糖，搅拌匀，用中火续煮片刻，至白糖溶化即可。

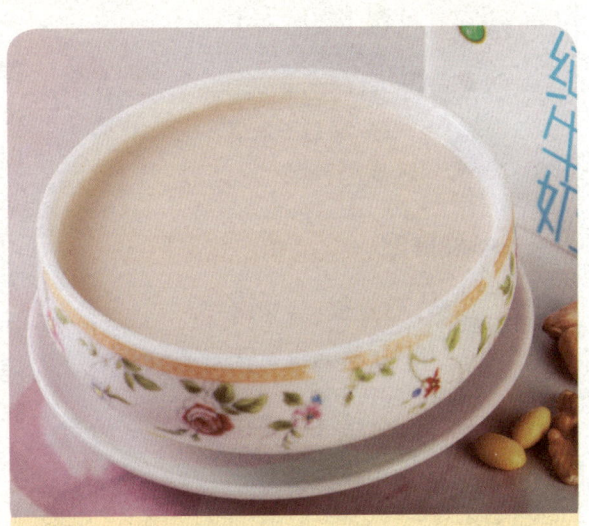

功效 本品具有健脾宽中、润燥消水、清热解毒的功效，常饮能预防癌症。

防癌抗癌中医食养方

绿豆

EAT 【最佳食用方法】
煮汤或煮粥食用

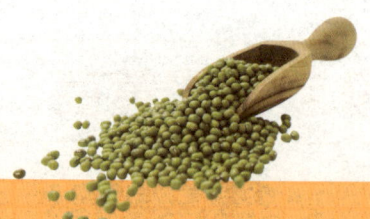

【别名】青小豆

防癌抗癌功效

绿豆含有类黄酮，能够诱导体内多种酶的活性提升，加速致癌物的转化过程。绿豆含有大量膳食纤维，能有效地促进肠胃蠕动，排出毒素，对预防大肠癌的作用尤为突出。此外，绿豆中含有的皂苷对多种癌细胞均有抑制作用。

抗癌有效成分

类黄酮、皂苷、维生素E、膳食纤维

相宜搭配

✓ 绿豆+南瓜
增强机体免疫力

✓ 绿豆+大米
有利于消化吸收

✓ 绿豆+韭菜
温阳补虚

禁忌搭配

✗ 绿豆+羊肉
导致肠胃胀气

✗ 绿豆+番茄
损伤元气

✗ 绿豆+狗肉
生成有毒物质

食用注意

①选购绿豆要挑选无霉烂、无虫蛀、无变质的，新鲜绿豆是鲜绿色的，老绿豆颜色偏黄。看绿豆是否被污染，一是看绿豆是否干瘪有皱纹，二是看绿豆是否有刺激性化学气味。储存绿豆时，可以先把绿豆晒一下，用塑料袋装起来，并在袋子里放几瓣大蒜。

②绿豆性属寒凉，夏季饮用绿豆粥可以祛暑热，又能补充津液。然而，体质寒凉、肾气不足、易泻者，身体虚弱和正在服用中药的人要忌食绿豆。

薏米绿豆汤

● 原料：水发薏米90克，水发绿豆150克

● 调料：冰糖30克

● 做法：

①将薏米、绿豆洗净；向砂锅中注入适量的清水，用大火烧开，倒入绿豆、薏米，烧开后小火炖40分钟。

②加入冰糖，煮至溶化，持续搅拌使味道均匀，关火后盛出，装入汤碗中即可。

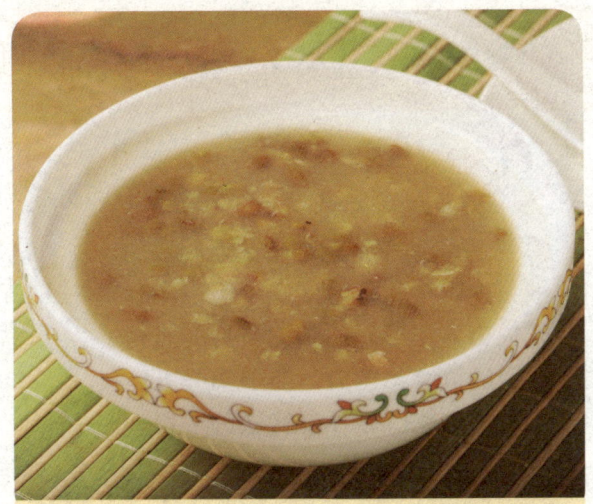

功效 本品能降血脂、抑制癌细胞生长、保肝护肾，适于高血脂、癌症患者食用。

冬瓜莲子绿豆粥

● 原料：冬瓜200克，水发绿豆70克，水发莲子90克，水发大米180克

● 调料：冰糖20克

● 做法：

①冬瓜洗净去皮，切块；绿豆、莲子、大米洗净。

②向砂锅中注入适量清水烧开，倒入绿豆、莲子，放入洗好的大米，拌匀，烧开后用小火煮40分钟，至食材熟软。

③放入冬瓜块，用小火续煮15分钟至食材熟透。

④放入适量冰糖，拌匀，煮约3分钟至冰糖溶化即可。

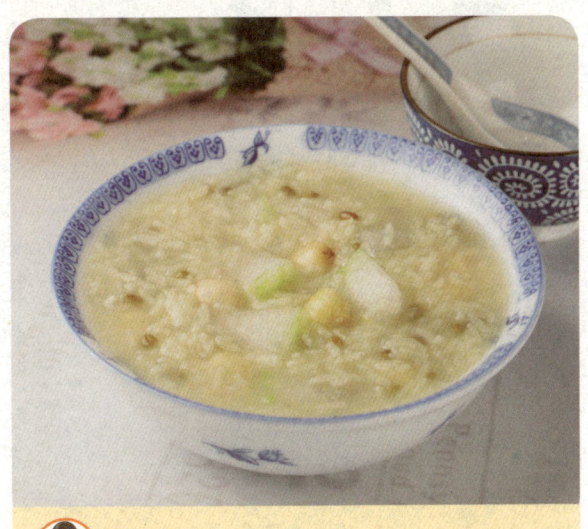

功效 本品能降压降脂、预防癌症，癌症患者可常食。

防癌抗癌中医食养方

黑豆

EAT 【最佳食用方法】
煮粥或榨成豆浆

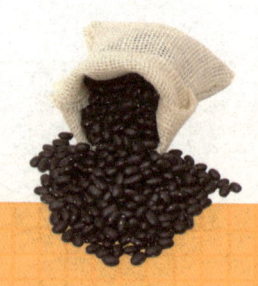

【别名】乌豆、黑大豆、橹豆、马料豆

防癌抗癌功效

■ 黑豆中的微量元素硒具备防癌功效，对胃癌有防治效果。黑豆中的花色苷为"多元酚"的一种，具有很强的抗氧化能力，能够清除人体内的活性氧，破坏癌物质的活性，预防细胞发生癌变。

■ 抗癌有效成分

锌、硒、花色苷、胡萝卜素、膳食纤维、维生素A、维生素E

■ 相宜搭配

✓ 黑豆+橙子
提高营养价值

✓ 黑豆+红枣
补肾补血

✓ 黑豆+红糖
滋补肝肾

■ 禁忌搭配

✗ 黑豆+蓖麻籽
对身体不利

✗ 黑豆+厚朴
对身体不利

✗ 黑豆+五参
营养元素相互排斥

食用注意

①选购黑豆时，应以豆大且圆润、亮黑有光泽、不干瘪且无虫蛀的为佳。

②黑豆宜存放在密封罐中，置于阴凉处保存，避免让阳光直射。豆类食品容易生虫，购回后最好尽快食用，不要久放。

③黑豆生用或煎煮偏寒；炒熟后热性大，多食易上火，且不易消化，故不宜多食。儿童不宜食用黑豆。黑豆能抑制甲状腺素的生成，所以服用甲状腺素药物期间，不宜食用黑豆。

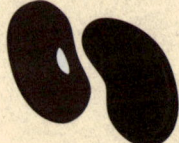

桑葚黑豆黑米粥

● 原料：桑葚干30克，黑豆、黑米各50克

● 做法：

① 将桑葚干、黑豆、黑米泡发，洗净；向砂锅中注入适量清水烧开，放入桑葚干，用大火煮15分钟，至其析出营养成分，捞出桑葚，留汁备用。

② 向砂锅中倒入泡发好的黑豆、黑米，烧开后用小火续煮30分钟，至食材熟透。

③ 关火后把煮好的粥盛出，装入碗中即可。

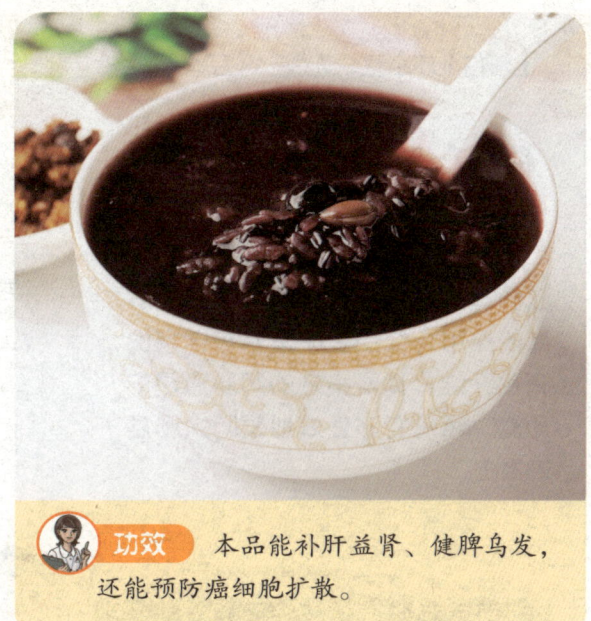

功效 本品能补肝益肾、健脾乌发，还能预防癌细胞扩散。

黑豆百合豆浆

● 原料：水发黑豆120克，百合30克

● 调料：白糖15克

● 做法：

① 将百合、黑豆洗净；取豆浆机，倒入泡发洗净的黑豆，加入适量矿泉水，榨取黑豆汁，备用。

② 把洗好的百合装入豆浆机中，加入适量矿泉水，榨成黑豆百合豆浆，倒入碗中，备用。

③ 放入适量白糖，搅拌至白糖溶化即可。

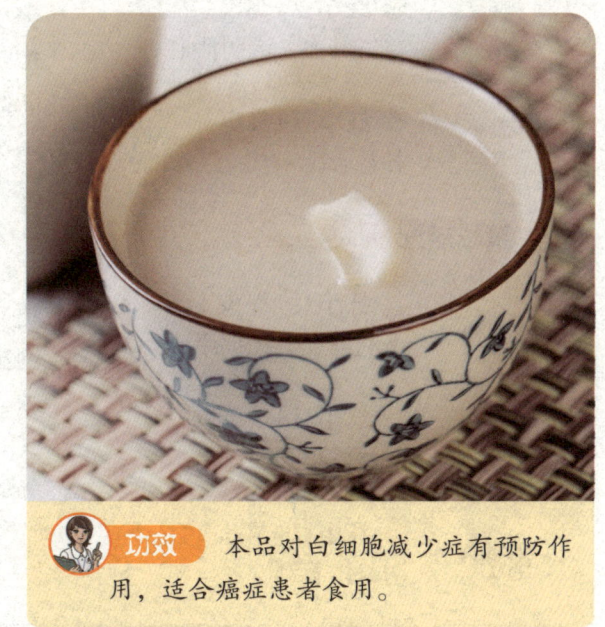

功效 本品对白细胞减少症有预防作用，适合癌症患者食用。

防癌抗癌中医食养方

红小豆 EAT

【最佳食用方法】煮粥

【别名】赤小豆、赤豆、米豆

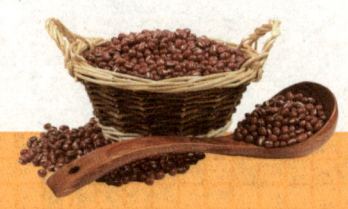

防癌抗癌功效

■ 红小豆含有较多的皂角苷，可刺激肠道蠕动，并有利尿、解酒、解毒的作用。红小豆中含有较丰富的膳食纤维，具备良好的润肠通便的功能，常食能够很好地预防大肠癌的发生。

■ 抗癌有效成分

皂角苷、膳食纤维

相宜搭配

✓ 红小豆+南瓜
辅助治疗感冒、癌症

✓ 红小豆+鸡肉
益气补血、滋阴活血

✓ 红小豆+红枣
补益心脾

禁忌搭配

✗ 红小豆+鲤鱼
下利过度、耗损津液

✗ 红小豆+羊肝
对身体不利

✗ 红小豆+羊肚
对身体不利

食用注意

①红小豆和红豆非常容易混淆，在食用之前一定要区分清楚。红小豆呈细长形状，颗粒相较红豆更小，红豆呈圆柱状，表面呈暗棕红色。

②红小豆能通利水道，适合水肿以及小便不利者食用。尿频者应忌食；阴虚而无湿热者也要忌食红小豆。

③红小豆无毒，是豆类中含蛋白质、脂肪较少，含碳水化合物特别多的一种，比较适合老年人食用。但红小豆不宜长期食用，久食红小豆可能导致人黑瘦结燥。

红小豆南瓜粥

- 原料：水发红小豆85克，水发大米100克，南瓜120克
- 做法：

① 南瓜洗净去皮，切成丁；红小豆、大米洗净。
② 向砂锅中注入适量清水烧开，倒入洗净的大米，加入洗好的红小豆，搅拌均匀，用小火煮约30分钟，至食材软烂。
③ 倒入南瓜丁，搅拌匀，用小火续煮5分钟，至全部食材熟透。
④ 将煮好的红小豆南瓜粥盛出，装入汤碗中即可。

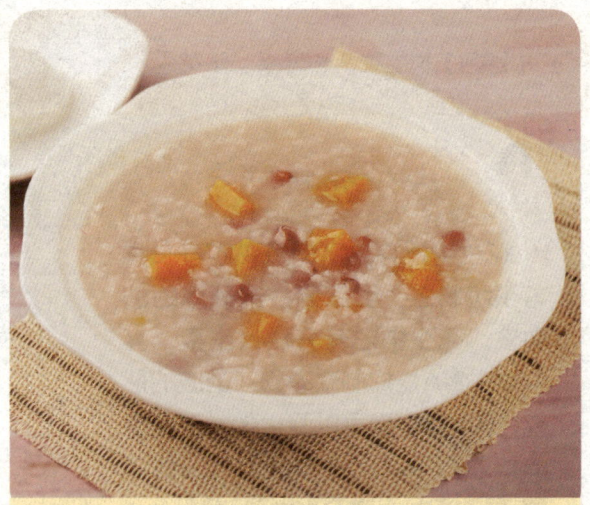

功效 本品能利水消肿、降脂降糖，适合癌症、高血压、糖尿病患者食用。

黑米红小豆粥

- 原料：黑米100克，红小豆50克
- 调料：白糖适量
- 做法：

① 将红小豆和黑米洗净，清水浸泡5小时以上。
② 将浸泡食材的水倒掉，将黑米、红小豆和适量冷水放入锅里，大火煮沸，转至小火煮至熟透，加糖即可。

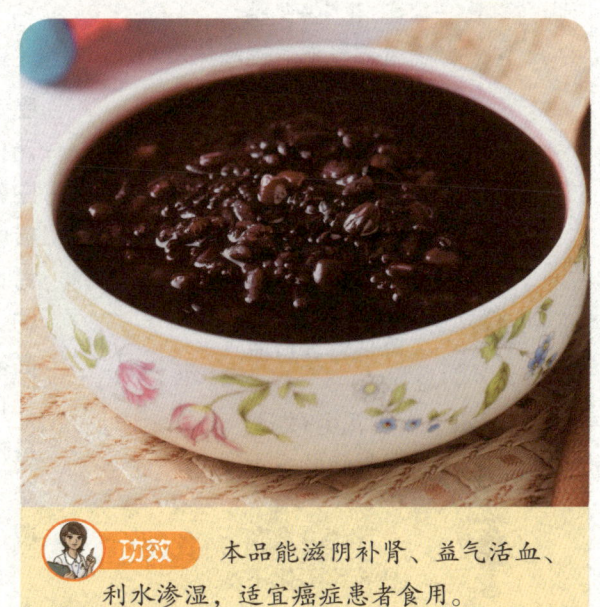

功效 本品能滋阴补肾、益气活血、利水渗湿，适宜癌症患者食用。

防癌抗癌中医食养方

花生

EAT 【最佳食用方法】煮粥或榨成豆浆

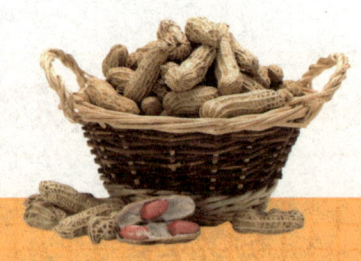

【别名】长生果、长寿果、落花生

防癌抗癌功效

花生中含有丰富的植物固醇，具有预防肠癌、乳腺癌、前列腺癌的功效。花生中含有多种维生素，其中维生素A能抑制致癌物亚硝胺的形成；B族维生素可以阻止化学致癌物的致癌作用。花生中还含有白藜芦醇，是肿瘤类疾病的化学预防剂。

抗癌有效成分

植物固醇、维生素A、B族维生素、白藜芦醇

相宜搭配

- ✓ 花生+鲤鱼
  有利于人体对营养素的吸收

- ✓ 花生+猪蹄
  补养气血、提高免疫力

- ✓ 花生+红枣
  增强补血功效

禁忌搭配

- ✗ 花生+肉桂
  降低营养价值

- ✗ 花生+螃蟹
  易导致肠胃不适

- ✗ 花生+蕨菜
  易导致消化不良

食用注意

①挑选花生时，以果荚呈土黄色或白色、色泽分布均匀；果仁以颗粒饱满、形态完整、大小均匀、肥厚有光泽的为佳。
②慢性胃炎、胃溃疡、慢性肠炎患者大多伴有慢性腹痛、腹泻或消化不良等症状，由于花生的蛋白质和脂肪含量偏高，很难消化吸收，故应慎食。对于糖尿病患者而言，花生热量也是比较高的，要慎食。痛风急性发作期间必须禁食花生。
③花生含有促凝血因子，因此跌打损伤、血脉瘀滞者不宜食用花生，否则可能会使血瘀难以消散，进而加重肿痛症状。

花生红米粥

- 原料：水发花生仁100克，水发红米200克
- 调料：冰糖20克，葱花少许
- 做法：

①将花生仁、红米洗净；向砂锅中注入适量清水烧开，放入红米，再倒入花生米，煮沸后用小火煮约60分钟，至米粒熟透。

②放入备好的冰糖，搅拌匀，转中火续煮片刻，至冰糖完全溶化。

③关火后盛出煮好的红米粥，装入汤碗中，撒上葱花即可食用。

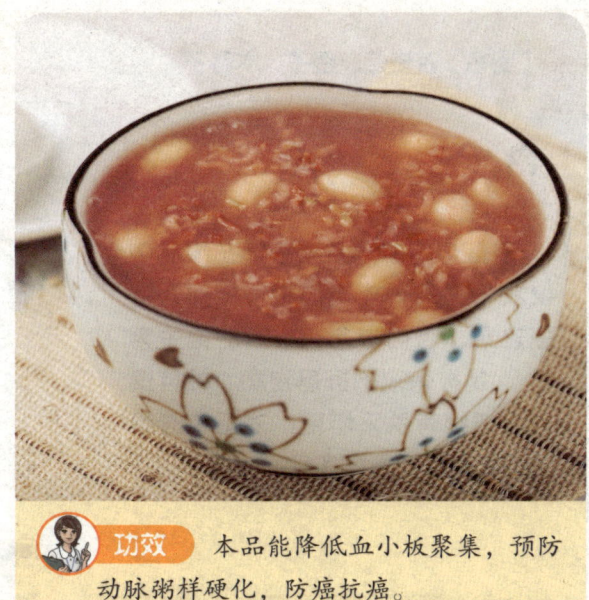

功效 本品能降低血小板聚集，预防动脉粥样硬化，防癌抗癌。

牛奶花生核桃豆浆

- 原料：水发黄豆100克，花生仁、核桃仁各50克
- 调料：牛奶50毫升
- 做法：

①将黄豆、花生仁、核桃仁洗净；取豆浆机，倒入黄豆，加入适量矿泉水，选择榨汁功能，榨取黄豆浆，过滤。

②把花生仁、核桃仁装入搅拌杯中，加入牛奶，榨成浆。

③把两次榨好的汁倒入杯中，搅匀即可。

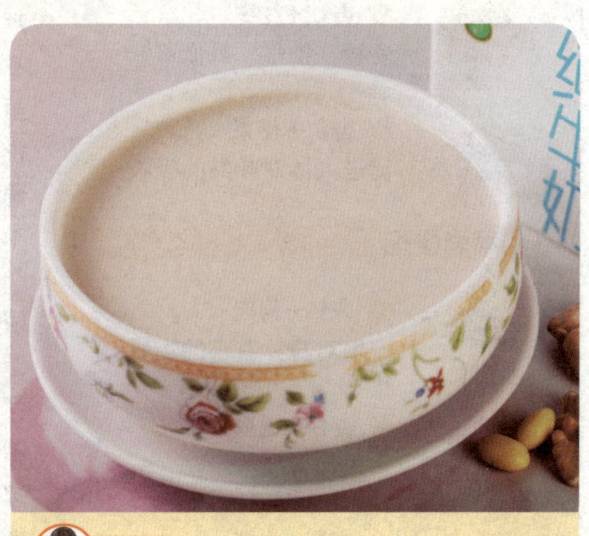

功效 本品能润肠通便、补虚益胃，适于癌症、病后虚羸、营养不良等患者食用。

防癌抗癌中医食养方

杏仁

EAT 【最佳食用方法】
煮茶或榨成豆浆

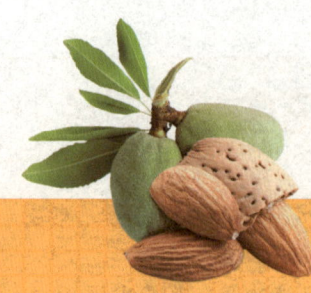

【别名】杏核仁、杏子、木落子

防癌抗癌功效

■ 杏仁中的胡萝卜素含量在果品中仅次于芒果，故人们将杏仁称为抗癌之果。杏仁中含有丰富的维生素B_{17}，是极有效的抗癌物质，并且仅对癌细胞有杀灭作用，对正常健康的细胞无任何毒害作用。

抗癌有效成分

胡萝卜素、维生素B_{17}

相宜搭配

✓ 杏仁+豆类
促进人体对B族维生素的吸收

✓ 杏仁+红枣
安神、益气、补血

✓ 杏仁+花菜
促进人体对叶酸的吸收

禁忌搭配

✗ 杏仁+狗肉
产生对身体有害的物质

✗ 杏仁+板栗
易引起胃痛

✗ 杏仁+牛奶
影响人体对蛋白质的吸收

食用注意

①挑选杏仁时，可用指甲按压杏仁，坚硬的为佳。若指甲能轻易按入杏仁内部，代表杏仁已受潮，不新鲜。在挑选杏仁和巴旦木果时要注意加以区别，杏仁果呈扁平卵形，一端圆润，一端尖锐；巴旦木果实扁而狭长，近似椭圆形。杏仁果实的个头比巴旦木果实小。

②产妇、幼儿、湿热体质者和糖尿病患者不宜食用杏仁及其制品。

③杏仁不可以大量食用。杏仁含有毒物质氢氰酸，过量食用可致中毒。食用前须先在水中浸泡多次、煮沸，以减少乃至消除其中的有毒物质。

杏仁茶

● 原料：杏仁粉250克，鸡蛋2个，牛奶半碗

● 调料：冰糖、食用油适量

● 做法：

①碗里倒入杏仁粉、牛奶搅拌匀；把鸡蛋打成蛋液，加入少许油，轻轻搅拌出泡泡，备用。

②锅内加水烧开，倒入适量冰糖煮成冰糖水，把杏仁牛奶缓缓倒入锅里，与冰糖水一并搅拌成糊状。

③在杏仁茶快熟的时候，缓缓倒入少许清水，烧开后，倒入已经调好的鸡蛋液，搅拌均匀即可。

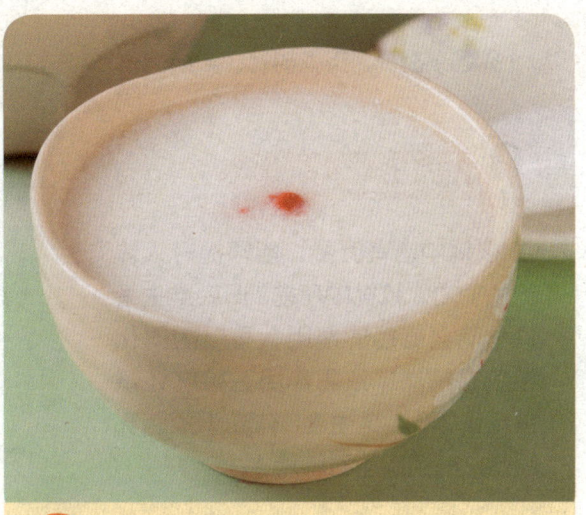

功效 本品有抗癌作用，可以改善晚期癌症患者的症状。

风味杏仁豆浆

● 原料：水发黄豆120克，杏仁50克

● 调料：白砂糖15克

● 做法：

①将黄豆、杏仁洗净；取豆浆机，倒入黄豆，加入适量矿泉水，榨取黄豆浆，过滤，盛出备用。

②把洗好的杏仁装入搅拌杯中，加入适量矿泉水，榨成浆，倒入碗中，备用。

③将榨好的浆倒入碗中，放入适量白糖，搅拌至白糖溶化后即可。

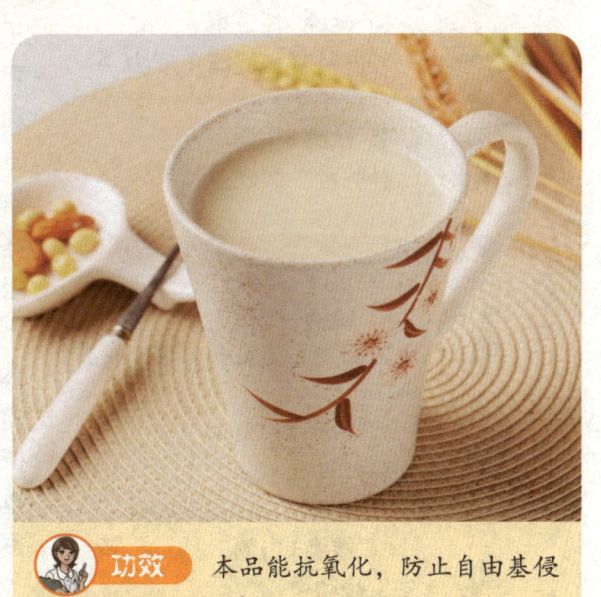

功效 本品能抗氧化，防止自由基侵袭细胞，具有预防肿瘤的作用。

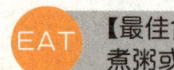 防癌抗癌中医食养方

核桃

EAT 【最佳食用方法】
煮粥或榨成豆浆

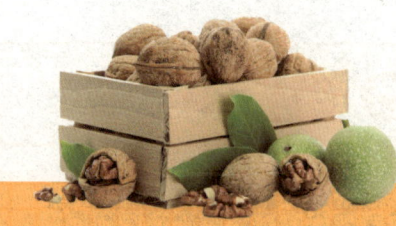

【别名】胡桃、英国胡桃、波斯胡桃

防癌抗癌功效

■ 核桃中含有叶酸，能够提升人体的免疫力。核桃中所含的B族维生素具备防癌抗癌的作用，可以阻碍化学致癌物发挥致癌作用。核桃还富含维生素E，维生素E有助于预防乳腺癌、前列腺癌和肺癌。

■ 抗癌有效成分

叶酸、B族维生素、维生素E

相宜搭配

 ✓ 核桃+山楂
补肺肾、润肠燥

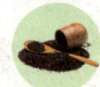 ✓ 核桃+黑芝麻
补肝益肾、提高免疫力

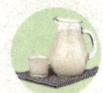 ✓ 核桃+牛奶
补脾肾、润燥益肺

禁忌搭配

 ✗ 核桃+野鸭
不利于人体对营养素的吸收

 ✗ 核桃+甲鱼肉
导致身体不适

 ✗ 核桃+白酒
生痰动火

食用注意

①挑选核桃时，应选择个头大、外形圆整、干燥、壳薄、表面光洁、壳纹浅而少的。带壳核桃风干后比较容易保存；核桃仁要用有盖的容器密封装好，放在阴凉、干燥处存放，以免潮湿。
②核桃仁搭配鱼头、益智仁炖汤食用，可改善记忆衰退的情况；搭配花生、芝麻，打成豆浆食用，可缓解老年人便秘问题。
③腹泻、阴虚火旺者不宜食用核桃。痰热咳嗽、便溏腹泻、素有内热盛及痰湿重者同样不宜食用核桃。肺脓肿、慢性肠炎患者也需忌食核桃。

莲子核桃桂圆粥

●原料：水发糙米160克，莲子50克，桂圆肉30克，核桃仁25克

●做法：

①将糙米、莲子、桂圆肉、核桃仁洗净；向砂锅中注入适量清水，用大火烧开，放入洗好的莲子、桂圆肉、核桃仁、糙米，用小火煮约30分钟至食材熟透。

②搅拌均匀，略煮片刻。

③关火后盛出煮好的粥，装入碗中即可。

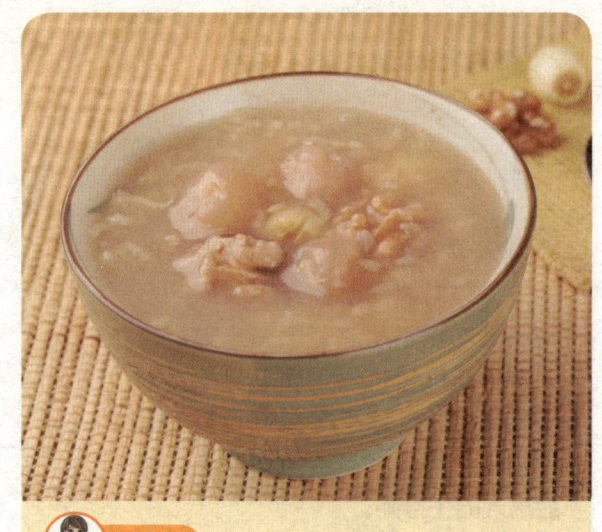

功效 本品能抗癌防癌，还能养心安神、润肠通便，适合癌症患者食用。

核桃仁黑豆浆

●原料：水发黑豆100克，核桃仁40克

●调料：白糖5克

●做法：

①取豆浆机，倒入洗净的黑豆，注入适量矿泉水，榨出豆汁，装入碗中，备用。

②取豆浆机，倒入备好的豆汁，加入核桃仁，制成豆浆。

③倒入碗中；加白糖，拌匀至白糖溶化，再掠去浮沫即可。

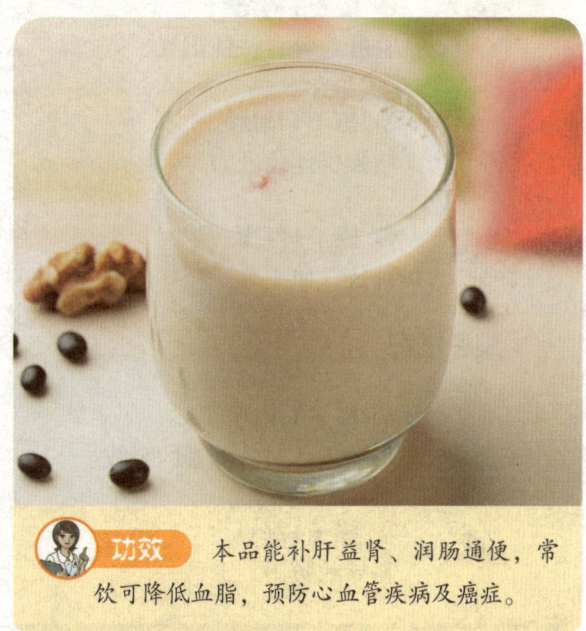

功效 本品能补肝益肾、润肠通便，常饮可降低血脂，预防心血管疾病及癌症。

防癌抗癌中医食养方

榛子

 EAT 【最佳食用方法】
煮粥或榨成豆浆

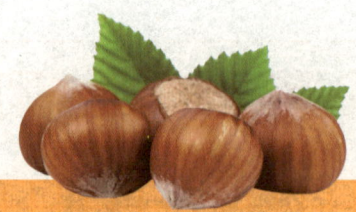

【别名】山板栗、槌子、尖栗

防癌抗癌功效

榛子具备补脾胃、益气、明目的功效，并对消渴、盗汗、夜尿频多等肺肾功能不足之症颇有疗效。榛子中含有抗癌化学物质紫杉酚，对于卵巢癌、乳腺癌等癌症具有很好的预防作用，经常食用可以延长癌症病人的生存期。

抗癌有效成分
紫杉酚

相宜搭配

 ✓ 榛子+粳米
健脾开胃、增强免疫力

 ✓ 榛子+枸杞
补肝益肾、扶住正气

 ✓ 榛子+核桃
增强机体免疫力

 ✓ 榛子+红枣
补益气血

禁忌搭配

 ✗ 榛子+牛奶
影响人体对营养素的吸收

 ✗ 榛子+绿豆
易导致腹泻

食用注意

①选购榛子时，要选择个头较大并且饱满的，因为大颗的果实生长周期长，富含的营养成分更为丰富。优质榛子仁色泽黄白、仁肉白净。外壳薄，且表面没有木质绒毛。
②由于榛子中含有非常丰富的油脂，所以胆功能严重不佳者应慎食榛子。
③榛子质地滑润，泄泻便溏者需少食，否则会对身体不利。

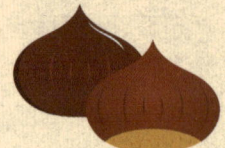

榛子小米粥

● 原料：榛子仁45克，水发小米100克，水发大米150克

● 做法：
① 将榛子仁放入杵臼中，研磨成碎末，倒入小碟子中，备用；小米、大米洗净。
② 向砂锅中注入适量清水烧开，倒入洗净的大米，放入洗好的小米，搅拌均匀，用小火煮40分钟，至米粒熟透。
③ 关火后盛出煮好的粥，装入碗中，放入备好的榛子碎末，待稍微放凉后即可食用。

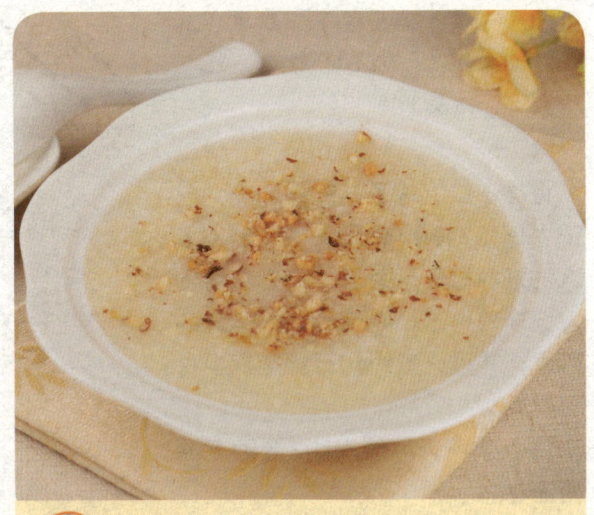

功效 本品中含有抗癌化学成分紫杉酚，适合卵巢癌和乳腺癌等癌症患者食用。

杏仁榛子豆浆

● 原料：水发黄豆120克，杏仁、榛子仁各40克
● 调料：白糖15克
● 做法：
① 将黄豆、杏仁、榛子仁洗净；取豆浆机，倒入黄豆，注入适量清水，榨取黄豆浆。
② 取豆浆机，放入杏仁、榛子，注入黄豆浆，再榨成豆浆。
③ 将榨好的豆浆放入碗中；再加入适量白糖，搅拌匀，至白糖溶化即可。

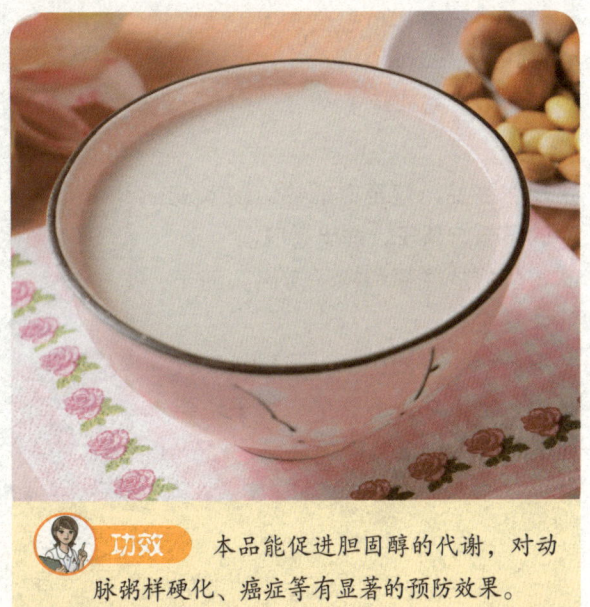

功效 本品能促进胆固醇的代谢，对动脉粥样硬化、癌症等有显著的预防效果。

榛子莲子燕麦粥

- 原料：榛子仁、莲子、红枣各20克，燕麦10克，小米80克
- 调料：冰糖30克
- 做法：

① 将榛子仁、莲子、红枣洗净；向锅中倒入约900毫升清水烧热，下入洗好的榛子、莲子、红枣，再倒入洗净的小米，煮沸后倒入备好的燕麦，转小火煮约40分钟至锅中材料熟透。

② 倒入冰糖，继续煮约3分钟至冰糖溶化。

③ 关火后盛出煮好的食材，放入汤碗中即可。

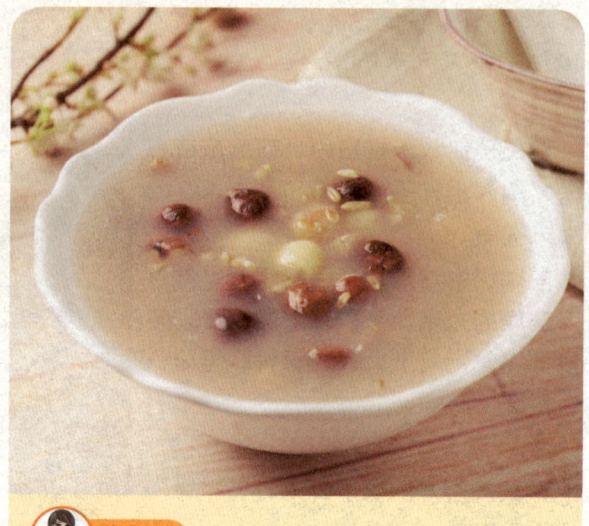

功效 本品能补脾益肺、养心益肾，适用于高血脂、肥胖、癌症等病症。

榛子腰果酸奶

- 原料：榛子仁40克，腰果45克，枸杞10克，酸奶300克
- 调料：食用油适量
- 做法：

① 热锅注油，烧至四成热，倒入洗净的腰果、榛子，炸出香味。

② 将炸好的腰果和榛子捞出，沥干油，备用。

③ 取一个干净的杯子，将酸奶装入杯中，放入炸好的腰果、榛子，再摆上洗净的枸杞装饰即可。

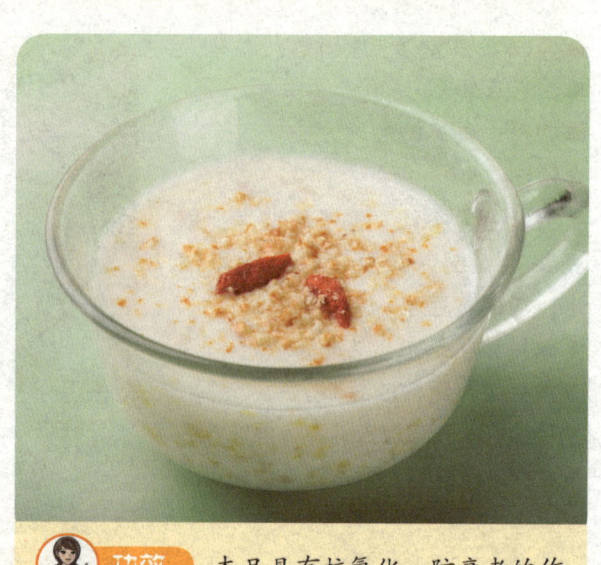

功效 本品具有抗氧化、防衰老的作用，适宜癌症和心血管病患者食用。

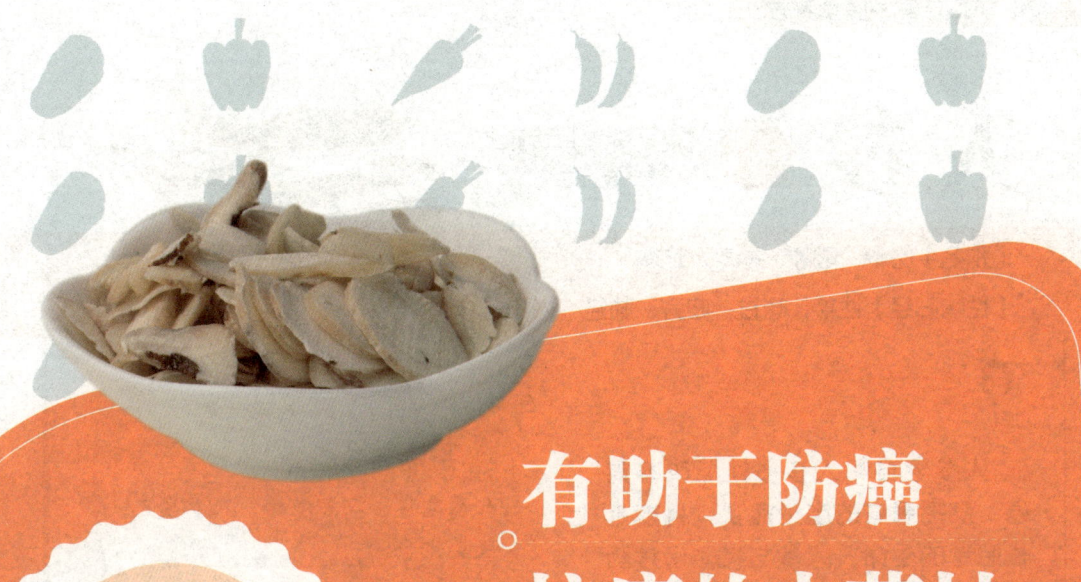

Part 4 有助于防癌抗癌的中药材

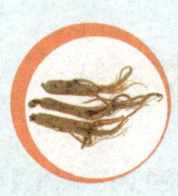
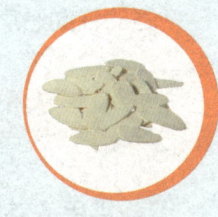
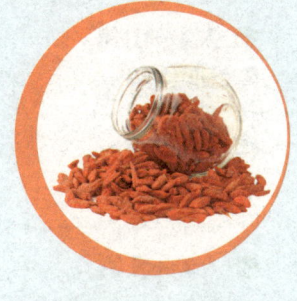

　　由于我们周围的致癌因素越来越多，因此患癌症的人群也越来越多了。在癌症的治疗方面，除了传统的手术、放疗、化疗外，还可以在饮食上配合一些药膳，以达到辅助治疗，恢复身体正常功能的目的。药膳是由药物、食物和调料组成，既保持了药物的疗效，又兼具食品的色、香、味等特性。药物的特殊气味，通过与食物精细的烹调搭配，制成美味可口的药膳，不仅满足了味觉，还能防癌治癌。当然，药膳虽具有一定的调理作用，但不能替代药物治疗，如果病情严重，一定要到医院进行治疗，并咨询医生能否食用相应的中药材。

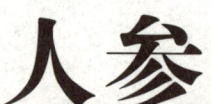 防癌抗癌中医食养方

人参

【最佳食用方法】泡茶或煮汤

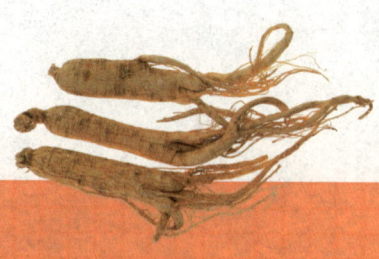

【别名】山参、园参、神草、地精

【性味归经】性平，味甘；归脾、肺经

防癌抗癌功效

■ 人参皂苷和人参多糖能改善胃癌、肺癌患者的自觉症状，且能延长患者的生命。人参与其他治疗药物或放疗联合使用，不仅可以提高疗效，还能减少化疗和放疗的不良反应，故可作为预防癌症的辅助药剂。

抗癌有效成分

人参皂苷、人参多糖、人参聚乙炔类化合物

相宜搭配

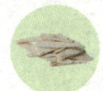 ✓ 人参+山药
降低胆固醇

 ✓ 人参+鸡肉
养血调经

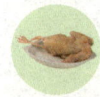 ✓ 人参+乳鸽
补虚扶弱

禁忌搭配

 ✗ 人参+葡萄
易导致腹泻

 ✗ 人参+兔肉
易导致上火

 ✗ 人参+咖啡
对身体不利

适宜的癌症患者

①适用于中、晚期癌症患者，或针对已广泛扩散的患者的治疗。
②适用于癌症患者手术、放疗、化疗后的辅助治疗。

食用注意

①食用人参时应少吃辛辣或刺激性食物，并保持良好的作息习惯，不要熬夜。
②人参不能与藜芦、五灵脂或其制品同服，服药期间不宜吃萝卜，也不宜喝浓茶。
③在烹调人参时，最好把人参切断或者拍碎，此外，参头容易引起呕吐，应去掉。

人参茶

- 原料：人参5克，枸杞3克
- 做法：

①将人参、枸杞洗净；向砂锅中注入适量清水烧开，放入洗净的人参、枸杞。
②盖上盖，用小火煮15分钟，至其析出有效成分。
③揭盖，略微搅动片刻，把煮好的人参茶盛出，装入杯中即可。

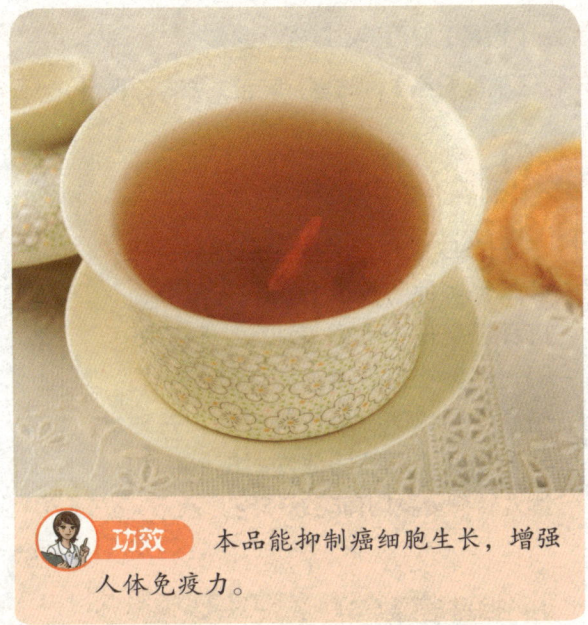

功效 本品能抑制癌细胞生长，增强人体免疫力。

滋补人参鸡汤

- 原料：鸡块250克，红枣20克，人参片、黄芪各10克
- 调料：盐、鸡粉各少许，姜片15克
- 做法：

①鸡块洗净，入沸水中焯去血水，捞出沥干；红枣、人参片、黄芪洗净。
②向砂锅中注入适量清水烧开，倒入鸡块，撒上姜片，放入洗净的红枣、人参片、黄芪，煮沸后，用小火煮至食材熟透。
③加少许盐、鸡粉调味即可。

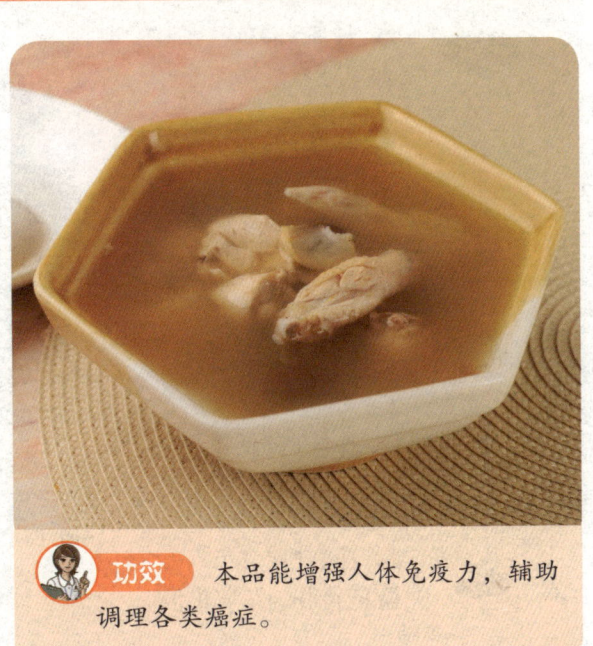

功效 本品能增强人体免疫力，辅助调理各类癌症。

防癌抗癌中医食养方

丹参

EAT 【最佳食用方法】泡茶或煮汤

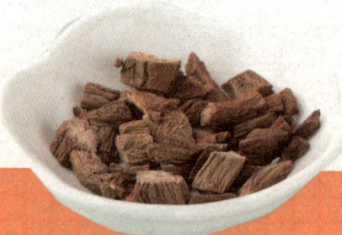

- 【别名】紫丹参、红根、血参根
- 【性味归经】性微寒，味苦；归心、脾经

防癌抗癌功效

■ 丹参中含有丹参酚、丹参素、丹参酮等多种活性成分，具有保肝、抗肝纤维化、抗癌等功效。研究表明，丹参能有效推迟和减轻缺血后再灌注导致的不可逆肝损伤，并对早期和晚期肝癌切除术后的肝内和远处转移复发均有防治作用。

抗癌有效成分

丹参酚、丹参素、丹参酮

适宜的癌症患者

①适用于癌症的各个时期，尤以瘀血严重者为宜。
②适用于癌症患者手术后、放疗后、化疗后的辅助治疗。

相宜搭配

✓ 丹参+苦瓜
抗肿瘤

✓ 丹参+鲫鱼
通血脉、补体虚

✓ 丹参+蜂蜜
适用于肝癌患者

禁忌搭配

✗ 丹参+醋
生成有毒物质

✗ 丹参+黄豆
易导致腹泻

✗ 丹参+猪肝
降低猪肝的营养价值

食用注意

①丹参忌与葱、藜芦、牛奶同食。
②丹参可活血，故服用抗凝结药物的心脏病人，如同时服用丹参，有可能会引起严重出血。
③丹参忌与酸性食物同食，因酸味物质属温热，而丹参性微寒，能活血化瘀、扩张血管，两者功用不和，故忌同食。

丹参山楂三七茶

● 原料：山楂20克，丹参15克，三七10克

● 做法：
① 将山楂、丹参、三七洗净；向砂锅中注入适量清水烧开，放入洗净的药材，搅拌均匀。
② 盖上盖，煮沸后用小火煮约15分钟，至其析出有效成分。
③ 揭盖，搅拌均匀，略煮片刻，关火后盛出煮好的药茶。
④ 装入杯中，趁热饮用即可。

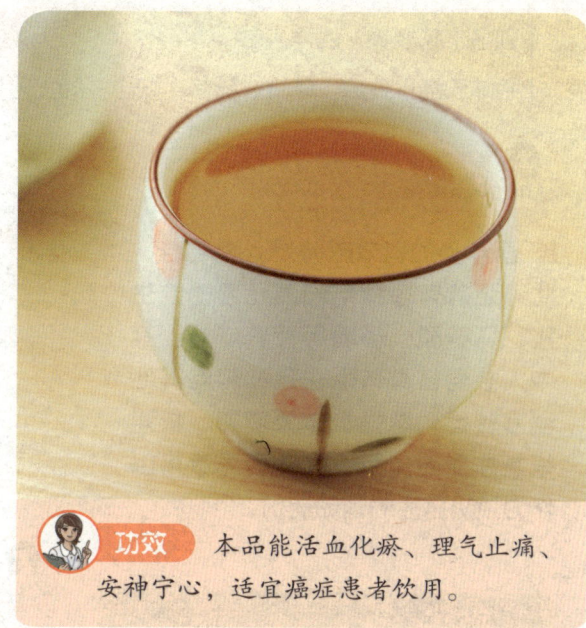

功效 本品能活血化瘀、理气止痛、安神宁心，适宜癌症患者饮用。

丹参红枣鸡汤

● 原料：丹参15克，田七12克，乌鸡肉150克，红枣4个

● 调料：盐适量

● 做法：
① 丹参洗净；田七洗净泥沙，用刀切成薄片；红枣洗净，剥去核，备用。
② 将乌鸡肉用清水洗去血污，切块，备用。
③ 把丹参、田七、红枣、乌鸡肉同放入炖盅内，加入适量清水，隔水炖煮，先用大火炖煮20分钟，然后用小火炖煮2~3小时，加适量盐调味即可。

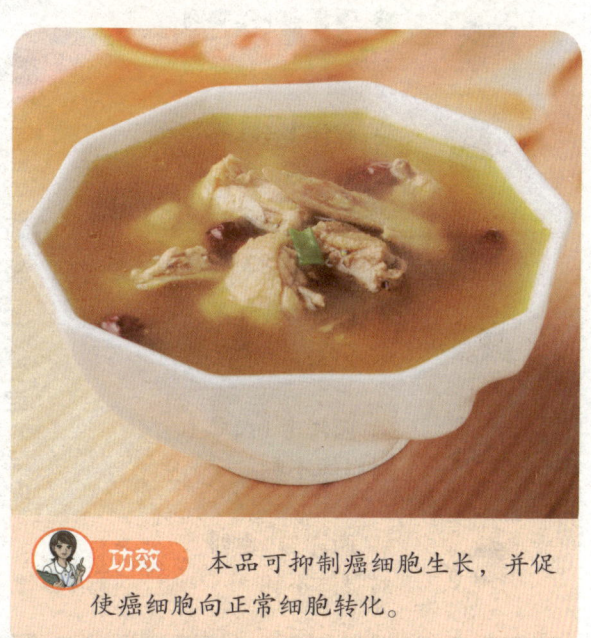

功效 本品可抑制癌细胞生长，并促使癌细胞向正常细胞转化。

防癌抗癌中医食养方

西洋参 EAT

【最佳食用方法】泡茶或炖汤

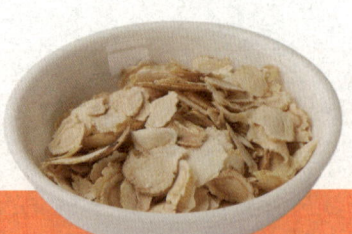

- 【别名】花旗参、西洋人参
- 【性味归经】性凉，味甘、味苦；归心、肺、肾经

 防癌抗癌功效

■ 西洋参的有效成分是人参皂苷，此外还含有多种矿物质元素、维生素、氨基酸、多糖等营养成分。其中人参皂苷具有阻止癌细胞向其他器官转移，增强机体免疫力，快速恢复体能的作用。因此西洋参可以作为预防癌症的辅助药剂。

抗癌有效成分

人参皂苷

相宜搭配

 ✓ 西洋参+猪骨
滋养生津

 ✓ 西洋参+乌鸡肉
健脾养血

 ✓ 西洋参+乳鸽
补虚扶弱

禁忌搭配

 ✗ 西洋参+红茶
破坏西洋参的功效

 ✗ 西洋参+白萝卜
对身体不利

 ✗ 西洋参+咖啡
对身体不利

 适宜的癌症患者

①适用于气血两虚，虚火旺者，表现为口渴、舌质红、疲乏无力。
②适用于癌症患者术后，以及放、化疗前后的辅助治疗。

食用注意

①西洋参不宜用于湿症，服用时还要考虑季节性。另外，有的人服西洋参后，会发生过敏反应，上下肢呈现散在性大小不等的水疱，瘙痒异常，停药后，水疱可自行吸收消退。
②服用西洋参期间，应避免吃萝卜或饮浓茶、咖啡。
③西洋参不能与藜芦同服。

Part 4 有助于防癌抗癌的中药材

玉竹西洋参茶

- 原料：玉竹20克，西洋参3片
- 调料：蜂蜜15毫升
- 做法：

①将玉竹与西洋参洗净，放入杯中，再往杯中加入600毫升沸水冲泡30分钟。

②滤渣，待药茶温凉后，加入蜂蜜，搅拌均匀即可饮用。

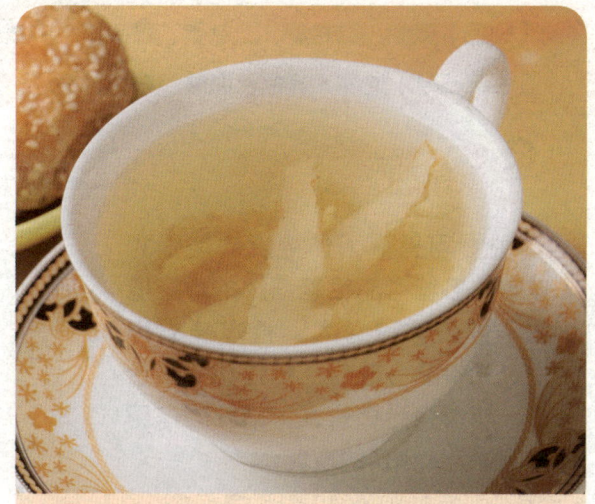

功效 本品能补中益气，提高机体免疫力，可抑制癌细胞生长。

西洋参瘦肉汤

- 原料：猪瘦肉90克，西洋参6克，枸杞少许
- 调料：盐、鸡粉各少许，料酒4毫升
- 做法：

①将猪瘦肉洗净，切成丁；西洋参、枸杞洗净。

②向砂锅中注入适量清水烧开，放入洗净的西洋参，倒入瘦肉丁，淋入少许料酒，煮沸后转小火炖煮约20分钟，至食材熟软。

③加入少许盐、鸡粉，拌匀调味，续煮至汤汁入味。

④盛出煮好的瘦肉汤，撒上备好的枸杞即可。

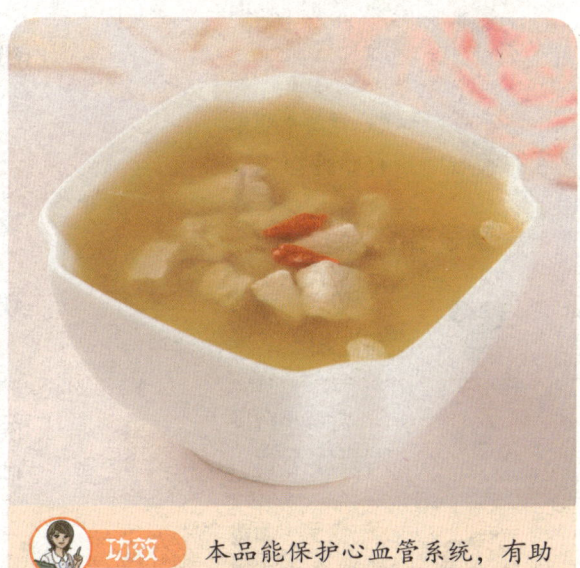

功效 本品能保护心血管系统，有助于冠心病、癌症等疾病的恢复。

~115~

防癌抗癌中医食养方

党参

EAT 【最佳食用方法】泡茶或煮汤

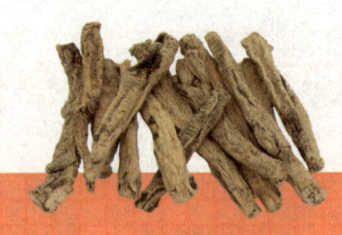

【别名】黄参、防党参、上党参、狮头参、中灵草

【性味归经】性平，味甘、微酸；归脾、肺经

防癌抗癌功效

■ 党参可提高人体免疫功能。党参中的多糖可使巨噬细胞的数量增加，细胞体积增大，吞噬能力增强。党参配合放疗、化疗和手术治疗，能增强治疗效果、减轻副作用并促进手术创伤的恢复。

抗癌有效成分

党参多糖

相宜搭配

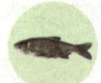
✓ 党参+鲱鱼
健脾养胃、补中益气

✓ 党参+鸡肉
滋补气血

✓ 党参+粳米
补益脾肺

禁忌搭配

✗ 党参+藜芦
药性相反

✗ 党参+白萝卜
对身体不利

✗ 党参+咖啡
有损身体健康

适宜的癌症患者

①适用于中、晚期癌症患者，或已广泛转移者的治疗。
②适用于癌症患者术后，以及放、化疗后的辅助治疗。

食用注意

①气滞、怒火盛者禁用党参，否则身体会产生不适。
②服用党参期间应避免食用萝卜或饮浓茶，否则会破坏党参的药效。
③实证、热证者忌服党参；正虚邪实者不宜单独食用党参，要在医师的指导下，与一些食材配伍使用。

党参枸杞桂圆汤

● 原料：党参5克，枸杞、桂圆各10克

● 做法：

① 将党参、枸杞、桂圆洗净；向砂锅中注入适量清水烧开，放入洗净的党参、枸杞、桂圆。

② 盖上盖，煮沸后用小火煮约10分钟，至其析出有效成分。

③ 取下盖，搅拌几下，盛出煮好的枸杞茶，再滤取茶汁，装入茶杯中即可。

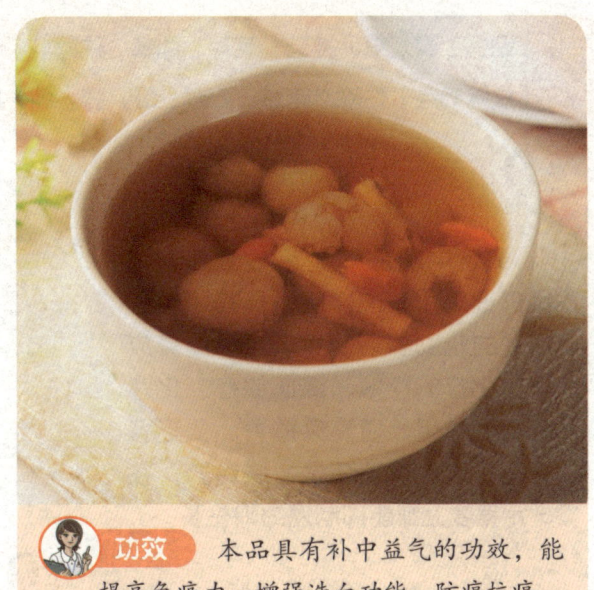

功效 本品具有补中益气的功效，能提高免疫力，增强造血功能，防癌抗癌。

党参虫草花瘦肉汤

● 原料：猪瘦肉200克，虫草花15克，党参、枸杞各10克

● 调料：盐、鸡粉各2克，料酒8毫升，姜片少许

● 做法：

① 将猪瘦肉洗净，切成丁，焯水，捞出，沥干；虫草花、党参、枸杞洗净。

② 向砂锅中注入适量清水烧开，倒入瘦肉丁，放入党参、虫草花，撒上姜片、枸杞，再淋入少许料酒，煮沸后用小火煲煮约60分钟，至食材熟透。

③ 加入少许盐、鸡粉，转中火续煮片刻，至汤汁入味即可。

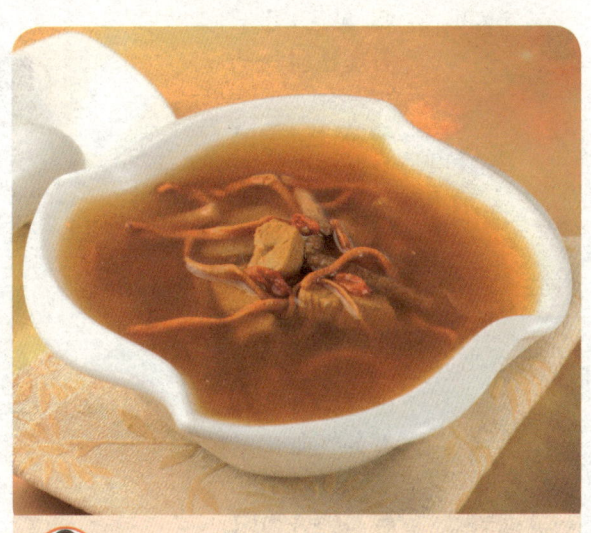

功效 本品具有补中益气、抗癌降压之功效，还可以提高人体免疫力。

防癌抗癌中医食养方

灵芝

EAT 【最佳食用方法】泡茶或煮汤

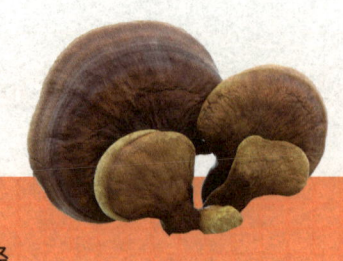

【别名】灵芝草、神芝、芝草、仙草、瑞草

【性味归经】性平，味甘；归心、肝、脾、肺、肾经

防癌抗癌功效

灵芝中所含的灵芝多糖具有抑制癌细胞生长的作用，是临床治疗癌症的辅助药物。灵芝可以提高放疗、化疗的疗效，降低放疗、化疗的毒副作用，提高免疫力。灵芝多糖无论腹腔给药还是口服给药，在一定程度上都能抑制癌细胞生长。

抗癌有效成分

灵芝多糖

相宜搭配

✓ 灵芝+鹌鹑蛋
补血益精

✓ 灵芝+莲子
补虚扶弱

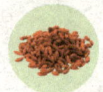
✓ 灵芝+枸杞
补益气血、养心安神

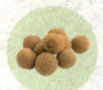
✓ 灵芝+桂圆
补心益气

✓ 灵芝+人参
补养气血

✓ 灵芝+当归
补气、养血、安神

适宜的癌症患者

①适用于中、晚期癌症患者。
②适用于癌症患者手术后、放疗后、化疗后的辅助治疗。

食用注意

①选购灵芝时以菌盖半圆形、赤褐如漆、环棱纹、边缘内卷、侧生柄者为佳。
②新鲜的灵芝可以直接食用，但保存期很短。灵芝在采收后，需去掉表面的泥沙及灰尘，自然晾干或烘干后方可食用。
③实证者慎服灵芝。

灵芝茶

● 原料：灵芝7克

● 做法：

① 将灵芝洗净；向砂锅中注入适量清水烧开，放入洗净的灵芝。
② 盖上盖，用小火煮20分钟，至其析出有效成分。
③ 揭盖，略搅片刻。
④ 把煮好的灵芝水盛出，装入茶杯中即可。

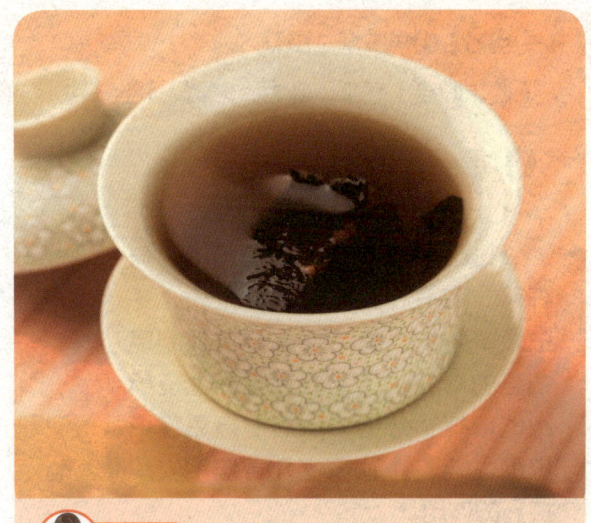

功效 本品能提高免疫力，调节血糖，辅助放疗、化疗，保肝护肝。

灵芝桂圆红枣汤

● 原料：红枣5克，桂圆肉4克，灵芝4克

● 调料：红糖15克

● 做法：

① 将红枣、桂圆肉、灵芝洗净；向砂锅中注入适量清水烧开。
② 倒入洗净的红枣、桂圆肉、灵芝，略煮片刻，拌匀。
③ 盖上盖，用小火煲煮约20分钟至灵芝析出有效成分。
④ 揭盖，加入适量红糖，搅煮至溶化即可。

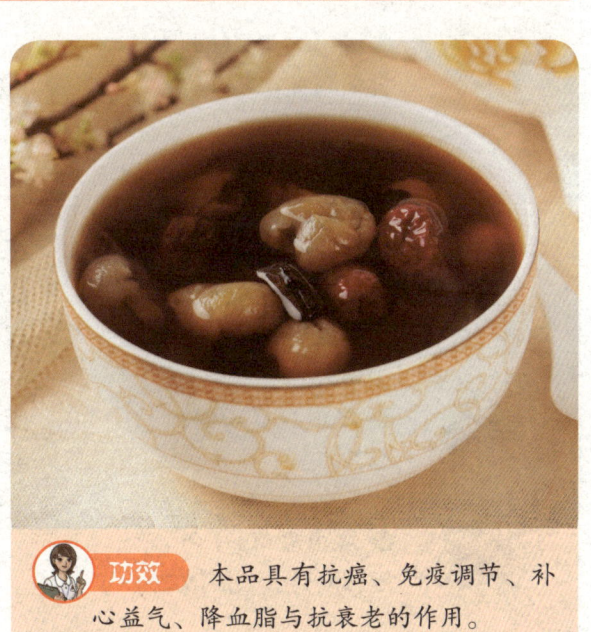

功效 本品具有抗癌、免疫调节、补心益气、降血脂与抗衰老的作用。

防癌抗癌中医食养方

冬虫夏草 EAT

【最佳食用方法】泡茶或煮汤

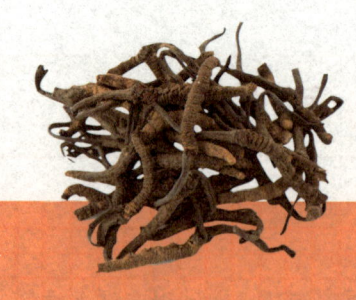

- 【别名】中华虫草、虫草
- 【性味归经】性平，味甘；归肾、肺经

防癌抗癌功效

■ 冬虫夏草素能抑制链球菌、鼻疽杆菌、炭疽杆菌等病菌的生长。冬虫夏草中的抗癌活性成分可抑制癌细胞的增殖，还能促进靶标免疫细胞的增殖、分泌，从而提高免疫细胞的性能，通过宿主介导作用发挥抗癌的作用。

抗癌有效成分

冬虫夏草素

相宜搭配

 ● 冬虫夏草+鸭肉
强身止咳

 ● 冬虫夏草+胡萝卜
补虚润脏

 ● 冬虫夏草+猪肉
补肾益肺

 ● 冬虫夏草+鸭肝
缓解更年期症状

 ● 冬虫夏草+乌鸡
益肾添精、大补元气

 ● 冬虫夏草+甲鱼
健脾开胃、去瘀散结

适宜的癌症患者

①适用于各个时期的癌症患者。
②适用于癌症患者手术后、放疗后、化疗后的辅助治疗。

食用注意

①挑选冬虫夏草时以虫体色泽黄亮、断面黄白色、子座短小者为佳。冬虫夏草需要置于阴凉处保存，防虫、防潮。
②风湿性关节炎患者应减量服用，儿童、孕妇及哺乳期妇女、感冒发烧、脑出血人群不宜用。
③有实火或邪胜者不宜用。

虫草山药排骨汤

● 原料：排骨400克，虫草3根，红枣20克，枸杞8克，山药200克

● 调料：盐2克，鸡粉2克，料酒16毫升，姜片15克

● 做法：

① 将山药洗净去皮，切成丁；红枣、枸杞、虫草洗净。

② 排骨洗净，斩块，焯去血水，捞出备用。

③ 砂锅中注入适量清水烧开，放入洗净的红枣、枸杞、虫草，撒入姜片，加入排骨，倒入山药丁，煮沸，淋入少许料酒，用小火煮40分钟，至食材熟透。

④ 放入盐、鸡粉，拌匀调味即可。

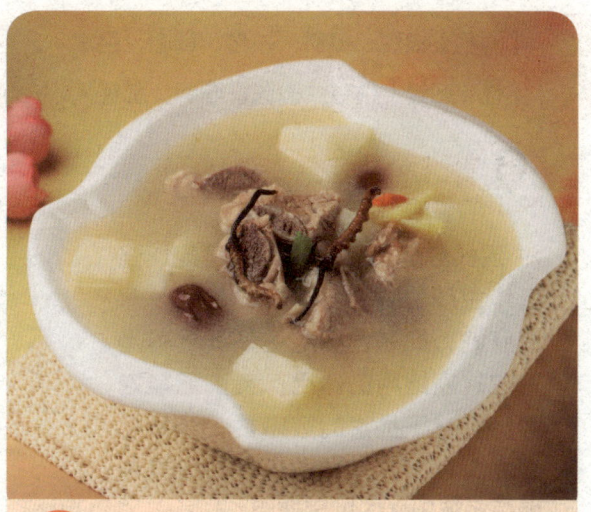

功效 本品能健脾胃、补肾阳、止咳化痰、抗癌防老，对身体大有裨益。

虫草党参鸽子汤

● 原料：虫草2根，红枣20克，当归10克，枸杞8克，沙参10克，薏米30克，鸽子肉180克

● 调料：盐2克，鸡粉2克，料酒16毫升，姜片少许

● 做法：

① 鸽子肉洗净，焯去血水，捞出；红枣、枸杞、薏米及药材洗净。

② 向砂锅中注入适量清水烧开，倒入鸽子肉，加入准备好的药材，淋入少许料酒，用小火炖1小时，至食材熟透。

③ 放入少许盐、鸡粉，搅拌片刻，使食材入味即可。

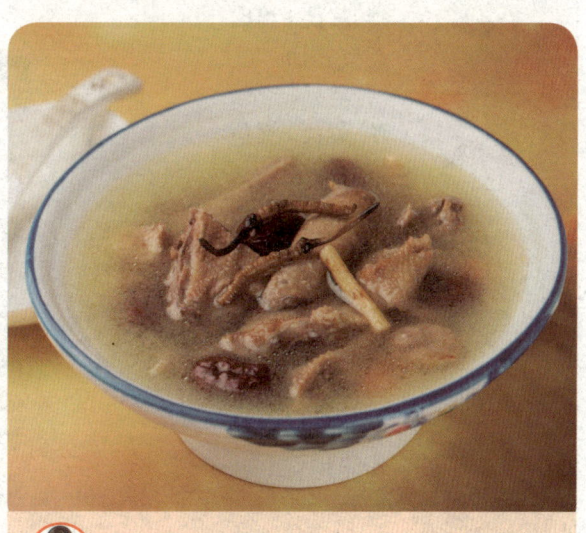

功效 本品具有调节免疫系统的功能以及抗癌、抗疲劳等多种功效。

防癌抗癌中医食养方

黄芪

EAT 【最佳食用方法】泡茶或煮汤

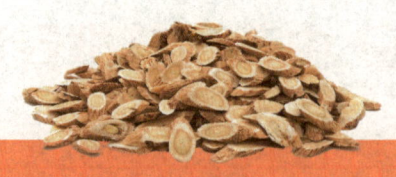

【别名】棉芪、黄耆、独椹、蜀脂、百本

【性味归经】性甘，微温；归脾、肺经

防癌抗癌功效

现代药理研究发现，黄芪能增强机体免疫功能，促进抗体生成，保护肝脏，抑制癌细胞生长，具有潜在逆转癌细胞的作用。黄芪还能增强细胞对干扰素的敏感性，诱导癌细胞凋亡。此外，黄芪水提取物能增强多抗甲素的抗癌作用。

抗癌有效成分

黄芪多糖

相宜搭配

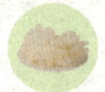 ✓ 黄芪+银耳 增强抵抗力

 ✓ 黄芪+鸡肉 益气养血

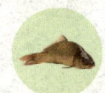 ✓ 黄芪+鲤鱼 补气固表

禁忌搭配

 ✗ 黄芪+南瓜仁 功能相克

 ✗ 黄芪+玄参 功能相克

 ✗ 黄芪+杏仁 对身体不利

适宜的癌症患者

①适用于癌症气血两虚的患者。
②适用于癌症患者术后，放、化疗前后的辅助治疗。

食用注意

①挑选黄芪时以条匀、质硬、体轻、气味香者为佳。
②实邪盛、气滞湿阻、食积停滞、痈疽初起或溃后热毒尚盛等实证者禁服黄芪。
③畏寒、肢冷、腹泻、脾阳虚弱等阳虚体质者不宜服用黄芪，否则对身体不利。

党参桂圆黄芪茶

● 原料：党参6克，桂圆5克，黄芪10克

● 做法：

① 将党参、黄芪、桂圆和枸杞用清水洗净，备用。

② 将党参、黄芪和桂圆放入锅中，加清水适量，煮开后撇去浮沫，转小火续煮约1小时即可。

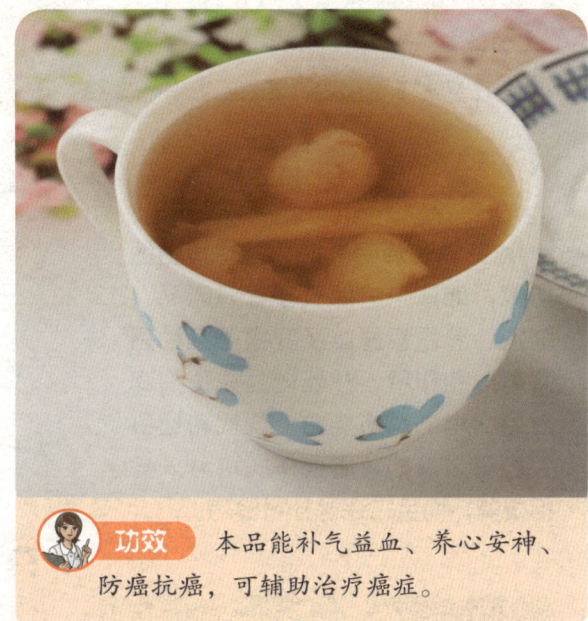

功效 本品能补气益血、养心安神、防癌抗癌，可辅助治疗癌症。

黄芪枸杞炖甲鱼

● 原料：甲鱼肉600克，黄芪20克，枸杞8克

● 调料：料酒20毫升，盐、鸡粉各3克，胡椒粉少许，姜片、葱花各少许

● 做法：

① 甲鱼肉洗净，切块，焯去血水，捞出备用；黄芪、枸杞洗净。

② 向砂锅中注入适量清水烧开，放入姜片、黄芪、枸杞，倒入甲鱼块，淋入适量料酒，烧开后用小火炖1小时，至食材熟透。

③ 加入少许盐、鸡粉、胡椒粉调味，略煮片刻至其入味，最后撒上葱花即可。

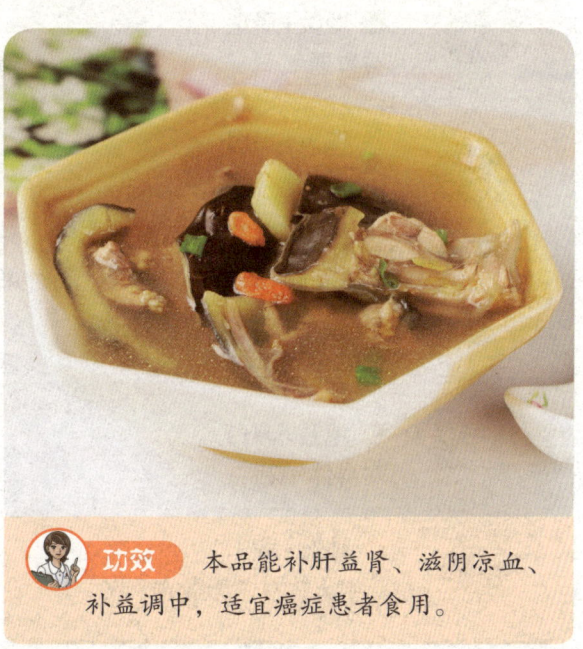

功效 本品能补肝益肾、滋阴凉血、补益调中，适宜癌症患者食用。

地黄

【最佳食用方法】泡茶或煮汤

【别名】生地、怀庆地黄

【性味归经】性微温，味甘；归肝、肾经

防癌抗癌功效

地黄具有滋阴补血、益精填髓的功效。地黄中的地黄多糖对肉瘤、肺癌、黑色素瘤以及肝癌等多种癌瘤有抑制作用，并能增强免疫细胞对癌细胞的杀伤能力。现代药理研究表明，熟地黄增强体质可与人参相媲美，而且它还是补肾良药。

抗癌有效成分

地黄多糖

相宜搭配

- ✓ 地黄+粳米 滋阴补肾、益气养血

- ✓ 地黄+墨鱼 益胃通气

- ✓ 地黄+羊肉 滋阴健脾

禁忌搭配

- ✗ 地黄+萝卜 使地黄失去药效

- ✗ 地黄+葱白 对身体不利

- ✗ 地黄+蒜 影响人体对营养素的吸收

适宜的癌症患者

①适用于中、晚期癌症患者。
②适用于癌症患者手术后、放疗后、化疗后的辅助治疗。

食用注意

①挑选地黄时要选择表面乌黑发亮、味甜或微有酒气者，这样的地黄质量比较好。
②脾胃虚弱、气滞痰多、腹满便溏者不宜服用地黄。
③地黄不宜与韭白、萝卜、葱白一起食用，在煎服时不宜用铜铁器皿。

生熟地龙骨汤

●原料：龙骨200克，生地、熟地各10克

●调料：鸡粉、盐各2克，枸杞、姜片各少许

●做法：

①熟地洗净，切成片；龙骨洗净；生地、枸杞洗净。

②向锅中注入适量清水烧开，倒入洗净的龙骨，煮1分钟，焯去血水，捞出，沥干备用。

③向锅中注入适量清水烧开，倒入龙骨，加入洗净的枸杞、生地、熟地，用小火煮30分钟。

④放入鸡粉、盐，搅匀调味即可。

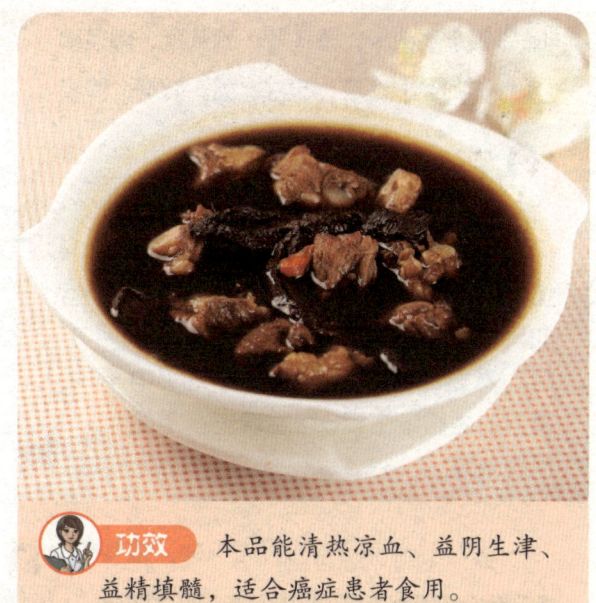

功效 本品能清热凉血、益阴生津、益精填髓，适合癌症患者食用。

地黄麦冬五味子饮

●原料：生地20克，熟地15克，麦门冬12克，五味子6克

●做法：

①将药材洗净；向砂锅中注水，用大火烧开。

②倒入洗净的药材，烧开后用小火煮约20分钟，至药材析出有效成分，搅拌均匀，用中火续煮片刻。

③关火后盛出煮好的药茶，滤取茶汁，装入茶杯中，趁热饮用即可。

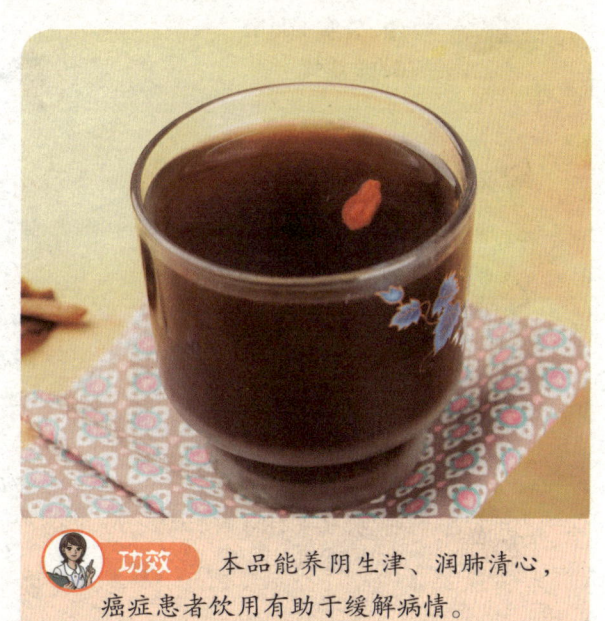

功效 本品能养阴生津、润肺清心，癌症患者饮用有助于缓解病情。

防癌抗癌中医食养方

芡实

EAT 【最佳食用方法】
泡茶或煮汤

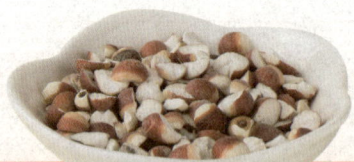

【别名】鸡头米、鸡头荷、鸡头莲、刺莲藕

【性味归经】性平，味甘、涩，归脾、肾经

 防癌抗癌功效

芡实可以增强小肠吸收功能，增加血清胡萝卜素浓度。实验证明，血清中胡萝卜素水平提高，可使肺癌、胃癌的发病风险降低。芡实中富含的硒和维生素C均展现出一定的抗癌效果。

抗癌有效成分

硒、维生素C

适宜的癌症患者

① 适用于癌症的各个时期。
② 适用于肺癌、胃癌患者。

相宜搭配

 芡实+枸杞
补益气血

 芡实+大米
补虚益气

 芡实+排骨
扶助正气

 芡实+猪蹄
益肾固精、补脾止泻

 芡实+粳米
益精提气

 芡实+羊肉
开胃健脾

食用注意

① 实火盛者、手心发热的人、食滞不化者和产后妇女慎食芡实。
② 由于芡实多吃不易消化，容易引起便秘，所以大便硬化者和平时有腹胀症状的人不适宜食用芡实，否则会引起不适。
③ 芡实虽然有营养，但是婴儿不宜食用。

龙枣芡实饮

● **原料**：桂圆肉90克，酸枣仁15克，芡实50克

● **调料**：白糖20克

● **做法**：
① 将桂圆肉、酸枣仁、芡实洗净；向砂锅中注入适量清水烧开，倒入洗净的芡实。
② 放入洗净的桂圆肉、酸枣仁。
③ 盖上盖，烧开后用小火煮约30分钟至药材析出有效成分。
④ 揭盖，加入适量白糖，拌匀，煮至溶化。
⑤ 把煮好的汤料盛出，再装入碗中即可。

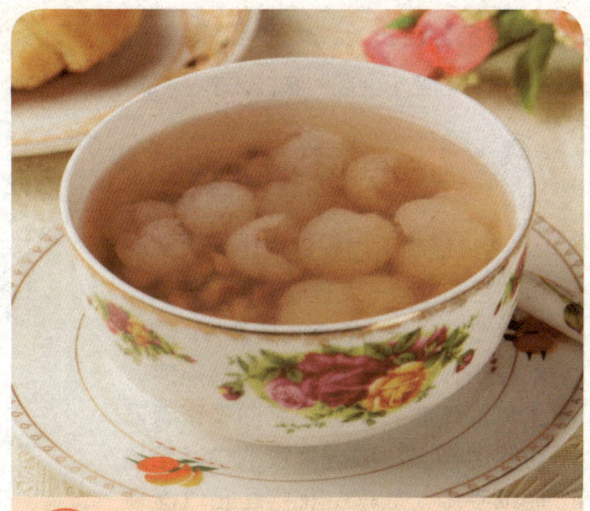

功效：本品能固肾涩精、补脾止泄、补血安神，癌症患者可经常饮用。

莲子芡实牛肚汤

● **原料**：鸽子肉200克，山药45克，芡实40克，桂圆肉40克，红枣3颗，枸杞8克

● **调料**：盐、鸡粉各2克，料酒10毫升，胡椒粉适量，姜片20克

● **做法**：
① 处理干净的鸽子肉切成小块，焯去血水，捞出沥干；山药、红枣、芡实、桂圆肉、枸杞洗净。
② 向砂锅中注入适量清水烧开，倒入姜片，放入山药、芡实、桂圆肉、红枣、枸杞，倒入鸽肉，淋入少许料酒，烧开后用小火炖至食材熟烂。
③ 放入少许盐、鸡粉、胡椒粉，煮至食材入味即可。

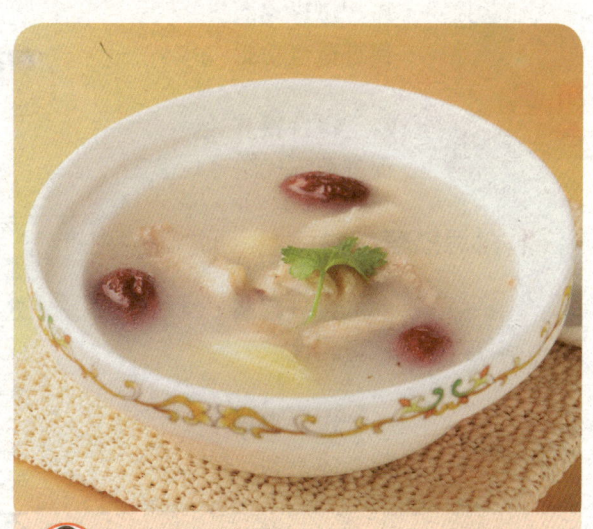

功效：本品能益心补肾、健脾止泻、固精安神，适用于癌症患者。

防癌抗癌中医食养方

当归 EAT

【最佳食用方法】泡茶或煮汤

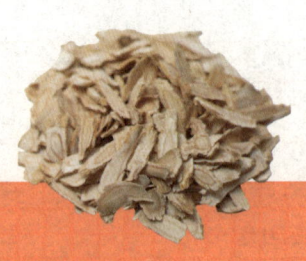

【别名】秦归、云归、西当归、岷当归、干归

【性味归经】性温，味甘、辛；归肝、心、脾经

防癌抗癌功效

■ 实验证明，当归提取物对大鼠移植性癌细胞有一定程度的抑制作用，其癌细胞生长抑制率可达39%，副作用较小，可长期用药。妇科癌症，尤其是气血瘀滞证、瘀血凝聚者最宜服用当归。血虚羸瘦的中晚期癌症或手术、放疗、化疗后正气虚弱的患者，服用当归可以扶正抗癌。

■ 抗癌有效成分

当归提取物

相宜搭配

✓ 当归+猪肾
改善心悸、气短

✓ 当归+鸡肉
促进造血功能

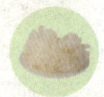
✓ 当归+银耳
促进新陈代谢

禁忌搭配

✗ 当归+菖蒲
破坏药性

✗ 当归+海藻
对身体不利

✗ 当归+紫参
破坏药物有效成分

适宜的癌症患者

①适用于妇科癌症患者。
②适用于癌症患者术后、放疗后、化疗后的辅助治疗。

食用注意

①挑选当归时以主根大、身长、支根少、断面黄白色、气味浓厚者为佳。当归宜存放于阴凉干燥处，并注意防潮、防蛀。
②热盛出血者禁服；湿盛中满及大便溏泄者、孕妇慎服。
③当归辛香走窜，所以月经过多、有出血倾向、阴虚内热者均不宜服用。

当归鳗鱼汤

●原料：鳗鱼块400克，当归、黄芪各10克，枸杞8克

●调料：盐3克，鸡粉2克，胡椒粉少许，食用油适量，姜片20克

●做法：

①热锅注油烧热，放入洗净的鳗鱼块，用中火略炸至肉质呈金黄色，捞出，沥干油备用。

②向砂锅中注入适量清水烧开，倒入姜片和洗净的当归、黄芪、枸杞，放入鳗鱼块，煮沸后用小火炖煮约30分钟，至食材熟透。

③加入少许盐、鸡粉、胡椒粉调味，转中火搅拌均匀，续煮至汤汁入味即可。

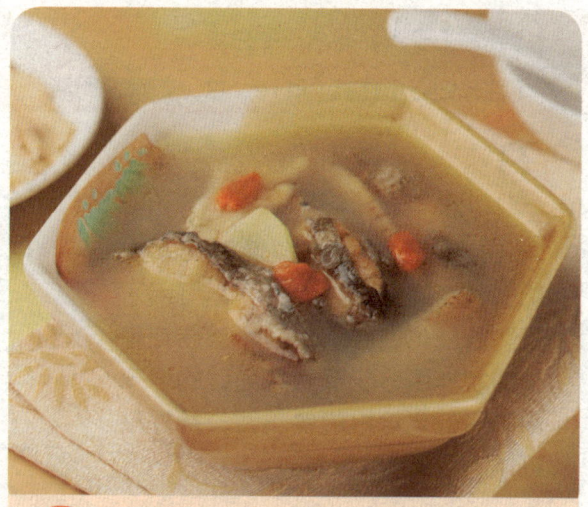

功效 本品能调节机体免疫功能、补气活血，具有抗癌作用。

当归党参枸杞茶

●原料：当归、党参各5克，枸杞10克

●做法：

①将当归、党参、枸杞分别洗净。

②向锅中注入适量清水烧开，放入当归、党参、枸杞，煮至药材析出有效成分。

③把煮好的茶水盛出，再装入碗中即可。

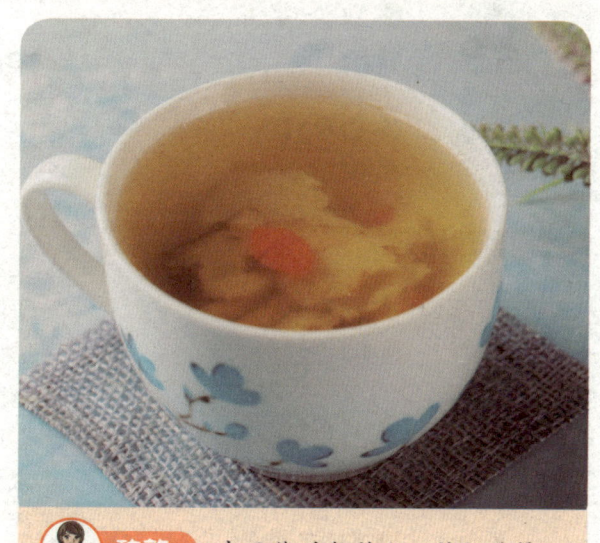

功效 本品能益气补血、补肝益肾，可提高人体免疫功能。

防癌抗癌中医食养方

白术

EAT 【最佳食用方法】
泡茶或煮汤

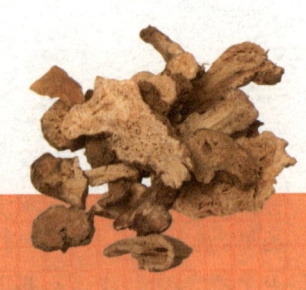

【别名】于术、冬术、冬白术

【性味归经】性温，味苦、甘；归脾、胃经

 防癌抗癌功效

■ 白术有健脾益气、燥湿利水之功效，能消症积、化瘀滞，可用于预防肝硬化、肝癌。白术对癌细胞有抑制作用，能降低癌细胞的增殖率，降低癌组织的侵袭性，并提高机体抗癌反应的能力。

■ **抗癌有效成分**

白术内酯类成分

相宜搭配

 ✓ **白术+猴头菇**
抑制消化系统癌

 ✓ **白术+芋头**
健脾益气

 ✓ **白术+猪肚**
和胃健脾

禁忌搭配

 ✗ **白术+大葱**
降低药效

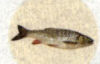 ✗ **白术+草鱼**
不利于身体健康

 ✗ **白术+香菜**
易导致上火

 适宜的癌症患者

①适用于中、晚期癌症患者，或已广泛转移者的治疗。
②适用于肺癌、胃癌、肠癌、肝癌及子宫颈癌等。

食用注意

①挑选白术时以体大、表面灰黄色、断面黄白色、有云头、质坚实者为佳。白术适宜置于阴凉、干燥处保存，防蛀。
②阴虚内热、津液亏耗者慎服。胃胀腹胀、气滞饱闷者忌食。
③白术不宜与桃、李子、大蒜、大葱、土茯苓同食，以免降低药效。

Part 4 有助于防癌抗癌的中药材

党参白术红枣茶

● 原料：党参、白术各5克，红枣8颗
● 调料：盐、鸡粉各3克，蚝油5克，料酒4毫升，水淀粉、食用油各适量。
● 做法：
① 将红枣洗净，去核，掰成两半，备用。
② 将备好的党参、白术洗净。
③ 将党参、白术、红枣一起放入锅中，加入适量清水煎煮，待沸腾后继续煮15分钟即可。

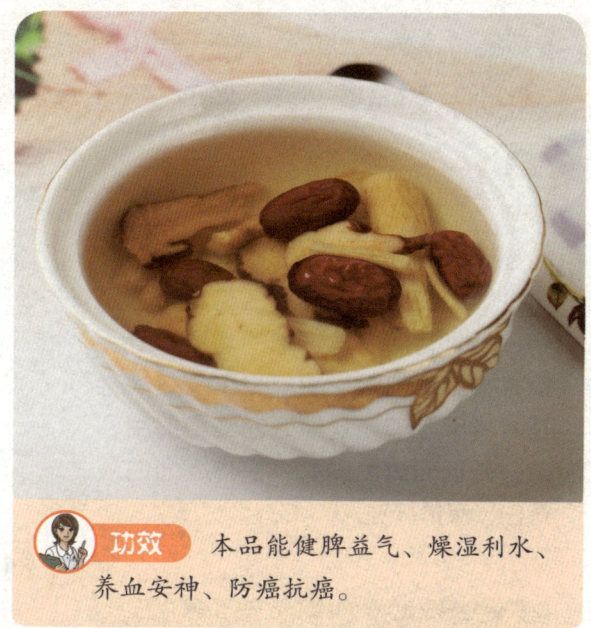

功效 本品能健脾益气、燥湿利水、养血安神、防癌抗癌。

白术山药猪肚汤

● 原料：白术10克，山药30克，红枣20克，枸杞10克，猪肚400克
● 调料：盐3克，鸡粉2克，料酒10毫升，胡椒粉适量
● 做法：
① 将猪肚处理洗净，切块，再切条。
② 猪肚焯去血水，捞出；白术、山药、红枣、枸杞洗净。
③ 向砂锅中注入适量清水烧开，放入洗净的白术、山药、红枣、枸杞，倒入猪肚，淋入适量料酒，烧开后用小火炖1小时，至食材熟烂。
④ 放入少许盐、鸡粉、胡椒粉，搅拌片刻，至食材入味即可。

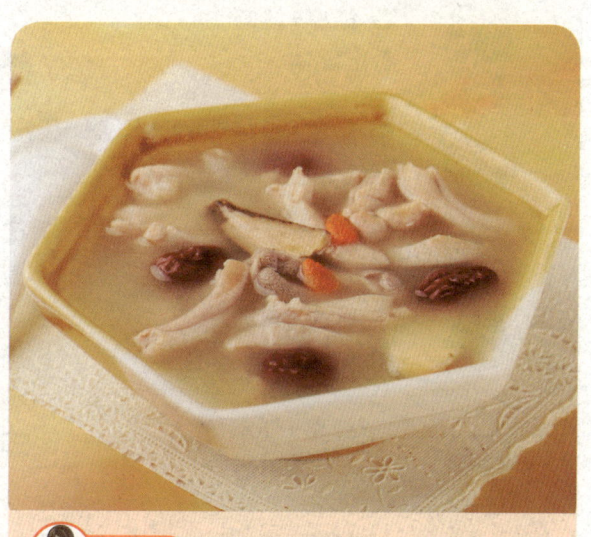

功效 本品能健脾益气，尤其对食管癌细胞有明显的抑制作用。

防癌抗癌中医食养方

红枣

EAT 【最佳食用方法】泡茶或煮汤

【别名】大枣、大红枣、姜枣、良枣、干枣

【性味归经】性温，味甘；归心、脾、肝经

 防癌抗癌功效

药理研究发现，红枣富含三萜类化合物和二磷酸腺苷。三萜类化合物部分具有抑制癌细胞的功能，所以常食红枣的人可能很少患癌症。经常食用红枣还能促进白细胞的生成，降低血清胆固醇，提高人血白蛋白，保护肝脏。

相宜搭配

✓ 红枣+人参
气血双补

✓ 红枣+桂圆
补虚健体

✓ 红枣+鸡蛋
益气养血

禁忌搭配

✗ 红枣+黄瓜
破坏维生素C

✗ 红枣+虾米
引起身体不适

✗ 红枣+葱
引起消化不良

■ 抗癌有效成分

三萜类化合物

 适宜的癌症患者

①适用于各个时期的癌症患者。
②适用于癌症患者术后、放疗后、化疗后的辅助治疗。

 食用注意

①选购红枣时要以外表呈紫红色、干燥、无虫蛀者为佳。红枣适宜保存在干燥处。
②湿热内盛、小儿疳积和寄生虫病、齿病疼痛、痰湿偏盛者慎食。
③腹部胀满、舌苔厚腻、糖尿病患者慎食。

决明子红枣枸杞茶

●原料：红枣15克，决明子6克，枸杞10克

●做法：
①将红枣、决明子、枸杞洗净；向砂锅注入适量清水烧开。
②往锅中倒入洗净的红枣、决明子、枸杞。
③加盖，小火煮20分钟至药材中的营养成分析出。
④揭开盖子，把煮好的茶水盛出，装入杯中即可。

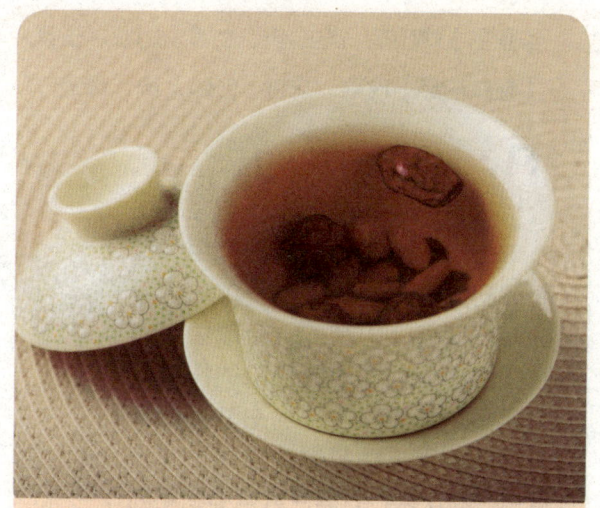

功效 本品能降压降脂、补肝益肾，常饮可预防癌症。

红枣南瓜麦片粥

●原料：红枣20克，南瓜200克，燕麦片60克

●做法：
①将南瓜洗净，去皮，切丁；红枣洗净。
②向砂锅中注入适量清水烧开，放入洗净的红枣，加入燕麦片，用小火煮25分钟。
③倒入切好的南瓜，搅拌均匀，用小火再煮5分钟，至全部食材熟透。
④搅拌片刻，把煮好的粥盛出，装入汤碗中即可。

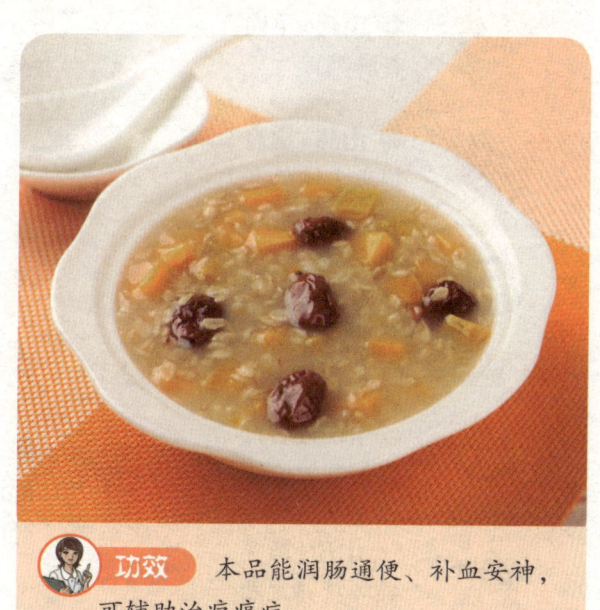

功效 本品能润肠通便、补血安神，可辅助治疗癌症。

防癌抗癌中医食养方

山药

EAT 【最佳食用方法】炒菜或煮汤

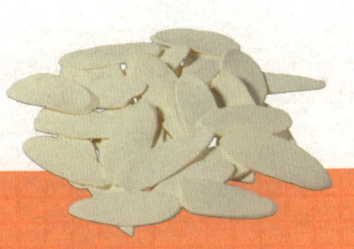

- 【别名】怀山药、淮山药、土薯、山薯、玉延
- 【性味归经】性平，味甘，归肺、脾、肾经

 防癌抗癌功效

■ 山药具有诱生干扰素的作用，从而抑制癌细胞增殖，有一定的抗癌功效。此外，山药的水提取物可消除尿蛋白，有恢复肾功能的作用。山药多糖能清除多种自由基，提高人体内抗氧化酶系统的活性，减少氧化产物含量，对黑色素癌细胞和肺癌细胞的增长有明显的抑制作用。

相宜搭配

 ✓ **山药+玉米** 增强人体免疫力

 ✓ **山药+羊肉** 补脾健胃

 ✓ **山药+扁豆** 提高人体免疫力

 ✓ **山药+燕麦** 健身益寿

禁忌搭配

 ✗ **山药+黄瓜** 降低营养价值

 ✗ **山药+菠菜** 破坏营养元素

■ **抗癌有效成分**

山药多糖、山药提取物

 适宜的癌症患者

①适用于气虚体虚的癌症患者。
②对于癌症患者手术后、放疗后、化疗后有一定的辅助治疗效果。

 食用注意

①山药要挑选表皮光滑无伤痕、薯块完整肥厚、颜色均匀有光泽、不干枯、无根须的。
②山药有较强的收敛作用，所以大便燥结者不宜食用。
③山药皮中所含的皂角素和黏液里含的植物碱，少数人接触会引起过敏进而发痒，此类人群处理山药时应避免皮肤直接接触。

Part 4 有助于防癌抗癌的中药材

山药蒸鲫鱼

- ●原料：鲫鱼400克，山药80克
- ●调料：盐、鸡粉各2克，料酒8毫升，葱条30克，姜片20克，葱花、枸杞各少许
- ●做法：

①山药洗净去皮，切成粒；枸杞洗净。
②鲫鱼洗净，切上一字花刀，装入碗中，放姜片、葱条、料酒、盐、鸡粉，拌匀，腌渍至入味。
③将鲫鱼装入盘中，撒上山药粒，放上姜片，放入烧开的蒸锅中，用大火蒸10分钟，至食材熟透。
④取出蒸好的山药鲫鱼，夹去姜片，撒上葱花、枸杞即可。

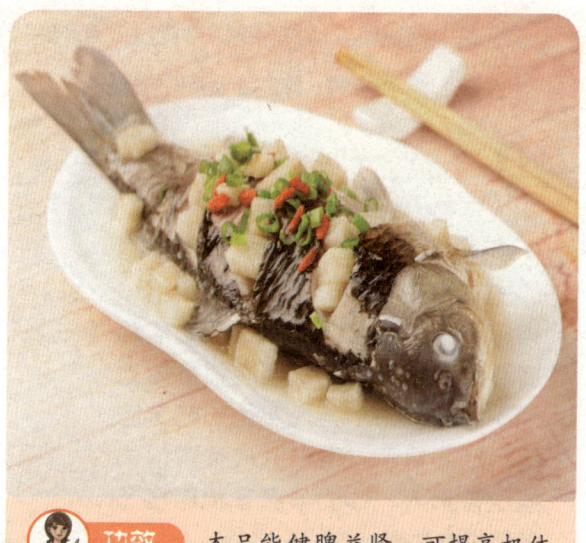

功效 本品能健脾益肾，可提高机体免疫力，增强巨噬细胞的吞噬能力。

山药红枣猪蹄汤

- ●原料：猪蹄400克，山药200克，红枣20克
- ●调料：白醋、料酒各10毫升，盐2克，鸡粉2克，姜块20克
- ●做法：

①山药洗净，去皮，切成块，放入水中，备用；红枣洗净。
②猪蹄洗净，剁块，焯去血水，捞出备用。
③取一个砂锅，倒入适量清水，煮沸，放入红枣、猪蹄、姜块，淋入适量料酒，用小火炖30分钟。
④放入切好的山药，搅拌均匀，用小火炖20分钟，放入适量盐、鸡粉，搅匀至入味即可。

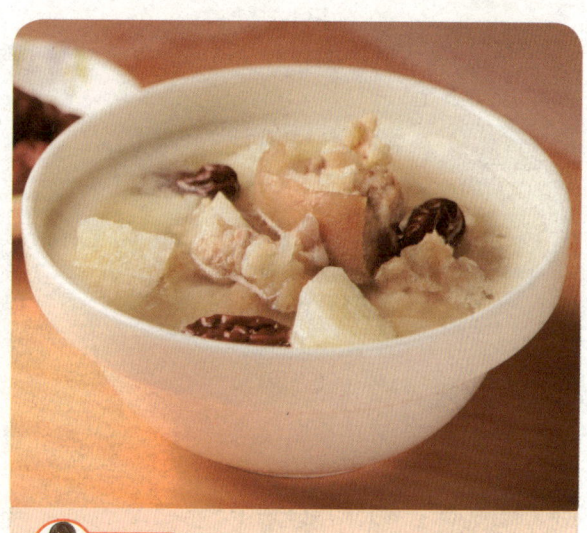

功效 本品能健脾益胃、补血养颜，常食能提高人体免疫力，预防癌症。

~135~

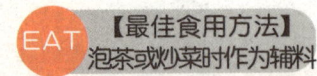防癌抗癌中医食养方

枸杞

EAT 【最佳食用方法】
泡茶或炒菜时作为辅料

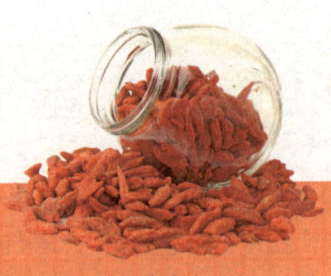

- 【别名】枸杞菜、红珠仔刺、牛右力、狗牙子
- 【性味归经】性平，味甘；归脾、肺经

 防癌抗癌功效

■ 枸杞中含有较多的锗，对癌细胞的生成和扩散有明显的抑制作用。枸杞能提高巨噬细胞的吞噬功能和血清溶菌的活力，从而增强机体对细菌的抵抗力。当代实验和临床应用的结果显示，枸杞叶代茶常饮，能改善老人、体弱多病者和癌症患者的免疫功能。

■ **相宜搭配**

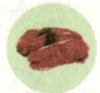 ✅ **枸杞+牛肉**
养血补气

 ✅ **枸杞+羊肝**
养肝明目

 ✅ **枸杞+鸡肉**
补五脏、益气血

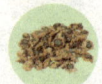 ✅ **枸杞+菊花**
滋阴补肾、疏风清肝

 ✅ **枸杞+鳝鱼**
补肾养血

 ✅ **枸杞+莲子**
补养气血、养心益肾

■ **抗癌有效成分**

锗、枸杞多糖

 适宜的癌症患者

①适用于各期癌症患者。
②适用于肝脏严重受损的癌症患者。

 食用注意

①枸杞以粒大、肉厚、籽少、色红、质柔软者为佳。选购时要注意，颜色不宜太过鲜亮，否则可能被硫磺熏过，这样的枸杞吃起来会有酸味，须避免选购。
②脾虚泄泻、感冒发热患者不宜食用。
③食用期间要注意作息规律，避免熬夜。

枸杞百合蒸鸡

●原料：鸡肉400克，干百合20克，红枣20克，枸杞15克

●调料：盐3克，鸡粉2克，生粉8克，料酒6毫升，生抽8毫升，食用油适量，姜片、葱花各少许

●做法：
①红枣洗净切碎；鸡肉洗净斩成小块；百合、枸杞洗净。
②鸡块撒上红枣肉，放入百合、枸杞、姜片、盐、鸡粉、料酒、生抽、生粉、食用油，拌匀，腌渍。
③取一干净的盘子，摆放上腌渍好的食材；蒸锅加水烧开，放入盘子，用大火蒸约15分钟，至食材熟透，趁热撒上葱花即可。

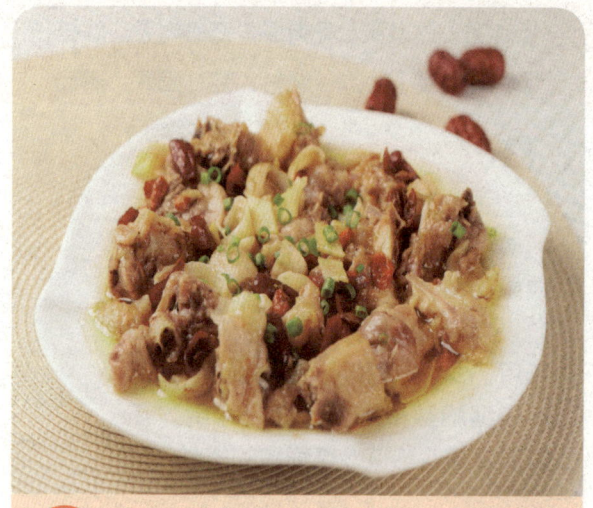

功效 本品能养心安神、养肝益肾，对白细胞减少症有预防作用。

枸杞麦冬炒鸡蛋

●原料：麦门冬10克，枸杞8克，水发花生米50克，猪瘦肉100克，熟鸡蛋2个

●调料：盐3克，鸡粉2克，食用油适量

●做法：
①熟鸡蛋切丁；猪瘦肉洗净切丁；麦门冬洗净切丁，备用。
②瘦肉丁放入调味料，腌渍。
③花生米和肉丁分别炸至变色，捞出，沥干备用。
④锅底留油，倒入麦门冬，加入瘦肉丁，放入鸡蛋、盐、鸡粉，炒匀；倒入洗净的枸杞，翻炒均匀；加入花生米，炒匀即可。

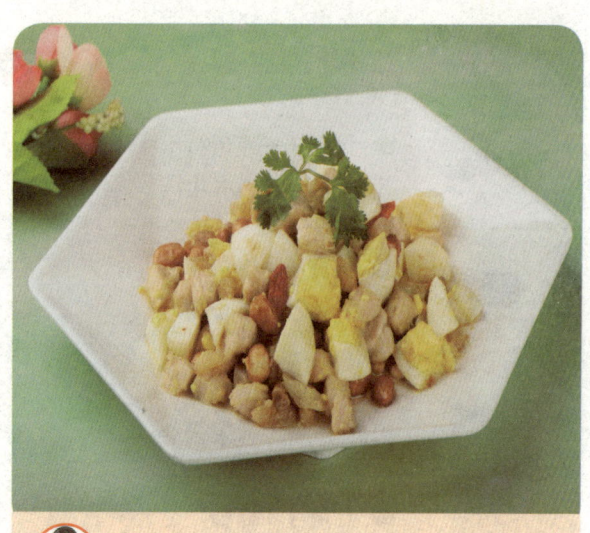

功效 本品能补肝益肾、养肝明目、防癌抗癌，癌症患者可常食。

防癌抗癌中医食养方

女贞子

EAT 【最佳食用方法】
泡茶或煮汤

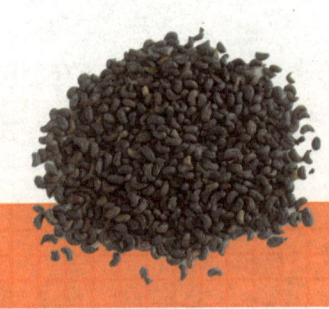

【别名】女贞实、冬青子、白蜡树子、鼠梓子

【性味归经】性凉，味甘、苦；归肝、肾经

防癌抗癌功效

■ 女贞子能提高外周血中的白细胞数量，增强网状内皮系统的吞噬能力，有增强细胞免疫和体液免疫的作用。女贞子对因化疗或放疗引起的白细胞数量减少有提升作用，还能抑制某些移植性癌细胞的生长。

抗癌有效成分

齐墩果酸

相宜搭配

✅ **女贞子+猪瘦肉**
补肾益精

✅ **女贞子+桂圆**
补肝肾、益心脾

✅ **女贞子+鲤鱼**
开胃消食、利水止泻

✅ **女贞子+甲鱼**
滋阴补血、强心利尿

✅ **女贞子+莴笋**
镇静安神、利尿强心

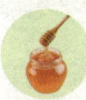
✅ **女贞子+蜂蜜**
滋补肝肾

适宜的癌症患者

①适用于癌症早期患者。
②适用于因放疗或者化疗导致白细胞骤减的患者。

食用注意

①选购女贞子以粒大、色黑及味甘、苦、涩者为佳。女贞子要保存在通风干燥处。
②慢性腹泻、大便溏薄者以及热盛出血患者不宜服用。
③高血压、心脏病、肝病、肾病等慢性病患者应在医师指导下服用女贞子。

女贞子瘦肉汤

●原料：女贞子8克，枸杞10克，猪瘦肉300克

●调料：料酒8毫升，盐2克，鸡粉2克

●做法：

①猪瘦肉洗净，切条，改切成丁；女贞子、枸杞洗净。
②向砂锅注入适量清水烧开，放女贞子和枸杞，倒入瘦肉丁，搅散。
③淋入适量料酒，拌匀，烧开后小火炖40分钟至熟。
④放入盐、鸡粉，拌匀调味即可。

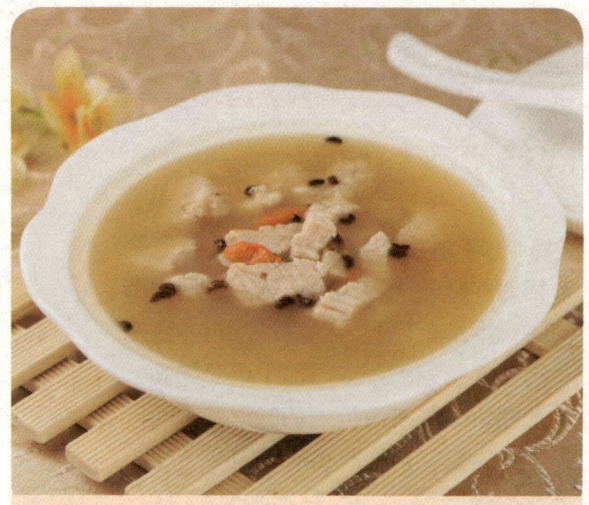

功效 本品能改善因化疗引起的白细胞数量下降。

女贞子山楂茶

●原料：山楂20克，女贞子8克

●做法：

①将山楂、女贞子洗净；向砂锅中注入适量清水烧开，放入洗净的山楂、女贞子，搅拌均匀。
②盖上盖，煮沸后用小火煮约10分钟，至其析出有效成分。
③揭盖，搅拌均匀，转中火略煮片刻，关火后盛出煮好的药茶，装入杯中，趁热饮用即可。

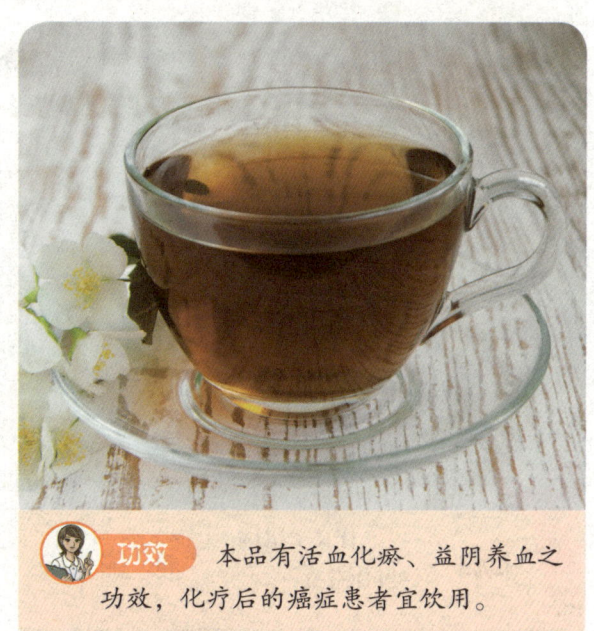

功效 本品有活血化瘀、益阴养血之功效，化疗后的癌症患者宜饮用。

防癌抗癌中医食养方

甘草

EAT 【最佳食用方法】泡茶或煮汤

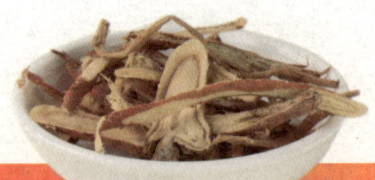

【别名】甜草根、红甘草、粉甘草

【性味归经】性平，味甘，归十二经

防癌抗癌功效

■ 甘草所含的甘草次酸能阻断致癌物对肿瘤的诱导作用，其衍生物甘草酸钠用作抗癌药，治疗子宫癌、直肠癌及膀胱癌的疗效，优于甲氨蝶呤、长春新碱等常用抗癌药的疗效，而且无一般抗癌药的严重副作用。

■ 抗癌有效成分

甘草次酸

相宜搭配

✓ 甘草+韭菜
益气壮阳

✓ 甘草+土豆
益肾健脾

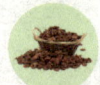
✓ 甘草+山楂
消食健脾、活血化瘀

禁忌搭配

✗ 甘草+黄鱼
对身体健康不利

✗ 甘草+鲫鱼
降低营养价值

✗ 甘草+猪肉
助湿生痰

适宜的癌症患者

①甘草性平而温和，适合各个时期的癌症患者食用。
②适用于癌症患者手术后、放疗后、化疗后的辅助治疗。

食用注意

①选购甘草以外皮细腻紧致、色红棕、质地坚实、体重、断面黄白色、粉性足、味道甜者为佳。
②胃炎以及胃溃疡患者需要慎用甘草。
③腹部胀满患者慎用，凡因湿所致的呕恶、痰饮、中满、水肿等症者皆不宜用甘草。

~140~

栀子莲心甘草茶

● 原料：栀子8克，甘草15克，莲子心2克

● 做法：
① 将药材洗净；向砂锅中注入适量清水烧开，倒入洗净的栀子、甘草、莲子心，盖上盖，用小火煮15分钟，至其析出有效成分。
② 揭开盖子，把煮好的药茶盛出，滤入茶杯中。
③ 静置片刻，稍凉后即可饮用。

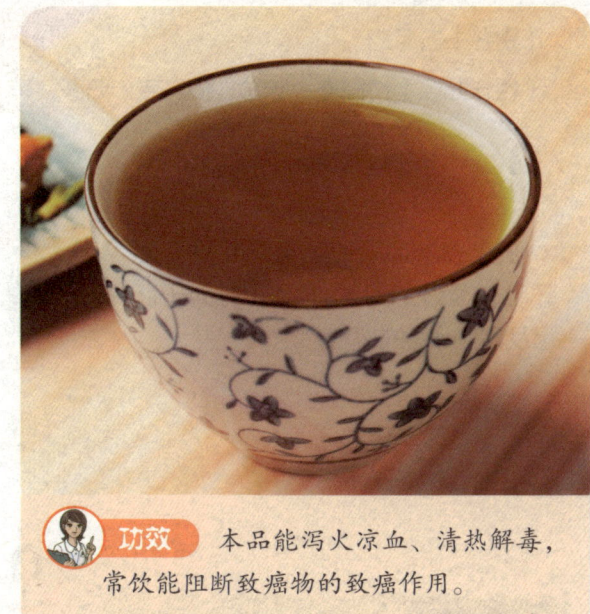

功效 本品能泻火凉血、清热解毒，常饮能阻断致癌物的致癌作用。

山菊甘草茶

● 原料：干山楂15克，甘草8克，菊花4克

● 做法：
① 将干山楂、甘草、菊花洗净；向砂锅中注入适量清水烧开，放入洗净的干山楂、甘草，用小火煮约20分钟，至其析出有效成分，转中火保温，备用。
② 取一个干净的茶杯，倒入洗净的菊花，再倒入砂锅中的药汁，至八九分满。
③ 泡约5分钟，至散出花香味即可。

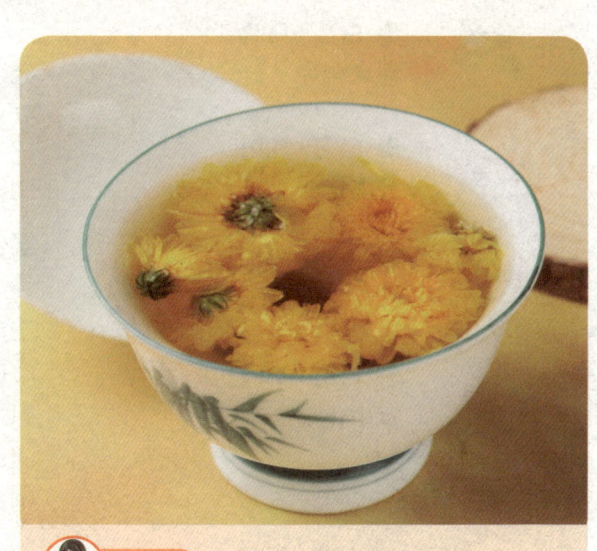

功效 本品能疏风明目、清热解毒，对多种癌症都有预防作用。

防癌抗癌中医食养方

白芍

EAT 【最佳食用方法】
泡茶或煮汤

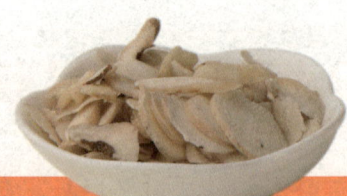

【别名】白芍药

【性味归经】性微寒，味甘、酸、苦，归肝、脾、心经

防癌抗癌功效

■ 白芍能养血柔肝、缓急止痛，对肝脏有很好的保护作用，有助于肝癌及胃肠道癌的预防。

抗癌有效成分

芍药苷

适宜的癌症患者

①适用于中、晚期癌症患者，尤其是广泛转移者的治疗。
②适用于癌症患者手术后、放疗后、化疗后的辅助治疗。

食用注意

①选购白芍以根粗长、匀直、质坚实、粉性足、表面洁净者为佳。白芍要置干燥处保存，还应注意防蛀、防潮。
②白芍性寒，虚寒性腹痛泄泻者以及小儿出麻疹期间不宜食用。
③服用藜芦者不宜食用白芍，否则会引起不适。

相宜搭配

 ✓ 白芍+生姜
温补止痛

 ✓ 白芍+乌鸡
养血润燥

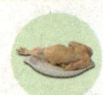 ✓ 白芍+乳鸽
补虚扶弱

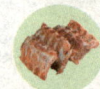 ✓ 白芍+猪排骨
养血活血

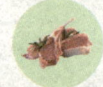 ✓ 白芍+羊肉
宽中化痰

禁忌搭配

 ✗ 白芍+藜芦
产生不良反应

Part 4 有助于防癌抗癌的中药材

白芍甘草茶

- 原料：白芍10克，甘草5克
- 做法：

①将白芍、甘草洗净；向砂锅中注入适量清水烧开，放入洗净的白芍、甘草。
②盖上盖，用小火煮20分钟，至其析出有效成分。
③揭盖，略微搅动片刻。
④把煮好的白芍甘草茶盛出，装入杯中即可。

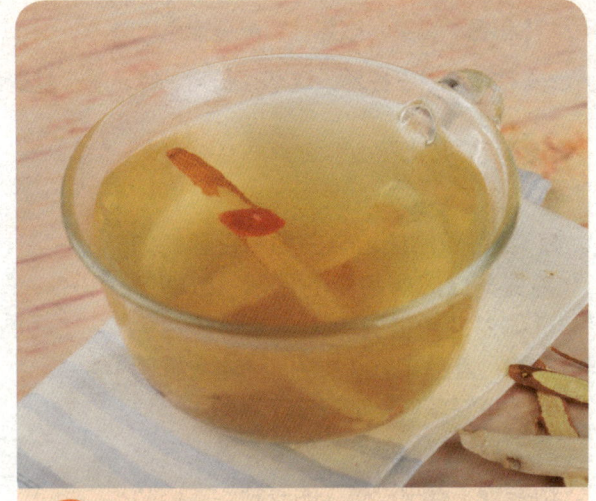

功效 本品能补血柔肝、平肝、抗癌、抗过敏，癌症患者可经常饮用。

白芍枸杞炖鸽子

- 原料：鸽肉270克，白芍、枸杞各10克
- 调料：料酒16毫升，盐、鸡粉各2克，姜片、葱花各少许
- 做法：

①将鸽肉洗净，切块；药材洗净；向锅中注入适量清水烧开，倒入鸽肉，加入料酒，煮沸，焯去血水，捞出沥干。
②向砂锅注入适量清水烧开，倒入鸽子肉，放入白芍、枸杞和姜片，淋入适量料酒，烧开后小火炖40分钟至熟。
③放盐、鸡粉调味，最后撒上葱花即可。

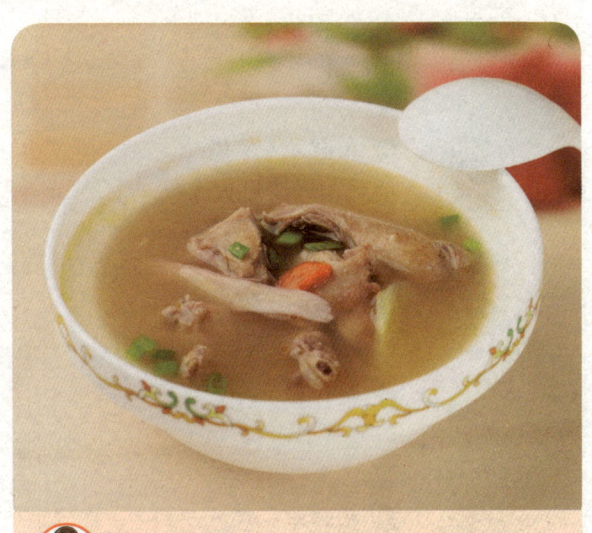

功效 本品能补血柔肝、益肾明目，常食对癌症有辅助治疗作用。

防癌抗癌中医食养方

鱼腥草 EAT

【最佳食用方法】泡茶或入菜

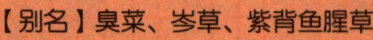

【别名】臭菜、岑草、紫背鱼腥草

【性味归经】性寒，味辛，归肺、胃、肝、膀胱经

防癌抗癌功效

■ 鱼腥草素能增强白细胞吞噬能力并提高血清备解素的含量，以调节机体对癌细胞的防御与非特异性免疫力。鱼腥草含挥发油，油中含抗菌成分鱼腥草素、甲基正壬基酮、月桂烯、月桂醛、癸醛、癸酸、氯化钾、硫酸钾、蕺菜碱等，能起到一定的防癌抗癌作用。

抗癌有效成分

鱼腥草素、月桂烯、月桂醛、硫酸钾、蕺菜碱

相宜搭配

✓ 鱼腥草+鸡肉
补虚益气

✓ 鱼腥草+猪肺
清肺止咳

✓ 鱼腥草+芹菜
清热润燥、利大小便

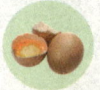
✓ 鱼腥草+鸡蛋
润肺利咽、清热解毒

✓ 鱼腥草+猪肉
补益气血

✓ 鱼腥草+粳米
清热解毒

适宜的癌症患者

① 适用于各个时期的癌症患者。
② 适用于癌症患者手术后、放疗后、化疗后的辅助治疗。

食用注意

① 选购鱼腥草，要选择叶片茂盛、颜色翠绿、鱼腥气浓者。鱼腥草宜放在干燥处保存。
② 鱼腥草不宜久食，否则容易损伤阳气。
③ 鱼腥草性寒，凡属脾胃虚寒或虚寒性病证者及阴证疮疡者都应忌服鱼腥草。

四季豆拌鱼腥草

●原料：四季豆200克，彩椒40克，鱼腥草120克

●调料：盐4克，鸡粉2克，白醋、辣椒油各3毫升，白糖4克，食用油适量，干辣椒、花椒、蒜末、葱花各少许

●做法：

①将四季豆择洗干净，切段；彩椒洗净，切成丝；鱼腥草择洗干净，切段。
②将四季豆、鱼腥草、彩椒焯熟。
③用油起锅，放入干辣椒、花椒，爆炒出香，盛出备用。
④将煮熟的食材装入碗中，倒入调味料，搅拌至入味即可。

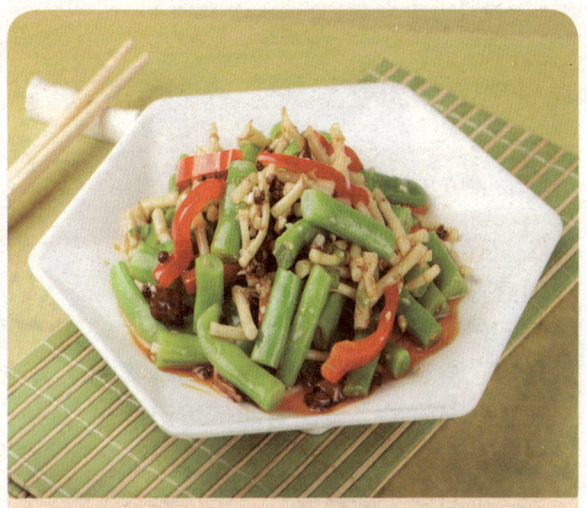

功效 本品能清热解毒、利尿除湿、健胃消食，还能提高机体免疫力。

鱼腥草山楂饮

●原料：鱼腥草50克，干山楂20克
●调料：蜂蜜10克
●做法：

①将鱼腥草、干山楂洗净；向砂锅中注入适量清水烧开，倒入洗净的鱼腥草、干山楂，用小火炖20分钟，至其析出有效成分。
②盛出煮好的药茶，装入碗中，加入适量蜂蜜，调匀。
③静置片刻，待稍微放凉后即可饮用。

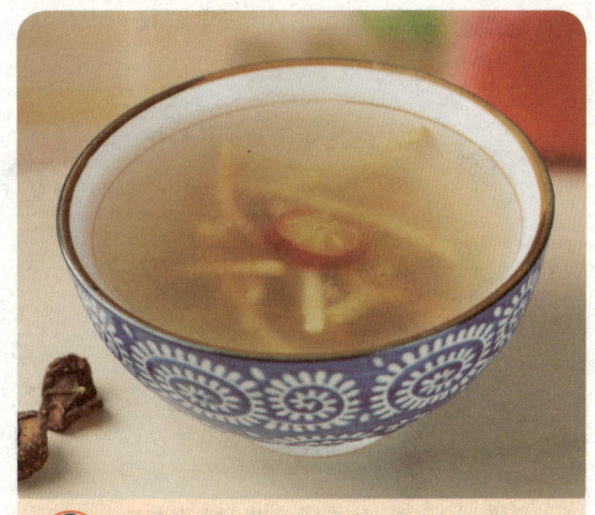

功效 本品能活血化瘀、清热润肺，对胃癌、肺癌、直肠癌有辅助治疗作用。

防癌抗癌中医食养方

白花蛇舌草 EAT

【最佳食用方法】泡茶或煮汤

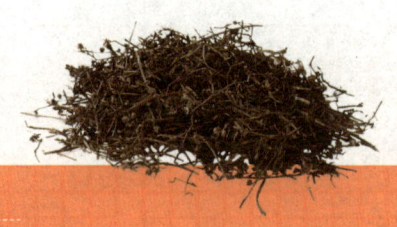

- 【别名】蛇舌草、羊须草、蛇总管
- 【性味归经】性寒，味甘，微苦，归胃、大肠、小肠经

防癌抗癌功效

■ 白花蛇舌草可与多种药材搭配治疗多种癌症。与半枝莲、兰香草等配伍可治疗热毒瘀血壅滞导致的胃癌、食道癌、胰腺癌等消化系统癌症；与党参、黄芪等配伍可治疗气阴两虚、阴虚内热型中、晚期肺癌，而且对于肺癌放疗、化疗无效及复发者依然有很好的疗效。

相宜搭配

- ✓ 白花蛇舌草+板蓝根 清热利咽

- ✓ 白花蛇舌草+金银花 清热解毒

- ✓ 白花蛇舌草+野菊花 解毒消炎

- ✓ 白花蛇舌草+车前草 利水祛湿

- ✓ 白花蛇舌草+石韦 通淋利水

- ✓ 白花蛇舌草+败酱草 治肠痈腹痛

抗癌有效成分

萜类、黄酮类、甾醇类、有机酸类、多糖类、生物碱、白花蛇舌草素、强心苷

适宜的癌症患者

①适用于热毒瘀血壅滞导致的胃癌、食道癌、贲门癌、直肠癌、胆囊癌、胰腺癌等消化系统癌症。
②对于肺癌放化疗无效及复发者有很好的疗效。

食用注意

①白花蛇舌草性寒凉，故孕妇要慎用。
②白花蛇舌草既可以内服，也可以外敷，比较适宜与其他中药配伍使用。

白花蛇舌草茶

●原料：白花蛇舌草30克

●做法：
①将白花蛇舌草洗净，备用。
②将洗净的白花蛇舌草放入锅中，加入适量清水煎煮，待沸腾后继续煮15分钟。
③关火后盛出煮好的药茶，稍晾凉即可饮用。

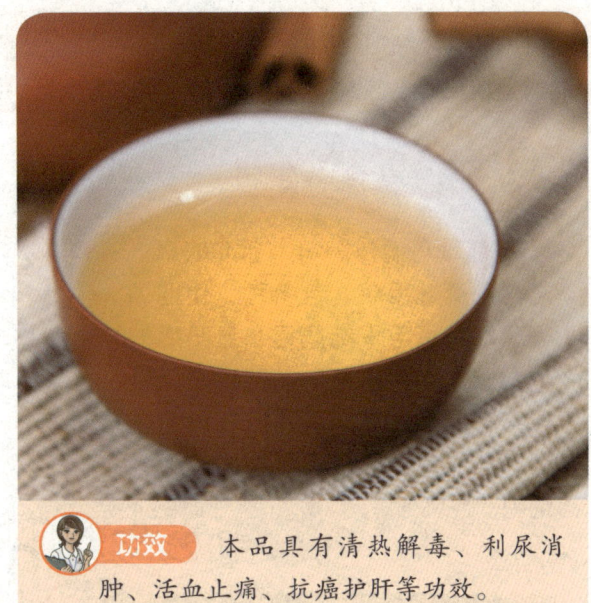

功效 本品具有清热解毒、利尿消肿、活血止痛、抗癌护肝等功效。

半枝莲白花蛇舌草茶

●原料：半枝莲60克，白花蛇舌草30克

●做法：
①将备好的半枝莲、白花蛇舌草洗净，备用。
②将白花蛇舌草与半枝莲一起放入锅中，加入适量清水煎煮，待沸腾后继续煮15分钟即可。
③关火后盛出药茶，稍晾凉即可饮用，日服2次。

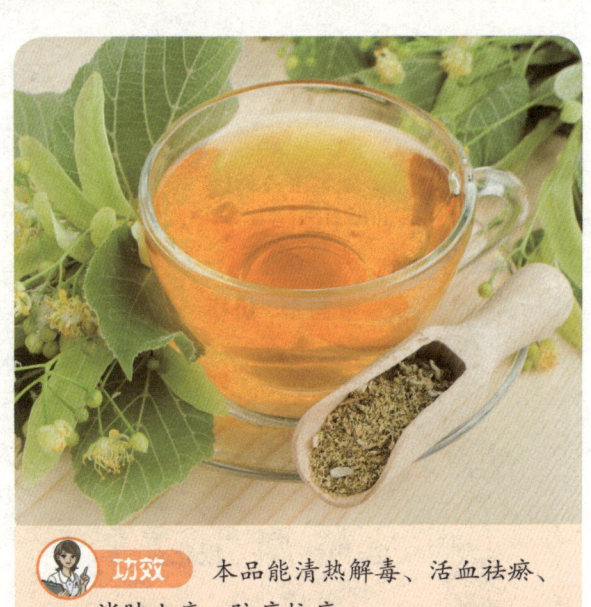

功效 本品能清热解毒、活血祛瘀、消肿止痛、防癌抗癌。

防癌抗癌中医食养方

败酱草

EAT 【最佳食用方法】泡茶或煮汤

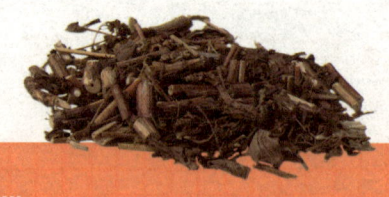

■ 【别名】苏败酱、遏蓝菜

■ 【性味归经】性微寒，味辛、苦，归大肠、肝、胃经

 防癌抗癌功效

■ 败酱草可清热解毒，活血散瘀，常与白花蛇舌草、苦参片、生地榆等配伍，可用于结肠癌、直肠癌的辅助治疗。败酱草对葡萄球菌、链球菌有抑制作用，并有抗病毒的作用，还能促进肝细胞再生，防止肝细胞变性坏死。

■ 抗癌有效成分

败酱草提取物

相宜搭配

✅ 败酱草+山楂
活血化瘀

✅ 败酱草+大米
养胃、消肿、散瘀

✅ 败酱草+鸡肉
补虚扶弱

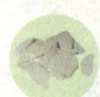
✅ 败酱草+茯苓
利水渗湿

✅ 败酱草+苦荞麦
消炎杀菌

✅ 败酱草+金银花
消炎杀菌

 适宜的癌症患者

①适用于结肠癌、直肠癌，对改善下痢脓血等症状有一定作用。
②适用于癌症或者化疗造成的肝损伤患者，可促进肝细胞再生。

 食用注意

①败酱草性寒凉，脾胃虚弱、食少泄泻者忌服。
②女性月经期间、体质虚寒的人不能服用败酱草。孕妇也要慎服败酱草。
③据报道，个别病人服黄花败酱后有口干和胃部不适等不良反应。大量食用，易引起暂时性白细胞减少和头昏、恶心。

败酱草茶

●原料：败酱草30克
●做法：
①将败酱草洗净，备用。
②将洗好的败酱草放入锅中，加入适量清水煎煮，待沸腾后继续煮15分钟即可。
③关火后盛出煮好的药茶，稍待晾凉后，代茶饮用。

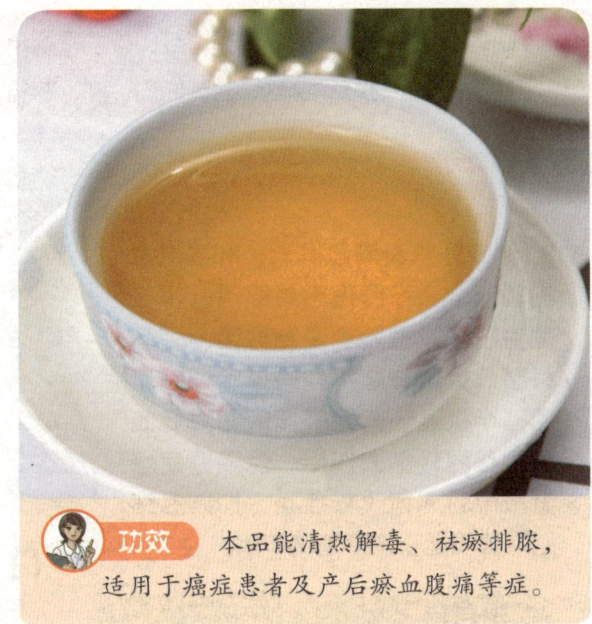

功效 本品能清热解毒、祛瘀排脓，适用于癌症患者及产后瘀血腹痛等症。

茯苓败酱草饮

●原料：茯苓15克，败酱草30克
●做法：
①将茯苓、败酱草洗净，备用。
②将茯苓、败酱草一起放入锅中，加入适量清水煎煮，待沸腾后继续煮15分钟即可。
③关火后盛出煮好的药茶，稍晾凉即可饮用。

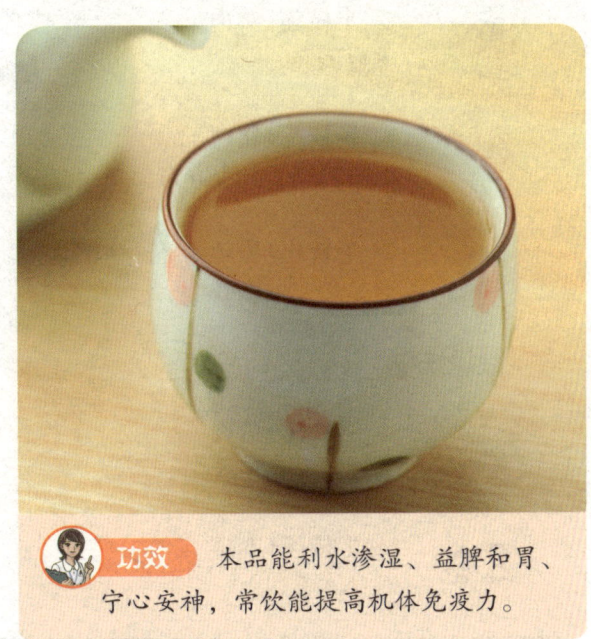

功效 本品能利水渗湿、益脾和胃、宁心安神，常饮能提高机体免疫力。

防癌抗癌中医食养方

半枝莲

EAT 【最佳食用方法】泡茶或煮汤

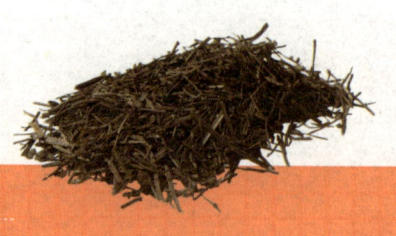

【别名】并头草、狭叶韩信草、赶山鞭、牙刷草

【性味归经】性寒，味辛、苦，归肺、肝、肾经

 防癌抗癌功效

半枝莲具有清热解毒、利湿退黄的功效，适宜肝癌患者服用。半枝莲对白色及金黄色葡萄球菌、大肠杆菌、绿脓杆菌等均有一定抑制作用。半枝莲还有保肝作用和降低血清中谷丙转氨酶作用，晚期癌症患者服用后亦有改善症状、抑制癌细胞增殖和延长生存期的作用。

相宜搭配

 ✓ 半枝莲+红枣
益气补血

 ✓ 半枝莲+鸡肉
养血调经

 ✓ 半枝莲+猪肉
滋阴润燥、补虚养血

 ✓ 半枝莲+墨鱼
通鼻窍、抗癌肿

禁忌搭配

 ✗ 半枝莲+兔肉
易导致上火

 ✗ 半枝莲+咖啡
对身体不利

抗癌有效成分

半枝莲提取物

 适宜的癌症患者

①适用于晚期癌症患者。
②对肝癌患者有很好的疗效。

 食用注意

①半枝莲宜放在干燥处保存。
②半枝莲性寒，味辛、苦，所以血虚者不宜服用，否则会引起身体不适。孕妇也不宜服用。
③半枝莲既可内服，又可外敷。

半枝莲茶

● 原料：半枝莲30克

● 做法：
① 将半枝莲洗净，备用。
② 将半枝莲放入锅中，加入适量清水煎煮，待沸腾后继续煮15分钟。
③ 关火后盛出煮好的药茶，稍晾凉，代茶饮用，日服2次。

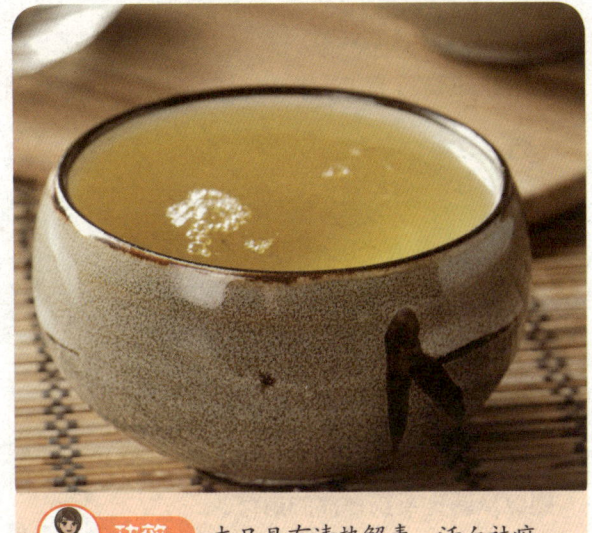

功效 本品具有清热解毒、活血祛瘀、消肿止痛、抗癌等功效。

半枝莲生姜绿茶

● 原料：半枝莲30克，生姜15克，绿茶适量

● 做法：
① 生姜去皮洗净，切片，备用。
② 半枝莲、绿茶洗净，备用。
③ 将半枝莲、生姜片、绿茶一起放入锅中，加入适量清水熬煮，待沸腾后继续煮片刻即可。

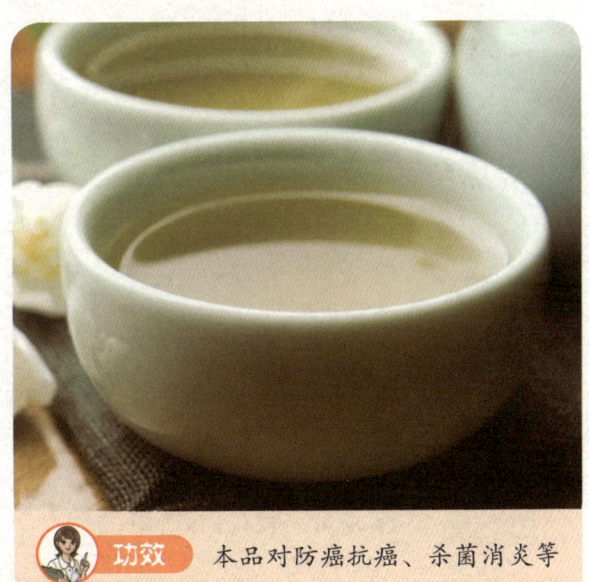

功效 本品对防癌抗癌、杀菌消炎等具有特殊功效。

防癌抗癌中医食养方

七叶一枝花 EAT

【最佳食用方法】泡茶或煮汤

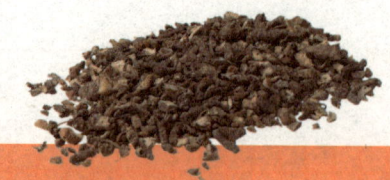

【别名】蚤休、重楼

【性味归经】性凉，味苦；归心、肝、肺、胃、大肠经

防癌抗癌功效

■ 七叶一枝花的适应症包括消化道癌、肺癌、脑癌和淋巴癌。实验证明，其有效成分提取物在3.1毫克/毫升浓度下对小鼠艾氏腹水瘤及鼠肝癌细胞具有抑制作用。临床多用于热毒壅滞的淋巴癌、肺癌、鼻咽癌、脑癌以及消化系统癌症的治疗。

抗癌有效成分

甾体皂苷、酚性成分、氨基酸

相宜搭配

 ✓ 七叶一枝花+金银花　消肿解毒

 ✓ 七叶一枝花+连翘　清热利咽

 ✓ 七叶一枝花+菊花　凉肝泻火

 ✓ 七叶一枝花+三七　消肿化瘀

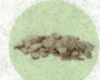 ✓ 七叶一枝花+贝母　治瘰疬痰核

 ✓ 七叶一枝花+板蓝根　清咽利喉

适宜的癌症患者

① 多用于热毒壅滞的淋巴癌、肺癌、鼻咽癌、脑癌及消化系统癌。
② 与其他方剂配伍可治疗胃癌、食管癌、肝癌等。

食用注意

① 服用七叶一枝花要适量，如果服用剂量过大，会引起恶心、呕吐、头痛等症状。
② 七叶一枝花性凉、味苦，体虚、无实火热毒、阴证外疡者以及孕妇忌服。
③ 元气虚者禁用七叶一枝花。

七叶一枝花茶

● 原料：七叶一枝花20克

● 做法：

① 将七叶一枝花洗净，备用。

② 将洗净的七叶一枝花放入锅中，加入适量清水熬煮，待沸腾后继续煮片刻即可。

③ 关火后盛出煮好的药茶，稍晾凉，代茶饮用，日服2次。

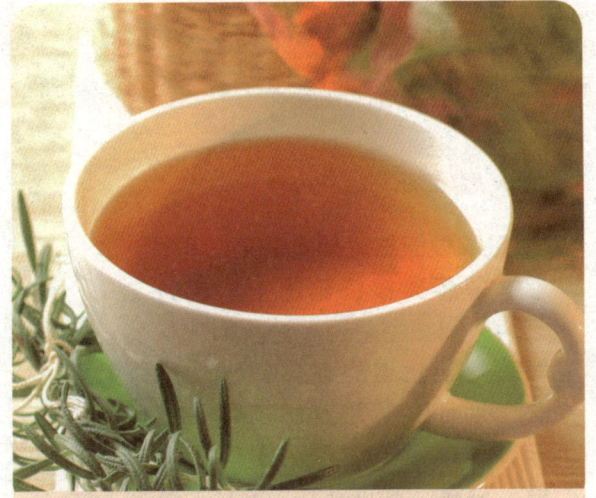

功效 本品能祛毒抗癌、消肿止痛、清热定惊，适宜癌症患者饮用。

双花饮

● 原料：七叶一枝花20克，金银花15克

● 做法：

① 将七叶一枝花、金银花洗净，备用。

② 将七叶一枝花、金银花一起放入锅中，加入适量清水熬煮，待沸腾后继续煮15分钟即可。

③ 关火后盛出煮好的药茶，稍晾凉即可饮用。

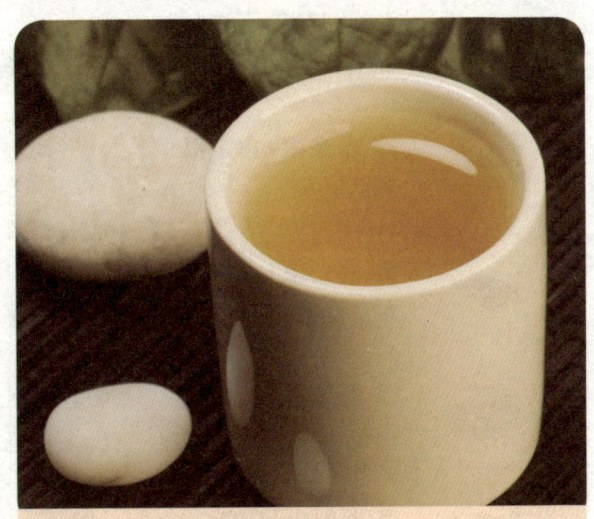

功效 本品能清热解毒、消肿止痛、抑制癌细胞生长，适宜癌症患者饮用。

防癌抗癌中医食养方

藤梨根 EAT

【最佳食用方法】泡茶或煮汤

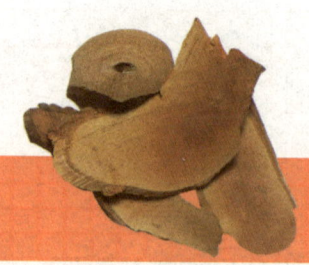

- 【别名】藤梨、阳桃、木子、猕猴桃根
- 【性味归经】性凉，味酸、涩，归胃、膀胱经

 防癌抗癌功效

■ 藤梨根的总黄酮含量高达10%以上，是藤梨根抗癌的主要成分之一。藤梨根主要用于治疗胃癌、食管癌等消化道癌症，并对祛风除湿、活血、利尿消肿也有一定疗效，还常用于治疗风湿痹痛、黄疸、痢疾、淋浊带下、疮疖、瘰疬以及水肿等症。

抗癌有效成分

总黄酮

相宜搭配

 ✅ 藤梨根+鸡蛋
对胃癌有一定疗效

 ✅ 藤梨根+大米
调养肠胃

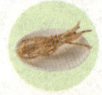 ✅ 藤梨根+白茅根
预防肠癌

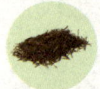 ✅ 藤梨根+半枝莲
预防肠癌

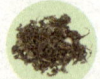 ✅ 藤梨根+蒲公英
调治黄疸

 ✅ 藤梨根+山楂
活血化瘀

 适宜的癌症患者

①适用于胃癌、食管癌等消化道癌症。
②适用于癌症患者手术后、放疗后、化疗后的辅助治疗。

 食用注意

①藤梨根具有微毒，应慎服，中毒轻者见于局部反应，重者则容易引起多系统损害，建议在医师指导下服用。
②孕妇不宜服用藤梨根，尤其先兆流产、月经过多以及尿频者更应该忌服，否则会对身体产生不利影响。

藤梨根茶

● 原料：藤梨根20克

● 做法：

① 将藤梨根洗净，备用。

② 将洗好的藤梨根放入锅中，加入适量清水熬煮，待沸腾后继续煮15分钟即可。

③ 关火后盛出煮好的药茶，稍晾凉即可饮用。

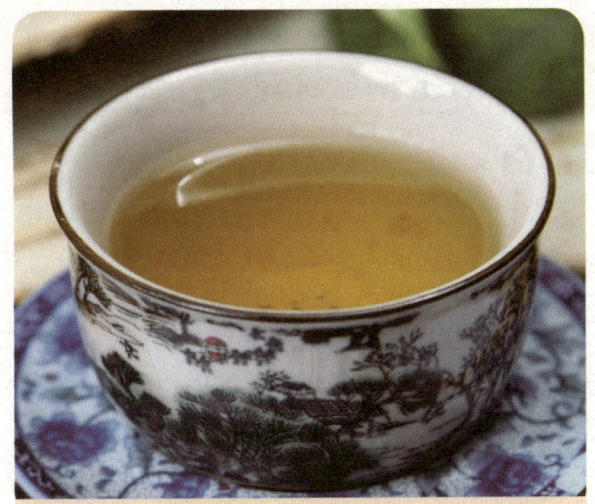

功效 本品能清热解毒、祛风除湿、防癌抗癌。

山楂藤梨根饮

● 原料：山楂30克，藤梨根20克

● 做法：

① 藤梨根洗净；山楂洗净，去核，备用。

② 将藤梨根、山楂一起放入锅中，加入适量清水煎煮，待沸腾后继续煮15分钟即可。

③ 关火后盛出煮好的药茶，稍晾凉即可饮用，日服2次。

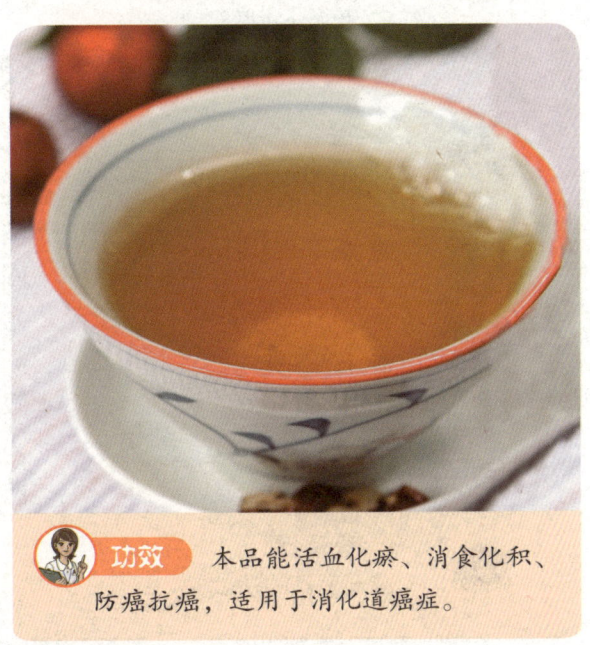

功效 本品能活血化瘀、消食化积、防癌抗癌，适用于消化道癌症。

防癌抗癌中医食养方

茯苓

EAT 【最佳食用方法】
泡茶或煮汤

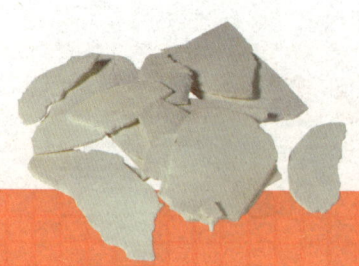

【别名】山参、园参、神草、地精

【性味归经】性平，味甘、淡，归脾、心、肾经

防癌抗癌功效

茯苓具有利尿作用，能促进体内钾、钠、氯等电解质的排出，还能提高免疫力。其中茯苓多糖有明显的抗癌及保肝作用，在临床上常用于治疗食管癌、胃癌、肝癌、鼻咽癌、舌癌、溃疡性黑色素瘤等癌症。

抗癌有效成分

茯苓多糖

相宜搭配

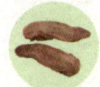
✓ 茯苓+猪舌
利水渗湿

✓ 茯苓+猪肝
补血安神

✓ 茯苓+马蹄
辅助治疗多种癌症

✓ 茯苓+燕麦
宁心安神

✓ 茯苓+鸭肉
止泻补脾

禁忌搭配

✗ 茯苓+醋
减弱茯苓的功效

适宜的癌症患者

①适用于治疗食管癌、胃癌、肝癌、鼻咽癌、舌癌等癌症。

②适用于癌症患者手术后、放疗后、化疗后的辅助治疗。

食用注意

①选购茯苓时以体重坚实、外皮呈褐色而略带光泽、皱纹深、断面白色、质地细腻、黏牙力强者为佳。茯苓宜保存于干燥处。

②阴虚无湿热、虚寒滑精者不宜服用茯苓。

③茯苓在制作时，最好不要使用铁器。

Part 4 有助于防癌抗癌的中药材

茯苓党参生姜粥

- **原料**：水发大米150克，茯苓、党参各10克，姜片适量
- **调料**：盐适量
- **做法**：

① 将大米、茯苓、党参洗净；向砂锅中注入适量清水烧开，放入洗净的茯苓、党参，大火烧开后用小火煮约10分钟，至析出有效成分，捞出药材，再倒入洗净的大米、姜片。
② 盖好盖，煮沸后用小火煮约30分钟，至米粒熟软。
③ 加入适量盐调味即可。

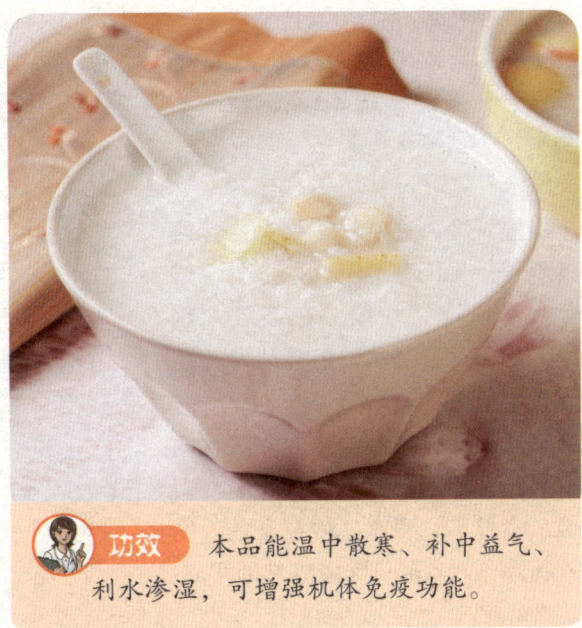

功效　本品能温中散寒、补中益气、利水渗湿，可增强机体免疫功能。

茯苓枸杞山药粥

- **原料**：粳米50克，茯苓20克，枸杞15克，山药（干）20克
- **调料**：红糖30克
- **做法**：

① 将粳米洗净，用清水浸泡30分钟；茯苓、枸杞、山药洗净。
② 向砂锅中注入清水烧开，将茯苓、枸杞、山药、粳米一同放入砂锅中，大火煮沸，转小火煮至粥成。
③ 加适量红糖搅拌至溶化即可。

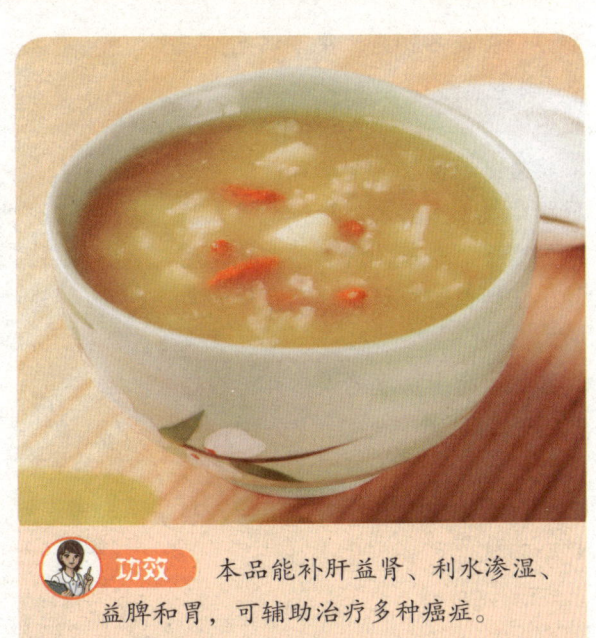

功效　本品能补肝益肾、利水渗湿、益脾和胃，可辅助治疗多种癌症。

茯苓山楂炒肉丁

● 原料：茯苓15克，山楂20克，南瓜丁30克，猪瘦肉250克

● 调料：盐、味精各3克，植物油30克，姜、葱各适量

● 做法：

① 山楂洗净，去杂质，切片；猪瘦肉洗净，切丁；姜去皮洗净，切丝；葱洗净，切段；茯苓放入锅中，加入适量清水，煎煮成汁，装入碗中备用。

② 锅置火上，加入适量油，烧至六成熟时，加入姜、葱爆香；下入山楂、南瓜丁、瘦肉，炒至变色；倒入药汁，加入盐、味精炒熟即可。

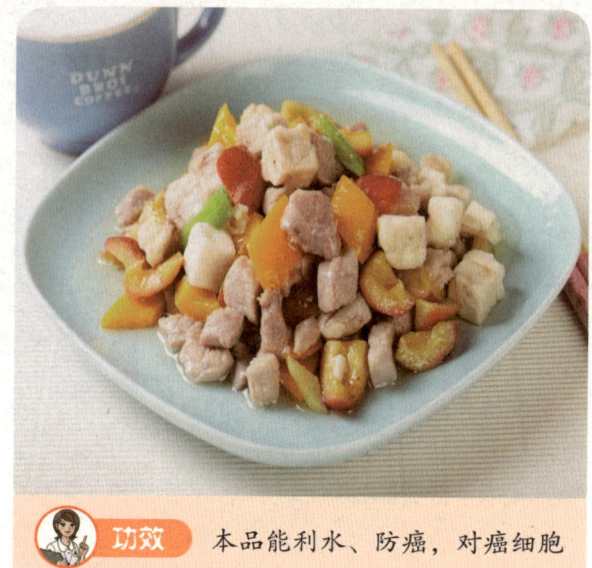

功效 本品能利水、防癌，对癌细胞有较强的抑制作用。

人参茯苓麦冬茶

● 原料：麦冬20克，茯苓15克，人参片8克

● 做法：

① 将麦冬、茯苓、人参片洗净；向砂锅中注入适量清水烧开，放入洗净的麦冬、茯苓，盖上盖，煮沸后用小火煲煮约15分钟，至其析出有效成分。

② 揭盖，撒上洗净的人参片，快速搅拌均匀，转中火煮约2分钟，至人参析出有效成分。

③ 关火后盛出煮好的药茶，装入茶杯中即可。

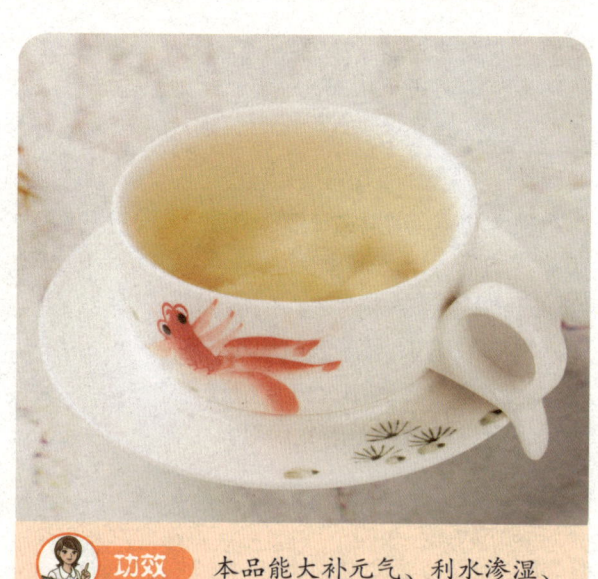

功效 本品能大补元气、利水渗湿、防衰抗癌，还能降低血压和胆固醇。

Part 5 癌症患者治疗过程中的饮食方案

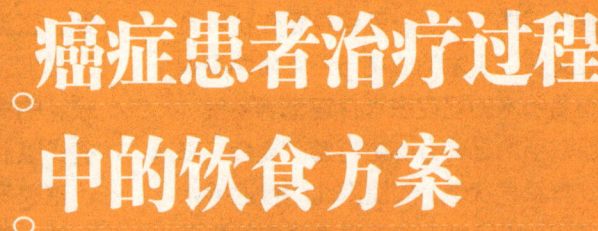

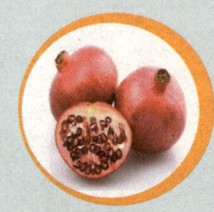
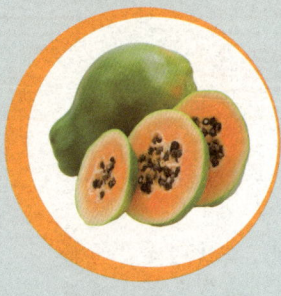

事实上,对于癌症的辅助治疗,不同阶段均有相应的饮食对策,只要掌握基本原则,就可以做到既对症又有效。在治疗的初期,应增加营养的摄入,无论是身体上还是心理上,都不要打无准备之仗。治疗期间,要保持多样化且均衡的营养,要"多吃",蛋白质摄取量应比生病前增加50%,热量摄入也需要提高20%,以做好应战的准备。治疗后期,更要巩固治疗的结果,通过饮食调节来增强身体的抵抗力。在阅读过本章内容后,希望患者能从中找到适合自己的饮食调理方案,如放疗期、化疗期、手术期、恢复期等各个阶段的患者,都能从中发现自己需要的美味药膳。

防癌抗癌中医食养方

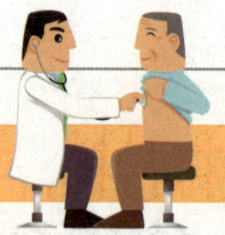

手术前，要多储备营养

 为什么术前要多储备营养？

■ 针对癌症患者进行的外科切除手术，在手术之前应对患者进行全面的营养评估，因为患者自身营养状况直接关系到手术的成功与否。如果发现需要手术的癌症患者存在营养不良，那么手术之前务必进行营养支持，来改善营养状态，即使因此而推迟手术日期，也应优先给予患者足够的营养与能量支持。否则，不但存在较大的手术风险，也不利于术后恢复。

 如何储备营养？

①鼓励患者多食用高热量、高蛋白以及富含维生素的食物，如谷类、瘦肉、鱼虾、蛋类、新鲜蔬菜、水果等。
②体脂过多会妨碍伤口愈合，对于体型较胖的病人应选择高蛋白、低脂肪的饮食，以储存蛋白质并促进脂肪消耗。
③糖尿病、高尿酸血症、高脂血症等合并疾病的患者，还需注意适当控制饮食的种类和热量。

蒸鱼片

● **原料**：罗非鱼肉280克，土豆、胡萝卜各65克

● **调料**：盐3克，鸡粉2克，生粉、生抽、水淀粉、油各适量，姜丝、葱花各少许

● **做法**：

①土豆、胡萝卜洗净去皮，切丁。
②罗非鱼肉切片，加入调味料，撒上姜丝，腌渍入味；取一个蒸盘，放入鱼片摆好；蒸锅上火烧开，放入蒸盘，大火蒸至熟后取出。
③用油起锅，放入胡萝卜、土豆炒匀，加入适量清水、调味料，煮至熟软，倒入水淀粉勾芡，制成酱料，浇在鱼片上，撒上葱花即可。

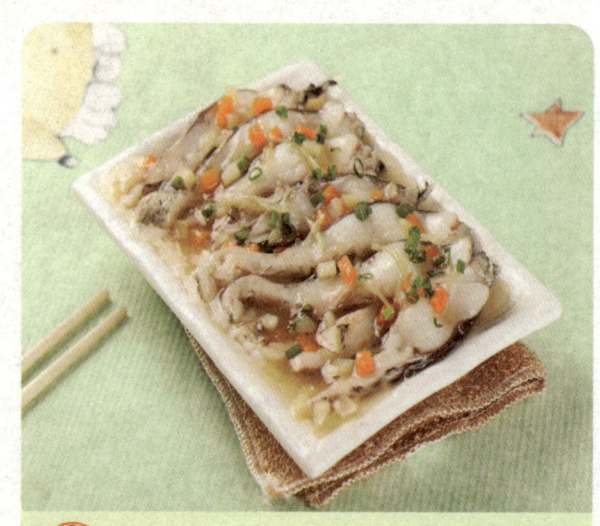

功效 本品能抗癌、补脾益胃、补虚强体，能为手术前的癌症患者提供营养。

人参玉竹莲子鸡汤

- 原料：人参4克，玉竹6克，水发莲子60克，鸡块350克
- 调料：盐、鸡粉各3克，蚝油5克，料酒4毫升，水淀粉、食用油各适量，姜片少许
- 做法：

① 向锅中注入适量清水烧开，倒入鸡块，淋入适量料酒，煮沸，焯去血水，捞出沥干。
② 向砂锅注入适量清水烧开，倒入洗净的莲子、人参、玉竹，加入鸡块，淋入适量料酒，小火炖40分钟至熟。
③ 放入盐、鸡粉、蚝油，拌匀调味即可。

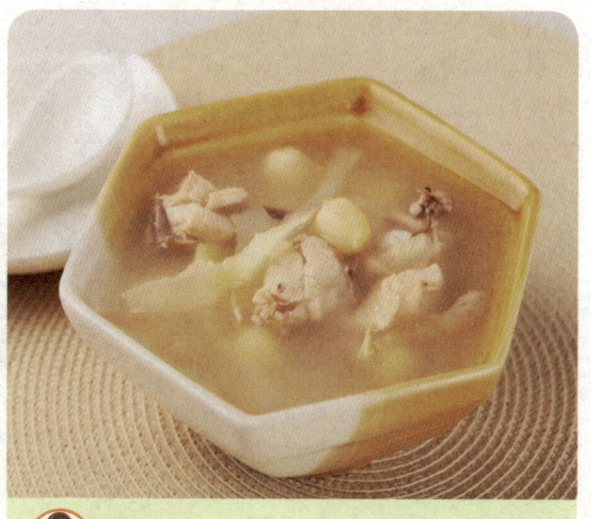

功效 本品能滋阴补气、增强营养，常食对鼻咽癌等癌症有防治作用。

人参炒虾仁

- 原料：新鲜人参2根，海虾12只，洋葱20克，青椒10克
- 调料：盐、酱油、食用油各适量
- 做法：

① 新鲜人参洗净，切丝；洋葱、青椒洗净，切丝。
② 海虾放盐水中洗净，去皮、头，取仁。
③ 炒锅置火上，待热后注入适量油，下入洋葱、青椒，炒香；再放入人参、海虾，翻炒片刻；加入盐、酱油，炒匀即可。

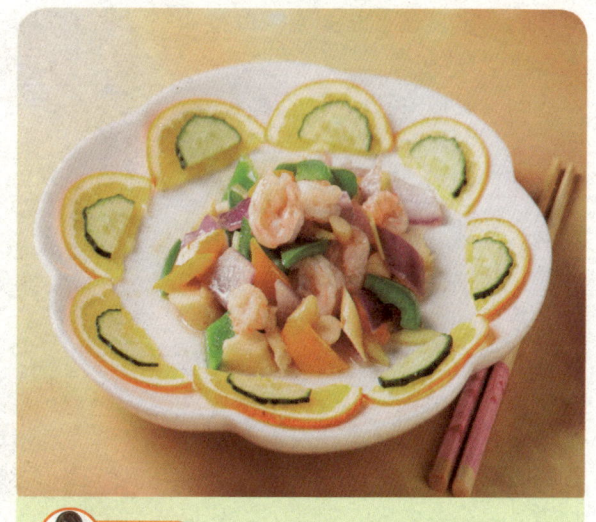

功效 本品能促进人体新陈代谢，提高机体免疫力，为癌症患者提供营养。

生地党参瘦肉汤

- **原料**：生地10克，党参12克，猪瘦肉120克
- **调料**：盐、鸡粉各适量，姜片少许
- **做法**：

①将猪瘦肉洗净，切成丁，放在小碟子中；生地、党参洗净。

②向砂锅中注入适量清水烧开，倒入瘦肉丁，放入洗净的生地、党参，撒上姜片，用大火烧开，再转小火炖煮约40分钟，至食材熟透。

③加入盐、鸡粉，搅匀调味，续煮片刻至入味即可。

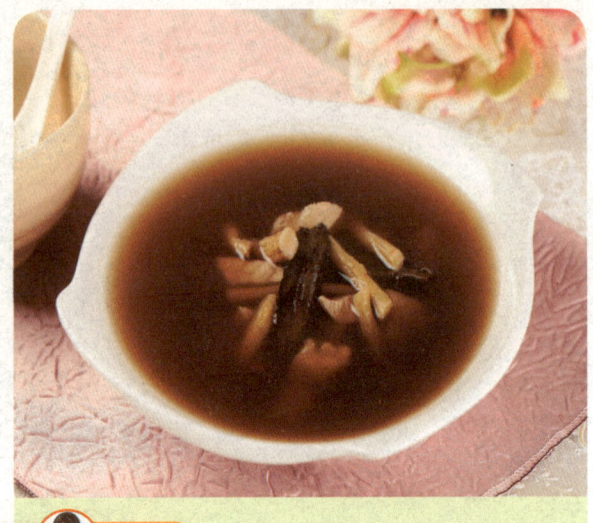

功效 本品能清热凉血、补充营养，对癌症患者白细胞下降有改善作用。

猴头菇山楂瘦肉汤

- **原料**：水发猴头菇80克，山楂80克，猪瘦肉150克
- **调料**：料酒8毫升，盐、鸡粉各2克，葱花少许
- **做法**：

①猴头菇洗净，切成小块；猪瘦肉洗净，切成丁；山楂洗净，切成小块，备用。

②向砂锅中注入适量清水烧开，放入瘦肉丁，加入猴头菇、山楂，淋入适量料酒，烧开后转小火煮30分钟至熟。

③加入适量盐、鸡粉，用勺拌匀调味，撒上葱花即可。

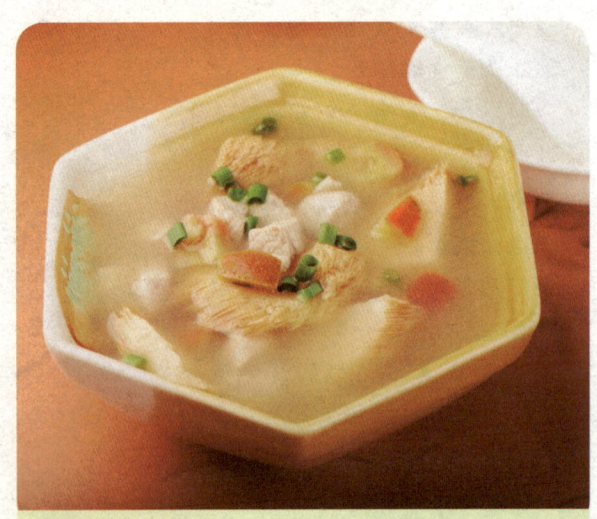

功效 本品能增进食欲，提高淋巴细胞转化率，并可为癌症患者补充营养。

太子参瘦肉汤

- ●原料：太子参10克，海底椰12克，猪瘦肉200克
- ●调料：盐、鸡粉各2克，姜片20克
- ●做法：

①猪瘦肉洗净，切片；太子参、海底椰洗净。

②向砂锅中注入适量清水烧开，放入洗净的海底椰、太子参，撒入姜片，倒入瘦肉片，烧开后用小火煮40分钟，至食材熟透。

③放入少许盐、鸡粉，用勺搅匀，略煮片刻，至食材入味即可。

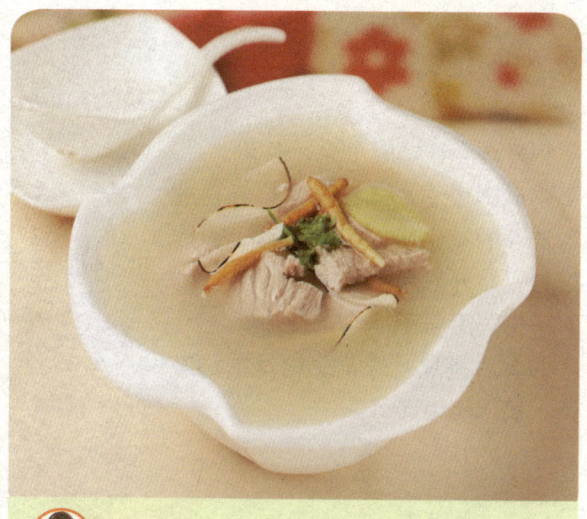

功效 本品能补益脾肺、益气生津，可为手术前的癌症患者提供营养。

牛奶鲫鱼汤

- ●原料：净鲫鱼400克，豆腐200克，牛奶90毫升
- ●调料：盐2克，鸡粉、姜丝、葱花各少许
- ●做法：

①豆腐洗净，切成小方块。

②用油起锅，放鲫鱼，用小火煎至散出香味，翻转鱼身，再煎至两面断生，盛出鲫鱼，装入盘中备用。

③向锅中注入适量清水烧开，撒入姜丝，放入鲫鱼，加少许鸡粉、盐，搅匀调味，撇去浮沫，用中火煮约3分钟，至鱼肉熟软。

④放入豆腐块、牛奶，小火煮2分钟至豆腐入味，撒上葱花即可。

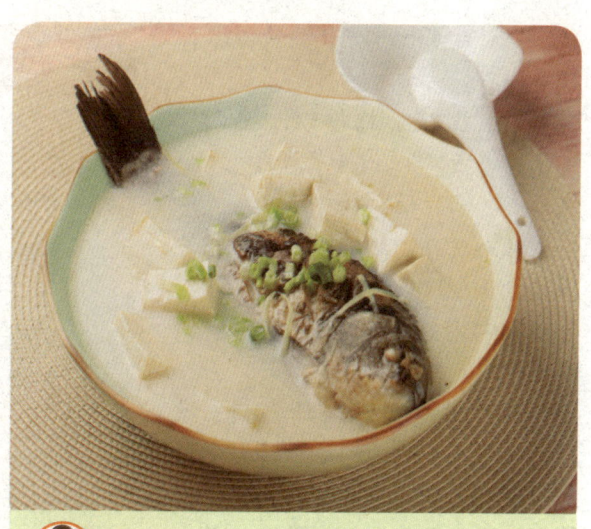

功效 本品能补虚损、益肺胃、生津润肠，癌症患者需补充营养者可常食。

花生银耳牛奶

●原料：花生米80克，水发银耳150克，牛奶100毫升

●做法：
① 银耳洗净，撕成小朵，备用。
② 向砂锅中注入适量清水烧开，放入洗净的花生米，加入银耳，搅拌均匀，烧开后用小火煮20分钟；倒入牛奶，用勺子拌匀，煮沸。
③ 关火后将煮好的花生银耳牛奶盛出，装入碗中即可。

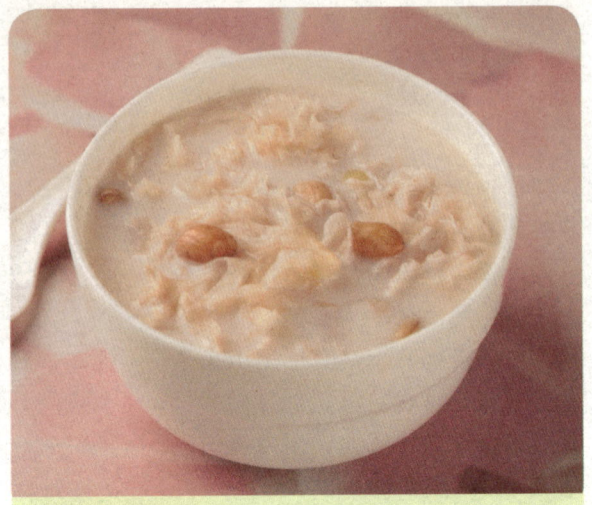

功效 本品能抗癌防衰，可为手术前的癌症患者提供充足的营养。

红枣白萝卜猪蹄汤

●原料：白萝卜200克，猪蹄400克，红枣20克

●调料：盐2克，鸡粉2克，料酒16毫升，胡椒粉2克，姜片少许

●做法：
① 白萝卜洗净，切成小块；猪蹄洗净，切块；红枣洗净。
② 向锅中注水烧开，倒入猪蹄、料酒，煮沸，捞出沥干。
③ 向锅中注入清水烧开，倒入猪蹄、红枣、姜片、料酒，烧开后用小火煮40分钟至食材熟软；倒入白萝卜，小火续煮至食材熟透；放入盐、鸡粉、胡椒粉，搅拌至食材入味即可。

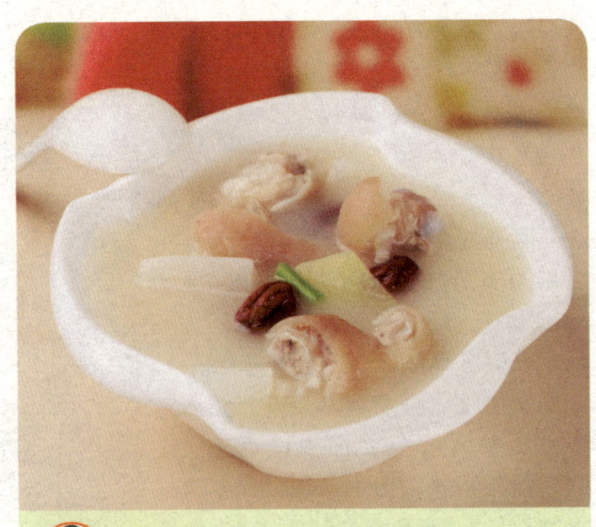

功效 本品能提高巨噬细胞的活力，有利于改善病情，并能补充营养。

鹌鹑蛋牛奶

● 原料：熟鹌鹑蛋100克，红枣50克，牛奶200毫升
● 调料：白糖适量
● 做法：
① 将熟鹌鹑蛋去壳，切开，红枣洗净；向锅中倒入适量清水，大火烧开。
② 倒入洗净的红枣，煮沸后用小火再煮约15分钟，至红枣表皮裂开。
③ 倒入熟鹌鹑蛋，再撒上白糖，倒入牛奶，拌匀，煮约1分钟，至牛奶将沸时关火即可。

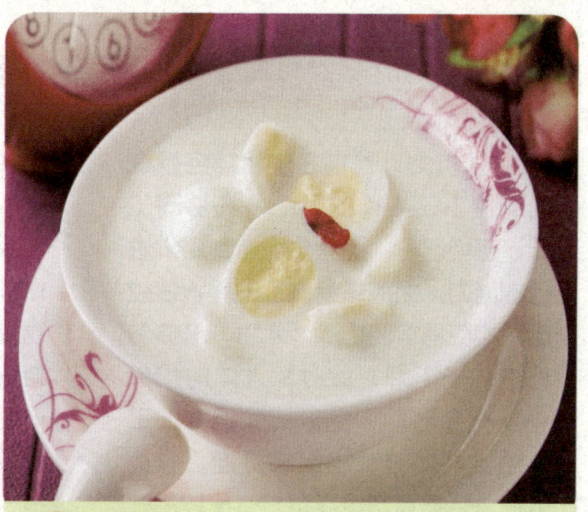

功效 本品能补气益血、生津润肠，对手术前的癌症患者有调补作用。

燕麦小米豆浆

● 原料：黄豆120克，小米50克，燕麦片80克
● 做法：
① 黄豆提前泡发，洗净；小米、燕麦片洗净。
② 将黄豆、小米、燕麦片一同放入豆浆机内，加入适量清水，榨成细腻的浆汁。
③ 把浆汁倒入碗中即可。

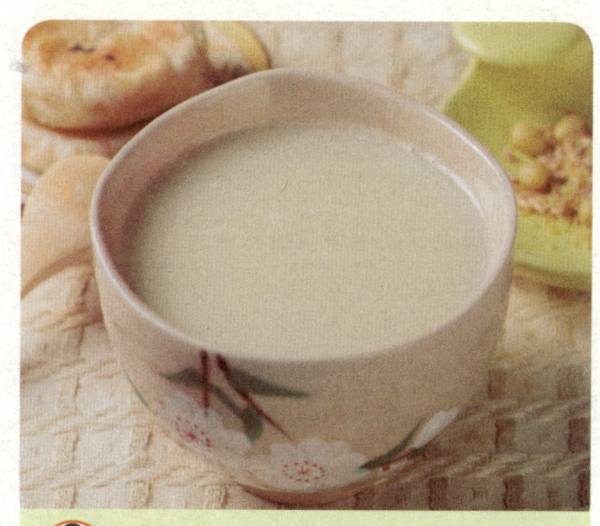

功效 本品有健脾胃、抗氧化之功效，对手术前的癌症患者有补养作用。

防癌抗癌中医食养方

手术后，要增强抵抗力

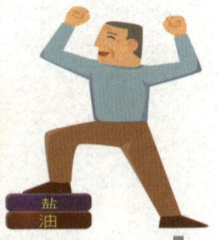

 为什么术后要增强抵抗力？

■ "抵抗力"是指在中枢神经系统的调控下，人体的各个系统协同工作，密切配合，确保生命活动正常进行的能力。癌症患者进行的手术往往都是相应器官的切除，术后，机体的相应功能下降，此时，人体的代偿功能就会启动，使被摘除器官的工作由其他器官或组织来分担。长此以往，各器官超负荷运转，身体的整体机能就会下降，抵抗力也会降低。

 如何增强抵抗力

①多食富含高蛋白的食物，如瘦肉、蛋类、豆类、奶类，有助于提高抵抗力。
②手术后，患者通常食欲较差，要确保患者在术后获得足够的营养，就要多食易消化吸收的脂类、甜食，如蜂蜜、蔗糖等，以提供身体所需的热量。
③保持营养均衡，食用微量元素丰富的食物，如香菇、蛋黄、南瓜、人参、枸杞、山药等，这些有利于患者增强体质。

丝瓜炒山药

- **原料**：丝瓜120克，山药100克，枸杞10克
- **调料**：盐、鸡粉、水淀粉、食用油各适量，蒜末、葱段各少许
- **做法**：
①丝瓜洗净，切成小块；山药洗净去皮，切成片。
②向锅中注入适量清水烧开，倒入山药片，撒入洗净的枸杞，略煮片刻；倒入丝瓜，煮至食材断生后捞出，沥干水分，备用。
③用油起锅，放蒜末、葱段，爆香；倒入焯过水的食材，加鸡粉、盐调味，淋水淀粉勾芡即可。

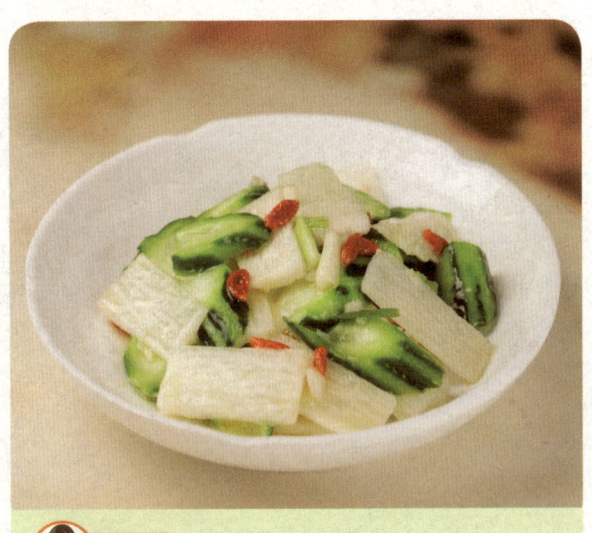

功效 本品能健脾胃、益肺肾、补虚赢、凉血止血，常食能增强抵抗力。

芦笋金针

●原料：芦笋100克，金针菇100克

●调料：盐2克，鸡粉少许，料酒4毫升，水淀粉、食用油各适量，姜片、蒜末、葱段各少许

●做法：

①金针菇洗净，切去根部；芦笋洗净，切成段。

②向锅中注入适量清水烧开，倒入芦笋段，焯至其断生，捞出备用。

③用油起锅，放入姜片、蒜末、葱段，爆香；倒入金针菇，翻炒片刻使其变软；放入芦笋段，再淋入料酒，炒透。

④转小火，加入盐、鸡粉调味，淋水淀粉勾芡即可。

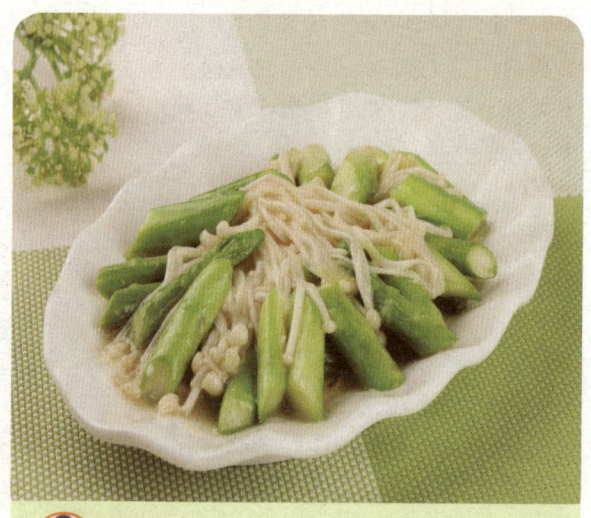

功效 本品可调节机体代谢，提高身体免疫力，适宜癌症患者术后食用。

蚝油芦笋牛肉粒

●原料：牛肉200克，芦笋80克，彩椒85克

●调料：生抽7毫升，盐、鸡粉各3克，生粉4克，料酒10毫升，蚝油10克，食用油适量，姜片、蒜末、葱段各少许

●做法：

①芦笋洗净，切段；彩椒洗净，切块；牛肉洗净，切粒装碗中，加调味料，腌渍10分钟。

②向锅中注水烧开，加彩椒、芦笋，焯至断生，捞出；把牛肉粒倒入沸水锅中，焯至变色，捞出备用。

③用油起锅，倒入姜、蒜、葱，爆香；倒入牛肉粒、彩椒、芦笋，加入调味料调味，淋水淀粉勾芡即可。

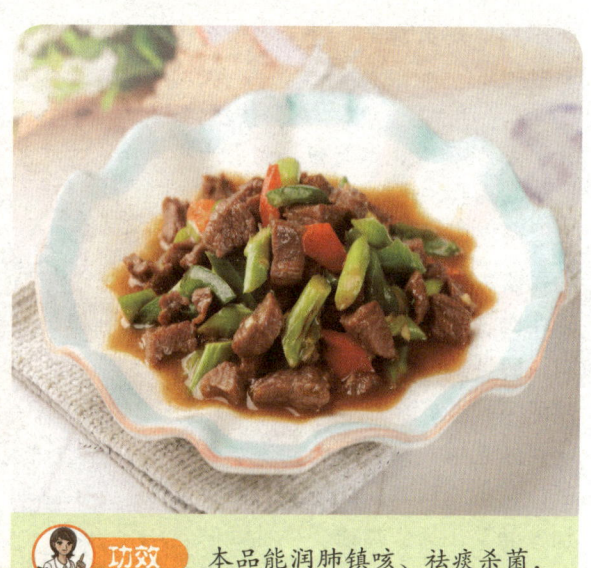

功效 本品能润肺镇咳、祛痰杀菌，可增强癌症患者的抵抗力。

莴笋烧板栗

- **原料：** 莴笋200克，板栗肉100克
- **调料：** 盐3克，鸡粉2克，蚝油、水淀粉、香油、食用油各适量，蒜末、葱段各少许
- **做法：**

①莴笋洗净，切滚刀块；向锅中注水烧开，放入莴笋块煮1分钟，捞出，沥干，备用。

②用油起锅，放蒜、葱、板栗、莴笋、蚝油，炒匀；注入适量清水，加入少许盐、鸡粉，搅匀调味，用小火焖煮约7分钟，至食材熟透。

③用大火收汁，倒水淀粉勾芡，淋入香油，翻炒至入味即可。

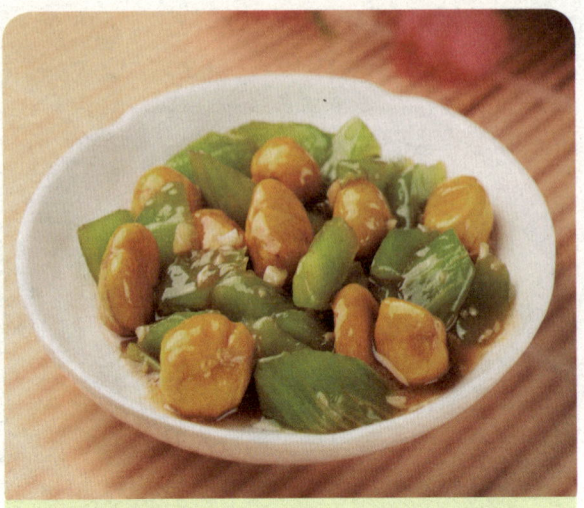

功效 本品能健脾养胃、补肾强筋，适合癌症患者术后恢复期食用。

油菜炒牛肉

- **原料：** 油菜70克，牛肉100克，彩椒40克
- **调料：** 盐3克，鸡粉2克，料酒3毫升，生抽5毫升，水淀粉、食用油各适量，姜末、蒜末、葱段各少许
- **做法：**

①彩椒洗净，切块；油菜洗净，切瓣。

②牛肉洗净，切片放碗中，加调味料，腌渍入味；向锅中注水烧开，放油菜，煮至断生，捞出备用。

③用油起锅，倒入牛肉、姜、蒜、葱、彩椒、料酒，炒匀；转小火，加入油菜、盐、鸡粉、生抽调味，淋水淀粉勾芡即可。

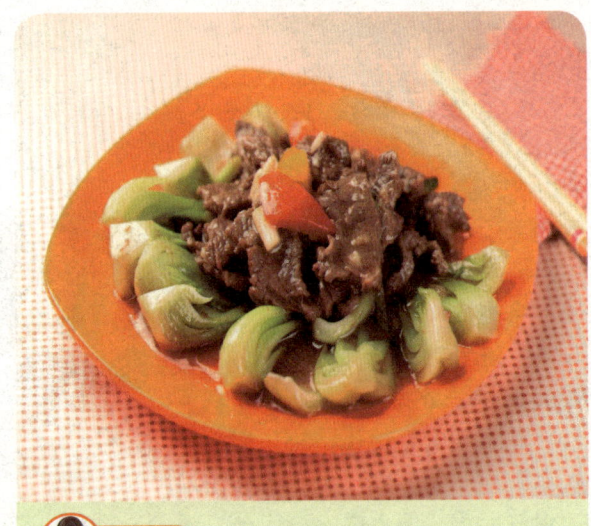

功效 本品能促进肠道蠕动，可缓解便秘，提高抵抗力。

爽口鸡肉

● 原料：鸡胸肉70克，白果30克，菠菜15克

● 调料：盐、鸡粉、老抽、生抽、料酒、水淀粉、食用油各适量，姜末、蒜末、葱末各少许

● 做法：
① 菠菜洗净，切段；鸡胸肉洗净，切丁，加调味料，腌渍约10分钟。
② 向锅中注水烧开，倒入白果，小火煮约3分钟至其熟软，捞出沥干。
③ 用油起锅，倒入鸡肉丁、姜、蒜、葱、料酒，炒至七成熟；加生抽、白果、清水、盐、鸡粉、菠菜，大火收浓汁；加老抽，炒匀上色；倒入适量水淀粉勾芡即可。

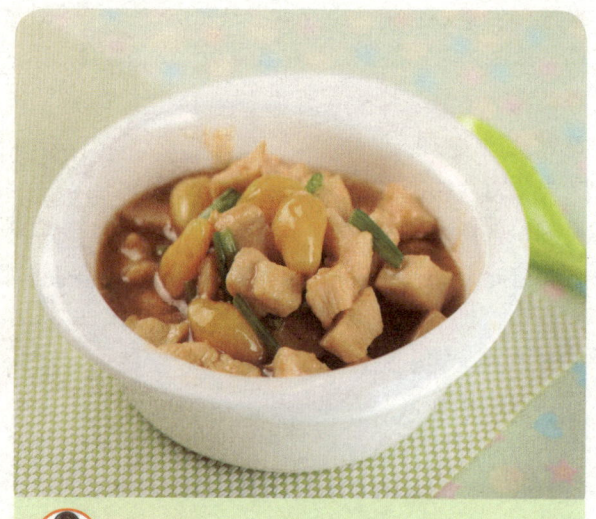

功效 本品能增强身体抵抗力，对术后癌症患者有一定调养作用。

金樱子黄芪牛肉汤

● 原料：牛肉300克，金樱子20克，黄芪15克

● 调料：料酒20毫升，盐2克，鸡粉2克，姜片、葱花各少许

● 做法：
① 牛肉洗净，切片，备用；金樱子、黄芪洗净。
② 向锅中注水，放入牛肉片、料酒，煮沸，焯去血水，捞出备用。
③ 向砂锅中注水烧开，放入姜片、药材、牛肉片、料酒，烧开后小火煮30分钟至熟，放入盐、鸡粉，拌匀调味即可。

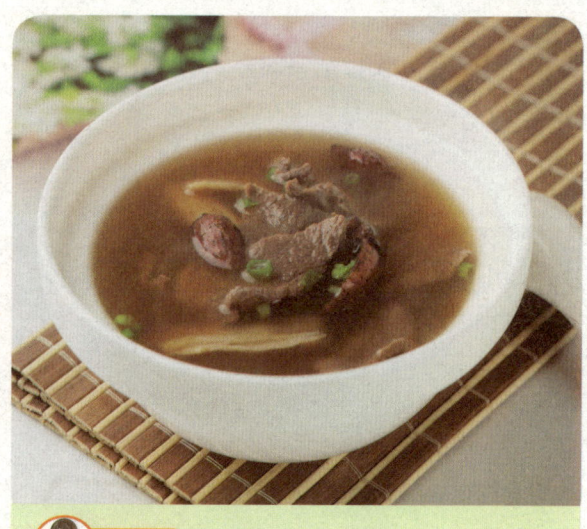

功效 本品有补肾固精、止泻补气的功效，常食能提高身体抵抗力。

防癌抗癌中医食养方

桂圆红枣木瓜盅

●原料：木瓜1个，红枣6颗，桂圆8颗，银耳10克，莲子、枸杞各适量

●调料：冰糖、蜂蜜各适量

●做法：

①将木瓜去皮，洗净，切成两半，去籽，备用。

②将红枣、银耳、莲子洗净泡好放入锅中，加入适量清水，煮开后加少许冰糖，转小火煮15分钟。

③将煮好的甜羹装入木瓜中，再加入剥好皮的桂圆、枸杞，上蒸锅蒸8分钟，取出，稍凉后加入少许蜂蜜即可。

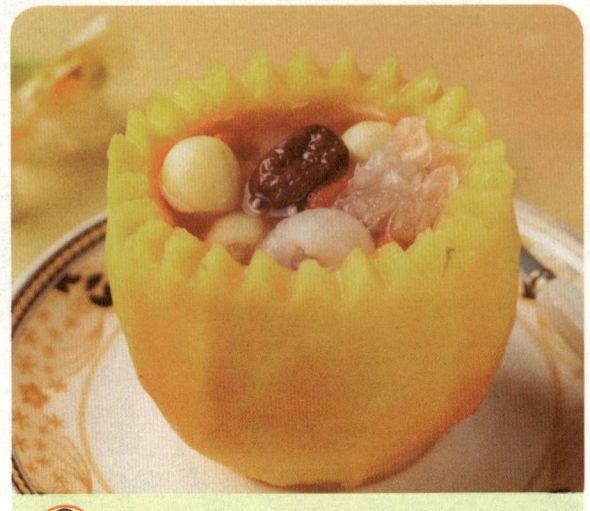

功效 本品能补血益气、养心安神，适合术后的癌症患者食用。

木瓜银耳炖鹌鹑蛋

●原料：木瓜200克，水发银耳100克，熟鹌鹑蛋90克，红枣20克，枸杞10克

●调料：冰糖40克

●做法：

①木瓜洗净，去皮，切块；银耳洗净，切小块；红枣、枸杞洗净。

②向砂锅中注水烧开，放红枣、木瓜、银耳，小火炖20分钟至食材熟软；放入鹌鹑蛋、冰糖，煮5分钟，至冰糖溶化。

③加入枸杞，再略煮片刻即可。

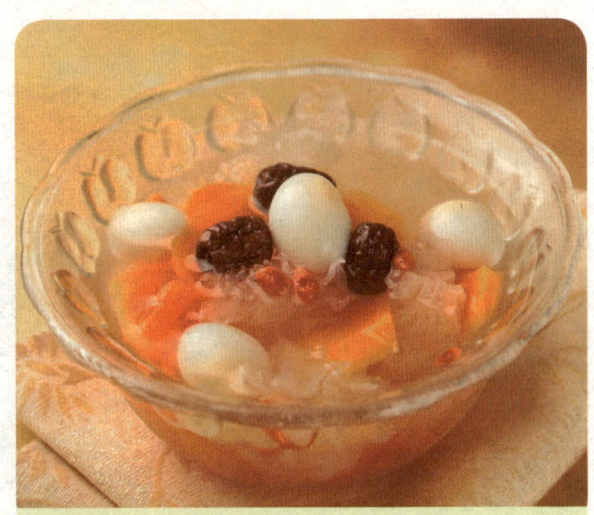

功效 本品能增强人体免疫力，有助于癌症患者术后身体恢复。

猕猴桃薏仁粥

- 原料：猕猴桃1个，薏米50克
- 调料：冰糖适量
- 做法：

①猕猴桃去皮，洗净，切成小丁；薏米淘洗干净，备用。
②把薏米倒进盛有开水的砂锅里，用大火煮约40分钟。
③放入冰糖，煮至冰糖溶化后再把猕猴桃丁倒入锅中，搅拌均匀即可。

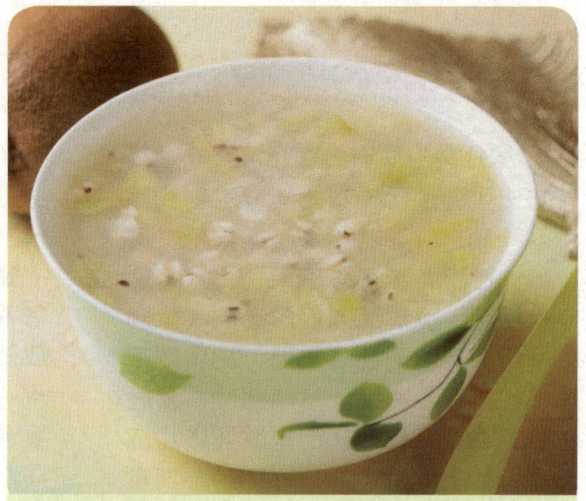

功效 本品具有抗癌抗衰、消肿抗炎的功效，可增强身体抵抗力。

蒸苹果

- 原料：苹果1个
- 做法：

①苹果削去外皮，洗净，切瓣，去核。
②将苹果肉切成丁，装入碗中。
③将装有苹果丁的碗放入烧开的蒸锅中，用中火蒸约10分钟，取出即可。

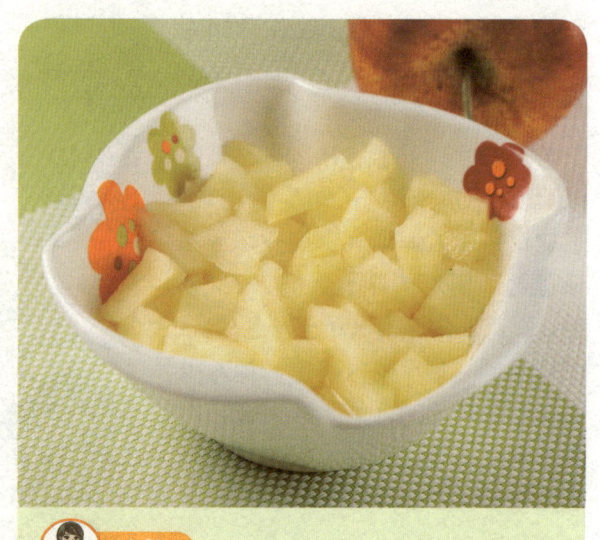

功效 本品可改善呼吸系统的功能，有助于癌症患者术后的恢复。

防癌抗癌中医食养方

放疗中，要开胃助食欲

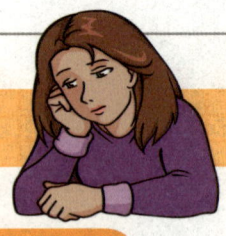

 为什么放疗中要开胃助食欲？

■ 放疗是癌症的治疗方法之一，其方法是通过各种不同能量的射线照射肿瘤，以抑制和杀灭癌细胞。可单独使用，也可与手术、化疗等联合使用，以提高癌症的治愈率。副作用为功能紊乱与失调，如食欲下降、虚弱、疲乏、恶心呕吐、食后胀满等，如果症状严重就要终止放疗。故癌症患者在放疗期间，饮食要以开胃助食欲为主，以增强患者的体力，确保治疗得以继续。

 如何开胃助食欲？

① 饮食应以清淡、富含维生素和水分为主要原则，多吃健脾开胃的食品，如山楂、白扁豆、萝卜、香菇、陈皮等。
② 要注意菜肴的色、香、味、形，调动患者的视觉、嗅觉来促进食欲。在菜中放姜汁以调味，或口含鲜生姜片。用陈皮、柿蒂、竹菇煎水当茶饮，可减轻胃肠道反应。
③ 避免食用不新鲜的或气味怪异的蛋白质食品。忌用刺激性调味品，如胡椒、咖喱等。避免食用熏烤、油炸食品。

梅汁苦瓜

● **原料**：苦瓜180克，酸梅酱50克
● **调料**：盐3克
● **做法**：

① 苦瓜洗净，对半切开，去籽，切成段，再切成条。
② 向锅中注入适量清水烧开，放入适量盐，倒入切好的苦瓜，煮1分钟，至其断生，捞出沥干，备用。
③ 把煮好的苦瓜倒入碗中，加入少许盐，搅拌片刻，倒入酸梅酱，搅拌至食材入味，将拌好的食材装入盘中即可。

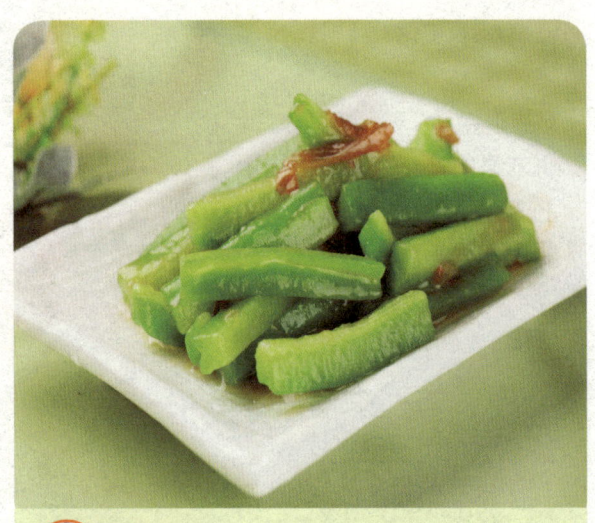

功效 本品具有清热解毒、开胃消食之功效，适合放疗期间的癌症患者食用。

清补冬瓜汤

- **原料**：冬瓜、排骨各500克，芡实、玉竹、党参各10克，薏米、山药各15克，百合、枸杞各5克
- **调料**：盐、葱花各适量
- **做法**：

① 排骨洗净，剁成段；冬瓜洗净，挖出籽，切成同排骨一般大小的块。
② 锅中放入适量温水，将排骨段放入，沸腾后继续煮约5分钟，捞出后用温水冲洗干净，备用。
③ 将药材、排骨一起放入砂煲中，再注入适量清水，大火烧沸后转小火慢慢煲煮90分钟；放入冬瓜块，继续煲煮20分钟，最后调入盐，撒上葱花即可。

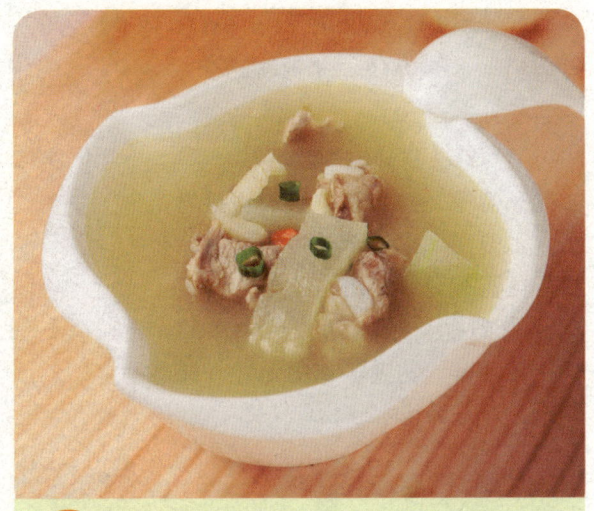

功效　本品能促进肠道蠕动，使体内积存的有毒物质排出，常食可增强体力。

南瓜百合莲藕汤

- **原料**：南瓜300克，莲藕200克，鲜百合40克
- **调料**：冰糖70克
- **做法**：

① 莲藕、南瓜洗净去皮，切成丁。
② 向砂锅中注水烧开，放入莲藕、南瓜，烧开后用小火炖20分钟，至食材熟透；放入百合、冰糖，再煮5分钟，至冰糖溶化。
③ 关火后将煮好的汤料盛出，装入汤碗中即可。

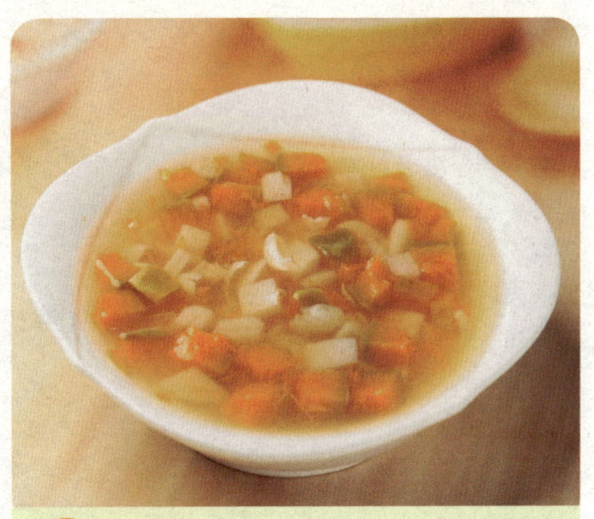

功效　本品能养心安神、润肺益气、增强食欲，适合放疗期间的癌症患者食用。

菠萝莲子羹

- ●原料：罐头菠萝100克，莲子300克
- ●调料：冰糖300克，水淀粉适量
- ●做法：

①将菠萝罐头打开，取出菠萝。
②莲子洗净，放入碗中，加适量清水，上笼用大火蒸至熟烂，加入冰糖，再蒸30分钟取出。
③锅内加水，放冰糖，用中火熬化，下菠萝，将莲子连同汤汁一起下锅，烧开后用水淀粉勾芡即可。

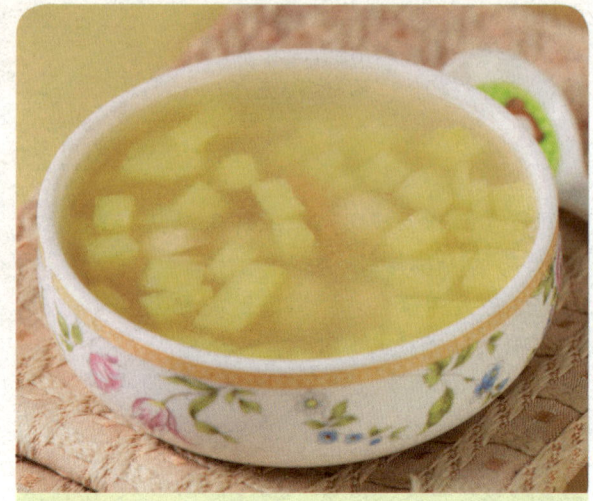

功效 本品能益气补血、消食祛湿，适合放疗期间的癌症患者食用。

党参黄芪蜂蜜茶

- ●原料：党参10克，黄芪10克
- ●调料：蜂蜜15克
- ●做法：

①将党参、黄芪洗净，向锅中注水烧开，放入洗净的药材，用小火煮约40分钟，至其析出有效成分。
②关火后将煮好的药茶盛入杯中，稍凉后加入适量蜂蜜，搅拌均匀即可。

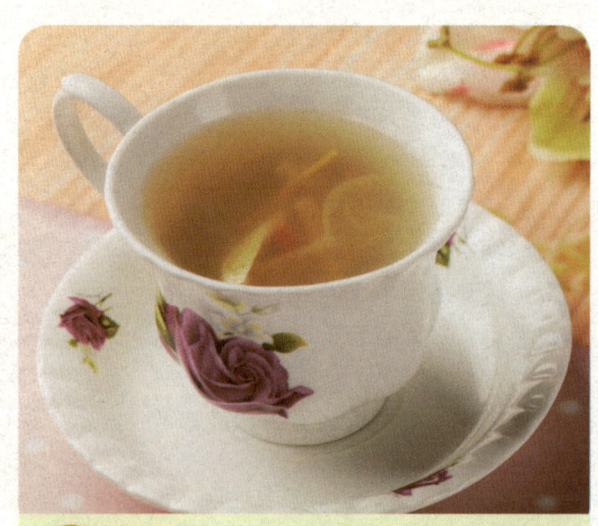

功效 本品能改善微循环、提高造血功能，增强癌症患者的体质。

马齿苋瘦肉粥

● 原料：马齿苋40克，猪瘦肉末70克，水发大米100克

● 调料：盐2克，鸡粉2克

● 做法：

① 马齿苋洗净，切碎，备用；大米洗净。

② 向砂锅中注入适量清水烧开，倒入洗净的大米，用小火炖30分钟，至大米熟软。

③ 倒入瘦肉末，煮沸；放入马齿苋，加入少许盐、鸡粉，搅匀调味，用小火再煮片刻即可。

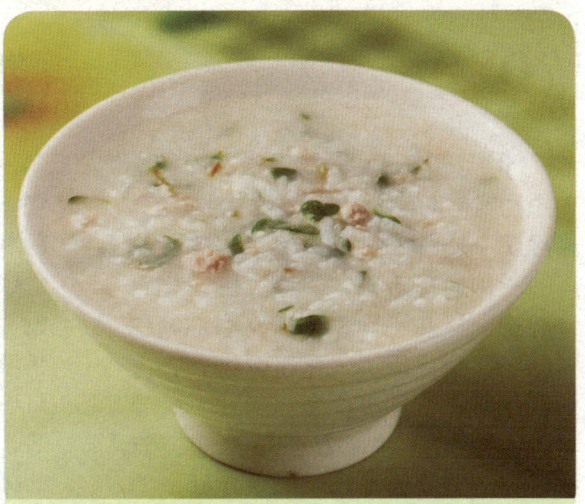

功效 本品能清热解毒、散瘀消肿，适合放疗期间的癌症患者食用。

小麦红豆玉米粥

● 原料：水发小麦80克，水发红豆90克，水发大米130克，鲜玉米粒90克

● 调料：盐2克

● 做法：

① 将小麦、红豆、大米、玉米粒洗净，向锅中注水烧开，倒入大米、玉米、小麦、红豆，烧开后用小火煮40分钟至食材熟透，放盐，拌匀。

② 关火后将煮好的粥盛出，装入碗中即可。

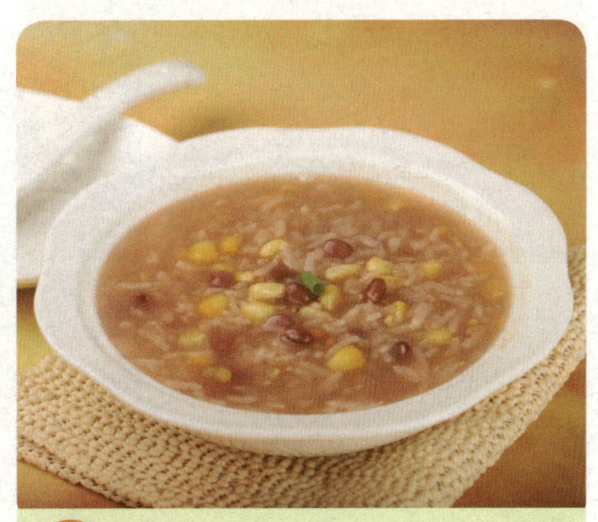

功效 本品可改善血液循环、提高食欲，常食可增强放疗期间癌症患者的体力。

防癌抗癌中医食养方

化疗前，要补益气血

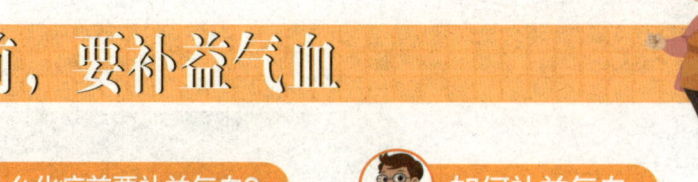

为什么化疗前要补益气血？

■ 化疗，即化学药物治疗的简称，是利用化学药物阻止癌细胞的增殖、浸润、转移，直至最终杀灭癌细胞的一种治疗方式。然而，由于化疗药物选择性不强，在杀灭癌细胞的同时，也会损伤人体正常细胞，导致患者出现不良反应。因此，患者在接受化疗前，要补益气血，做好充分的身体准备，储备足够的能量，才能在接受化疗药物的时候，达到最佳的抗癌效果。

如何补益气血

①化疗前要注意均衡饮食，每日饮食中均包含谷类、蔬菜水果、肉禽蛋等。建议每日增加至4~5餐，加餐时以水果为主。
②饮食以清淡为主，避免辛辣刺激性食物。每日可适当吃些补血食物，如含有铁质或胡萝卜素的食物为佳，如黑豆、红枣、莲子、核桃、乌鸡、红豆、红糖等，均有补血活血的功效。
③化疗前一天，应以低脂肪、高比例碳水化合物、高维生素和富含矿物质的饮食为主。

小米山药粥

- **原料**：水发小米120克，山药95克
- **调料**：盐2克
- **做法**：

①山药洗净去皮，切成丁；小米洗净。
②向砂锅中注水烧开，倒入小米、山药丁，用小火煮至食材熟透，放入盐，搅拌使其入味。
③关火后盛出煮好的小米粥，装入碗中即可。

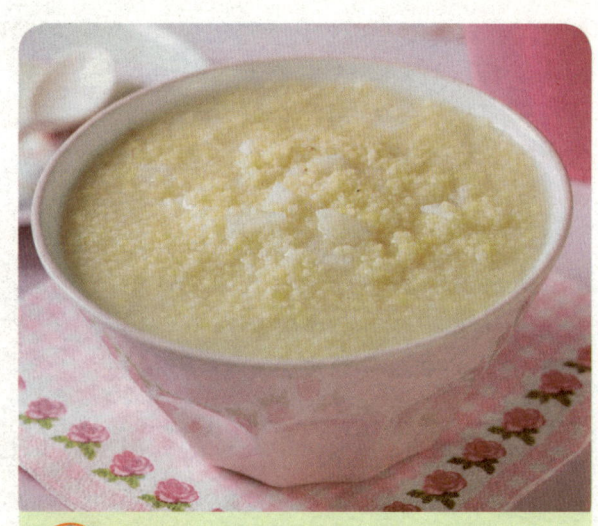

功效 本品能健脾益胃、补中益气，常食可增强体质。

山药炖猪小肚

- 原料：山药160克，猪小肚270克，白果50克，枸杞15克
- 调料：盐3克，鸡粉2克，胡椒粉少许，料酒20毫升，姜片、葱花各少许
- 做法：
① 山药去皮，洗净，切小块；猪小肚洗净，切小块；白果、枸杞洗净。
② 向锅中注水烧开，加料酒、猪小肚，煮沸，焯去血水，捞出备用。
③ 锅中注水烧开，倒入猪小肚、枸杞、白果、姜片、料酒，烧开后转小火炖至食材熟软；倒入山药，烧开后转小火炖15分钟，至熟透。
④ 加入适量盐、鸡粉、胡椒粉，搅匀调味，撒上葱花即可。

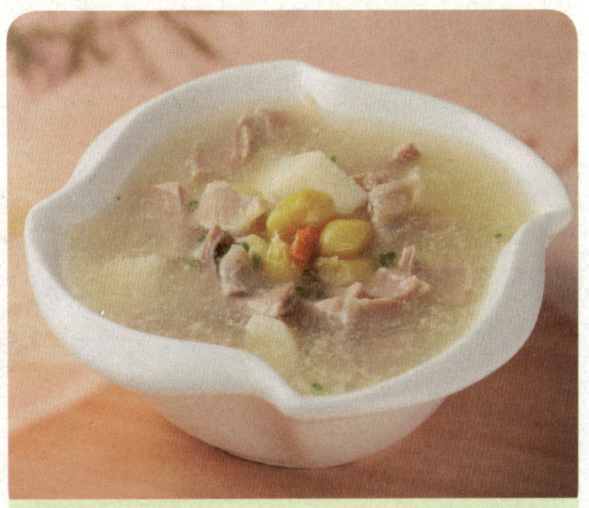

功效：本品能补脾胃、滋阴补阳、促进新陈代谢，常食可补益气血增强体质。

黄芪黄鳝猪肉汤

- 原料：鳝鱼段350克，猪瘦肉丁150克，黄芪10克
- 调料：盐3克，鸡粉2克，胡椒粉少许，料酒10毫升，姜片20克
- 做法：
① 向锅中注水烧开，分别放鳝鱼段、猪瘦肉丁，大火焯煮片刻，捞出备用。
② 向锅中注水烧热，倒入焯过水的食材、黄芪、姜片、料酒，煮沸后用小火煲煮约40分钟，至食材熟透。
③ 加入适量鸡粉、盐、胡椒粉，搅拌均匀，转中火续煮片刻至汤汁入味即可。

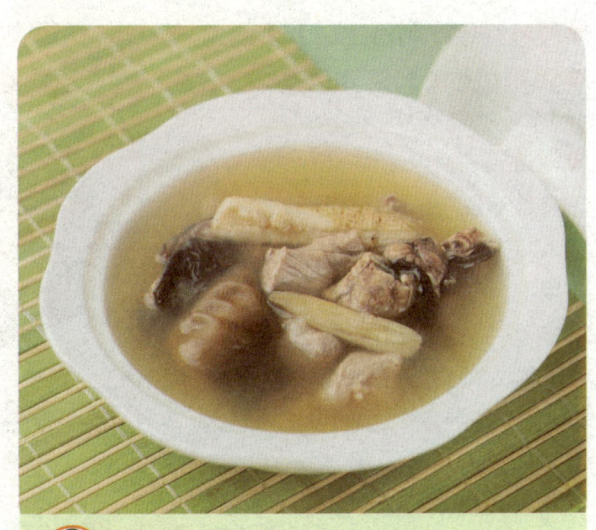

功效：本品有补中益气、凉血止痛、健脾的功效，适合化疗前的患者食用。

黄芪红枣桂圆甜汤

● **原料**：黄芪15克，红枣25克，桂圆肉30克，枸杞8克
● **调料**：冰糖30克
● **做法**：

① 将黄芪、枸杞、红枣、桂圆洗净；向砂锅中注水烧开，倒入黄芪、红枣、桂圆肉、枸杞，烧开后用小火煮20分钟，至药材析出营养成分。
② 放入备好的冰糖，搅拌匀，略煮片刻，至冰糖溶化。
③ 关火后盛出煮好的汤汁，装入碗中即可。

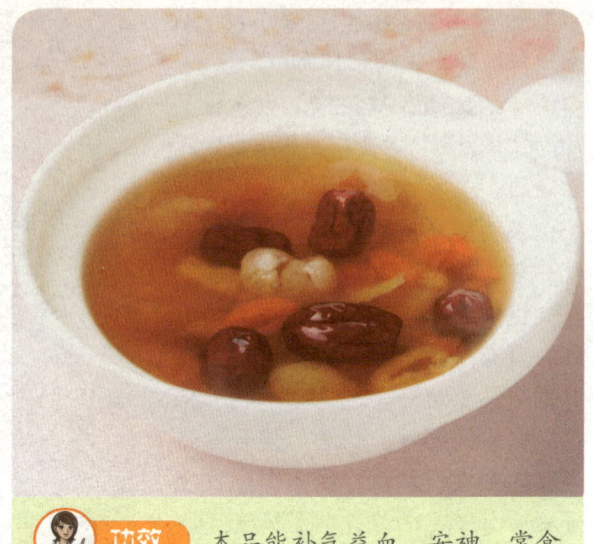

功效　本品能补气益血、安神，常食能提高免疫力。

红枣鸡汤

● **原料**：鸡肉块400克，红枣25克
● **调料**：料酒20毫升，盐3克，鸡粉3克，姜片少许
● **做法**：

① 将红枣洗净；向锅中注清水烧开，倒入鸡肉块、料酒，焯去血水，捞出备用。
② 向锅中注水烧开，放入姜片、红枣，倒入焯过水的鸡肉块，淋入料酒，用小火炖煮约1小时至鸡肉熟透。
③ 放入盐、鸡粉，搅拌均匀，略煮片刻至食材入味即可。

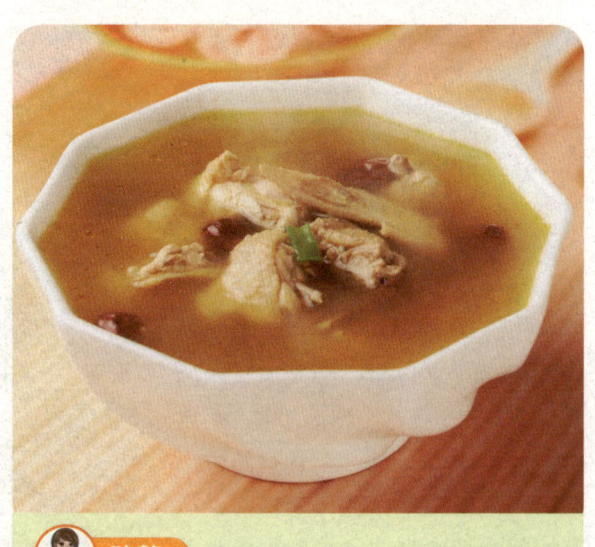

功效　本品能补益气血、增强体质，适合化疗前的患者食用。

黄豆马蹄鸭肉汤

- **原料**：鸭肉500克，马蹄110克，水发黄豆120克
- **调料**：料酒20毫升，盐、鸡粉各2克，姜片20克
- **做法**：

① 马蹄洗净去皮，切成小块；鸭肉洗净，切块；黄豆洗净。
② 向锅中注水烧开，放入鸭肉块、料酒，焯去血水，捞出备用。
③ 向锅中注水烧开，倒入黄豆、马蹄、鸭块、姜片、料酒，烧开后用小火炖40分钟至食材熟透，加入盐、鸡粉，拌匀调味即可。

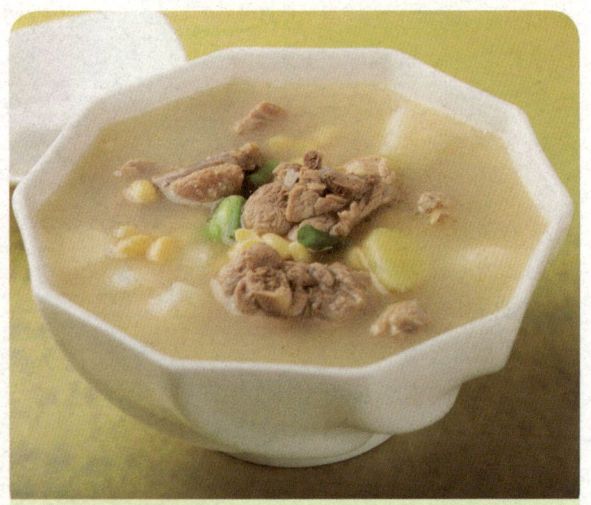

功效 本品能健脾宽中、补益气血，可为化疗前的癌症患者增强抵抗力。

乌梅茶树菇炖鸭

- **原料**：鸭肉400克，水发茶树菇150克，乌梅15克
- **调料**：料酒4毫升，鸡粉、盐各2克，胡椒粉适量，八角、姜片、葱花各少许
- **做法**：

① 茶树菇洗净，切去老茎；乌梅洗净；鸭肉洗净，切块。
② 向锅中注水烧开，倒入鸭肉块，加料酒，煮沸，焯去血水，捞出备用。
③ 向砂锅中注水烧开，倒入鸭肉，放入乌梅、八角、姜片、茶树菇、料酒，烧开后小火炖煮1小时至食材熟软。
④ 放入鸡粉、盐、胡椒粉，拌匀调味，撒入适量葱花即可。

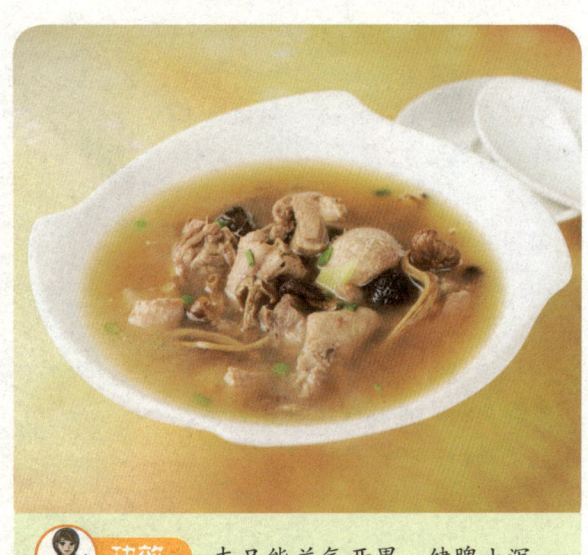

功效 本品能益气开胃、健脾止泻，适合化疗前的癌症患者食用。

人参鸡腿糯米粥

●原料：鸡腿1只，生晒参20克，红枣15克，水发糯米150克

●调料：盐、鸡粉各3克，生粉8克，料酒4毫升，食用油适量，姜片、葱花各少许

●做法：

①鸡腿洗净，去骨，切块，装入碗中，加调味料，腌渍10分钟；红枣、糯米、生晒参洗净。

②向砂锅中注水烧开，倒入生晒参、姜片、红枣，用小火炖煮10分钟，至其析出有效成分；倒入糯米、鸡腿块，小火炖煮30分钟，至米粒熟透。

③加入盐、鸡粉调味，搅匀即可。

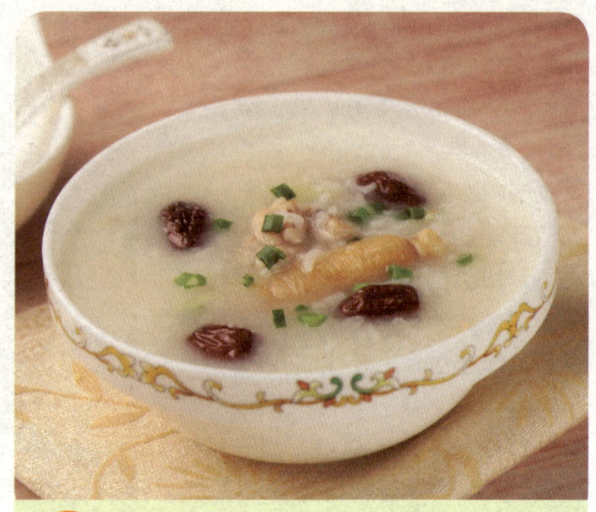

功效　本品能补元气、补脾益肺，适宜化疗前的癌症患者食用。

人参鸡肉粥

●原料：带骨鸡腿1只，人参须5克，大米50克

●调料：盐3克，鸡粉、胡椒粉各少许，淀粉适量

●做法：

①带骨鸡腿洗净，切块，与淀粉拌匀，并以滚水焯烫一下，捞起备用；大米泡发，洗净；人参须洗净。

②向锅中注水烧开，放大米、人参须煮40分钟，加鸡块续煮20分钟，加盐、鸡粉、胡椒粉拌匀即可。

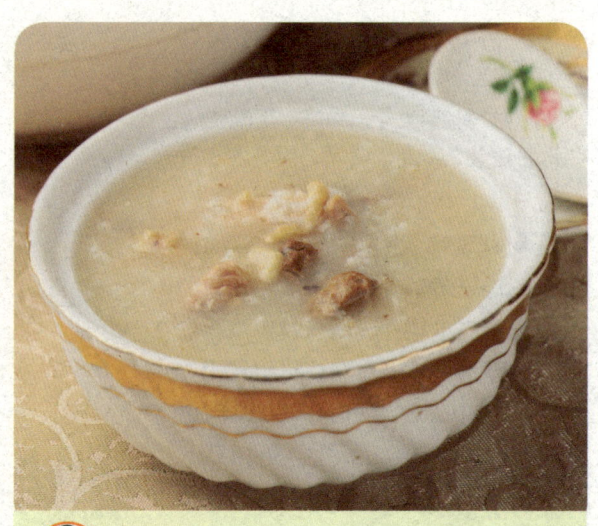

功效　本品能补元气、增强体质，适合化疗前的患者服用，对治疗有帮助。

芝麻洋葱拌菠菜

● 原料：菠菜200克，洋葱60克，白芝麻20克

● 调料：盐2克，白糖3克，生抽、凉拌醋各4毫升，香油3毫升，食用油适量，蒜末少许

● 做法：

① 洋葱洗净，切丝；菠菜洗净，切段，备用。

② 向锅中注水烧开，放入菠菜，煮半分钟；倒入洋葱丝煮半分钟，捞出沥干。

③ 将菠菜、洋葱装入碗中，加盐、白糖、生抽、凉拌醋、蒜末，搅匀，放入香油、白芝麻，拌匀即可。

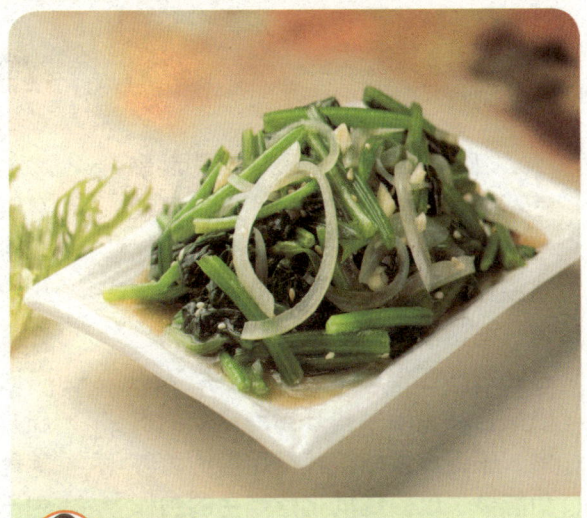

功效 本品能清除体内自由基，适合化疗前的癌症患者食用。

清蒸冬瓜生鱼片

● 原料：冬瓜400克，生鱼肉300克

● 调料：盐、鸡粉各2克，胡椒粉少许，生粉10克，香油2毫升，蒸鱼豉油适量，姜片、葱花各少许

● 做法：

① 冬瓜去皮，洗净切片；生鱼肉洗净，切片，装碗中，加盐、鸡粉、姜片、胡椒粉、生粉、香油，腌渍入味。

② 把鱼片摆入碗底，放上冬瓜片，再放上姜片，将碗放入烧开的蒸锅中，中火蒸15分钟至食材熟透。

③ 取出食材，倒扣入盘里，撒上葱花，浇入蒸鱼豉油即可。

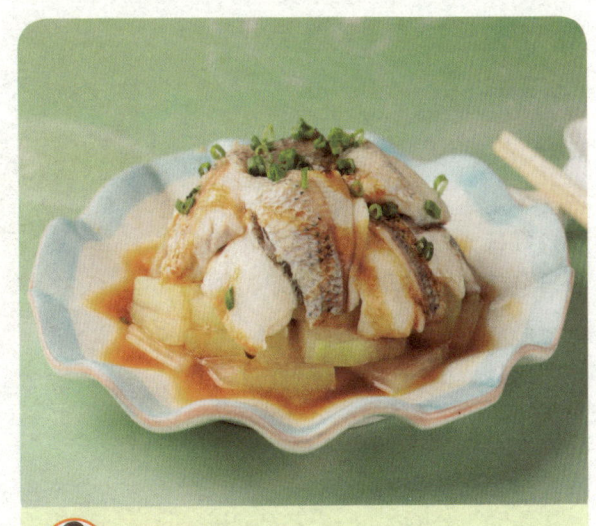

功效 本品能刺激肠道蠕动、排毒健体，对化疗前的癌症患者有益。

防癌抗癌中医食养方

化疗中，要健脾开胃助食欲

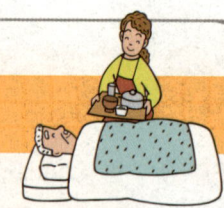

 为什么化疗中要健脾开胃助食欲？

■ 几乎所有的化疗药物都会引起患者不同程度的毒副反应，如免疫功能下降、白细胞减少、消化道黏膜溃疡、脱发、恶心、呕吐等。其中有一些副作用甚至直接威胁生命。因此患者在化疗期间要注意膳食的搭配，多食用一些开胃助食欲的食物，保证身体能够获得足够的营养和能量，以便抵抗化疗产生的副作用，从而能够继续接受治疗。

 如何健脾开胃助食欲？

①化疗期间，饮食要保持低脂肪、适量高碳水化合物以及少量优质蛋白，主食以谷类、蔬菜、水果为主，配以容易消化的鱼肉和鸡蛋等，必要时可以适当补充蛋白质粉，同时要注意饮食清淡。

②对于化疗反应较重的患者，饮食以流质为主，如菜汤、米汤、果汁等。嚼生姜有一定的止呕作用，可有效减轻化疗副作用，提高患者食欲，改善睡眠，提高免疫力，能起到持续治疗的目的。

西红柿鸡蛋打卤面

● **原料**：西红柿1个，鸡蛋2个，面条适量

● **调料**：盐3克，食用油适量，葱花5克

● **做法**：

①西红柿去蒂，洗净，切薄片；鸡蛋打碎搅匀，热锅注油烧热，倒入鸡蛋液，煎成金黄色后盛出备用。

②另起锅下油烧热，放葱花炒香；放西红柿，翻炒片刻，压碎成泥状；加清水、鸡蛋，焖煮片刻，至汤汁呈红色，加盐起锅。

③锅置火上，加入适量清水烧开，下入面条，煮熟后捞起盛到碗中，上面浇上汤汁即可。

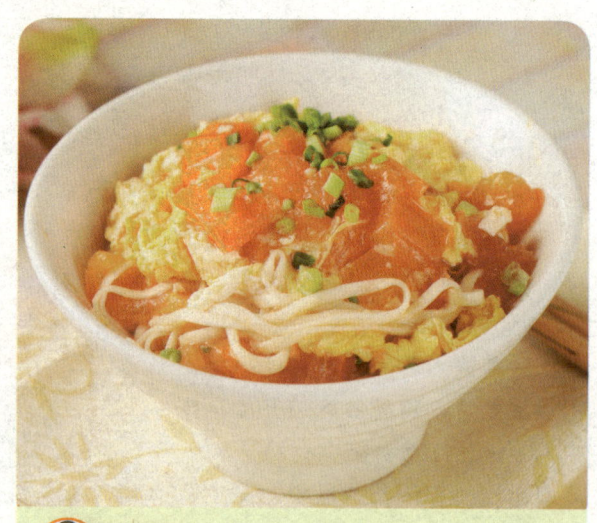

功效 本品能健脾开胃、增强食欲，适合化疗中的患者食用。

鹌鹑蛋龙须面

- 原料：龙须面120克，熟鹌鹑蛋75克，海米10克，生菜叶30克
- 调料：盐2克，食用油适量
- 做法：

①生菜叶洗净，切碎，备用。
②砂锅中注水烧开，放食用油、海米，略煮片刻；放入龙须面，煮至面变软，中火续煮约3分钟至其熟透，加盐、熟鹌鹑蛋，煮至汤汁沸腾。
③放入生菜，煮至断生即可。

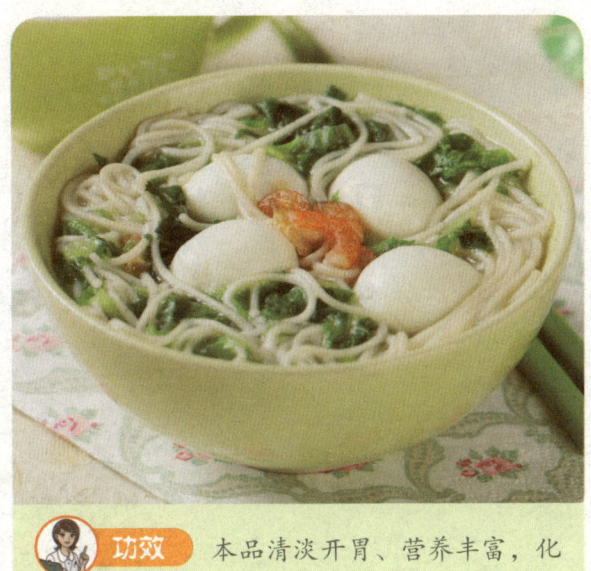

功效 本品清淡开胃、营养丰富，化疗中的癌症患者可常食。

肉末西红柿煮面片

- 原料：面片270克，肉末60克，西红柿75克
- 调料：盐2克，鸡粉2克，蒜末、茴香叶各少许
- 做法：

①西红柿洗净，切小块，备用。
②用油起锅，倒入肉末，炒至变色；放入西红柿、蒜末，炒匀；注入清水，用中火煮约2分钟。
③放入面片，煮至熟软，加盐、鸡粉调味，点缀上茴香叶即可。

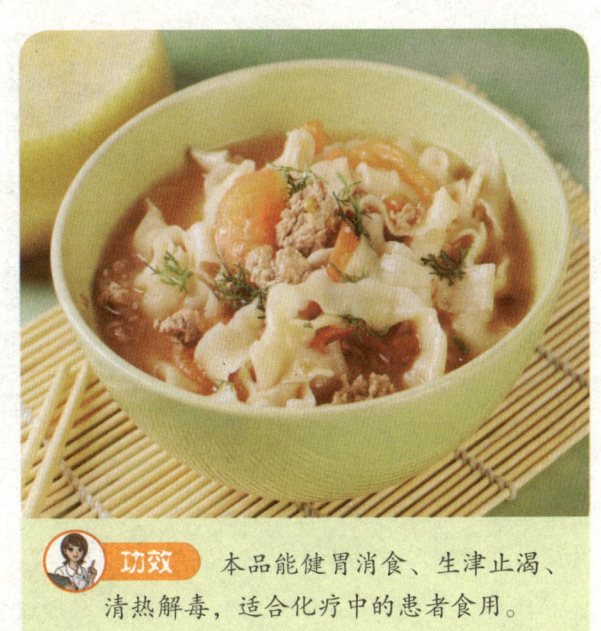

功效 本品能健胃消食、生津止渴、清热解毒，适合化疗中的患者食用。

杏仁百合白萝卜汤

- 原料：杏仁15克，干百合20克，白萝卜200克
- 调料：盐3克，鸡粉2克
- 做法：

①白萝卜洗净去皮，切成丁；干百合泡发，洗净。

②向砂锅中注水烧开，放入百合、杏仁、白萝卜丁，用小火煮20分钟至其熟软，放入盐、鸡粉调味即可。

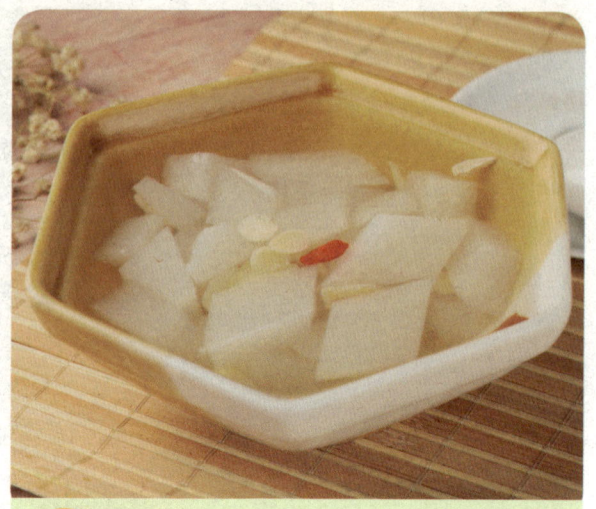

功效 本品能养心安神、滋阴润肺、健脾开胃，对化疗中的癌症患者有益。

山楂芡实陈皮粥

- 原料：水发大米130克，山楂85克，芡实25克，陈皮8克
- 调料：盐、鸡粉各少许
- 做法：

①山楂洗净，切小块；陈皮洗净，切丝；大米、芡实洗净。

②向锅中注水烧开，倒入大米、芡实、陈皮丝，烧开后用小火煲煮约30分钟，至米粒变软；倒入山楂，搅拌均匀，使其浸入米粒中，用小火续煮约10分钟，至食材熟透。

③加入盐、鸡粉调味，转中火续煮片刻，至米粥入味即可。

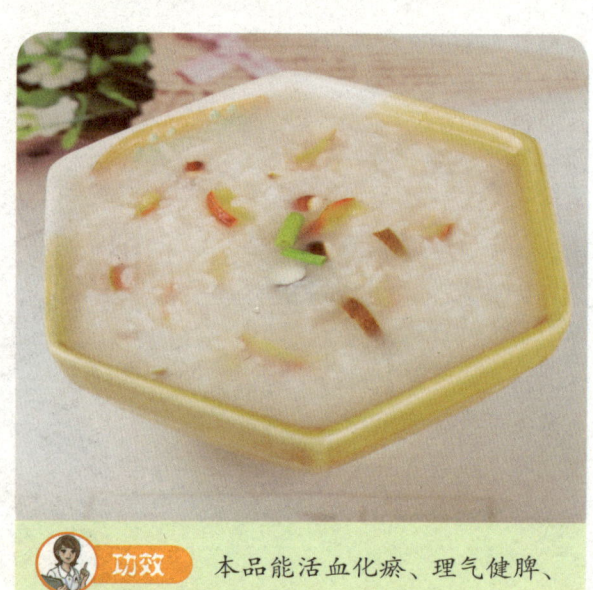

功效 本品能活血化瘀、理气健脾、燥湿化痰，对化疗中的患者有调养作用。

香菇大米粥

- 原料：水发大米150克，水发香菇40克
- 调料：盐3克，鸡粉4克，胡椒粉少许，食用油适量，姜丝、葱花各少许
- 做法：

① 香菇洗净，去蒂，切成条；大米洗净。
② 向砂锅中注水烧开，放入洗净的大米，搅拌均匀；淋入适量食用油，烧开后，用小火煮30分钟至熟。
③ 放入香菇、姜丝，拌匀；加入盐、鸡粉、胡椒粉，拌匀，煮约3分钟至材料熟，撒上葱花即可。

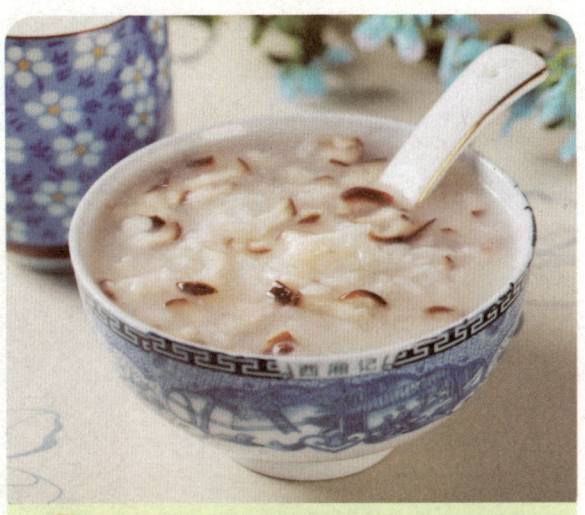

功效 本品能提高免疫力、健脾益气，化疗中的癌症患者宜常食。

人参扁豆粥

- 原料：白扁豆10克，人参5克，粳米50克
- 调料：盐、鸡粉各3克
- 做法：

① 白扁豆、人参洗净；粳米洗净泡发，备用。
② 向锅中加入适量清水烧开，放入白扁豆，快熟时下入粳米，同煮成粥；同时单煎人参取汁；粥熟时倒入人参汁，加盐、鸡粉调匀即可。

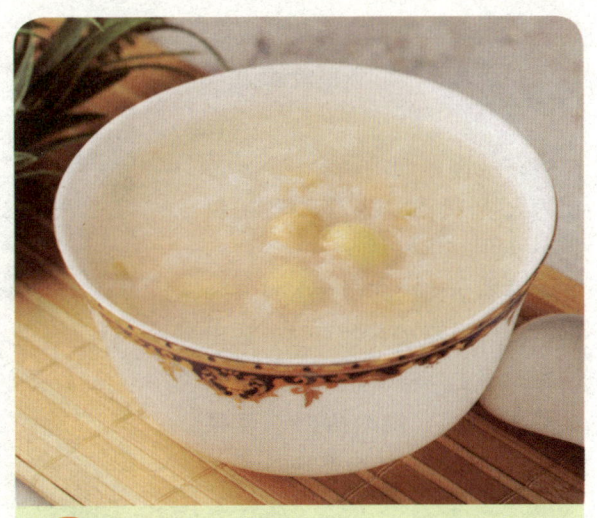

功效 常食本品可健脾利湿、补中益气，对化疗中的癌症患者非常有益。

枸杞叶猪肝粥

- ●原料：猪肝200克，枸杞叶50克，大米250克
- ●调料：盐4克，水淀粉10毫升，味精、料酒、胡椒粉各适量，姜丝、葱花各少许
- ●做法：

①把猪肝洗净，切成薄片，放入碗中，加入调味料，腌渍约10分钟。

②向砂锅注热水，放置在旺火上，倒入大米，煮沸，小火焖煮约40分钟至大米成粥，倒入猪肝，煮约3分钟至猪肝熟透。

③加盐、味精调味，拌匀；放枸杞叶，煮至断生；撒上胡椒粉、葱花、余下的姜丝，拌匀即可。

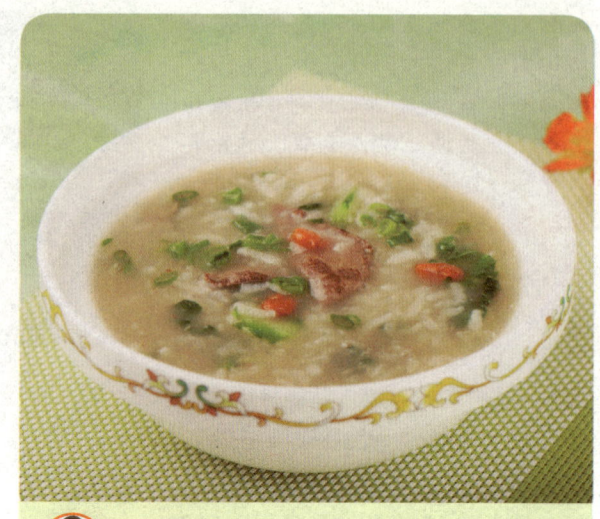

功效 本品能开胃助食、养血补肾，适宜化疗中的癌症患者食用。

菠菜拌鱼肉

- ●原料：菠菜70克，草鱼肉80克
- ●调料：盐少许，食用油适量
- ●做法：

①菠菜洗净；向汤锅中注入清水，用大火烧开，放入菠菜，煮4分钟至熟，捞出，切碎。

②将装有鱼肉的蒸盘放入烧开的蒸锅中，大火蒸10分钟至熟，取出，把鱼肉压烂，剁碎。

③用油起锅，倒入鱼肉、菠菜、盐，拌炒均匀，炒出香味即可。

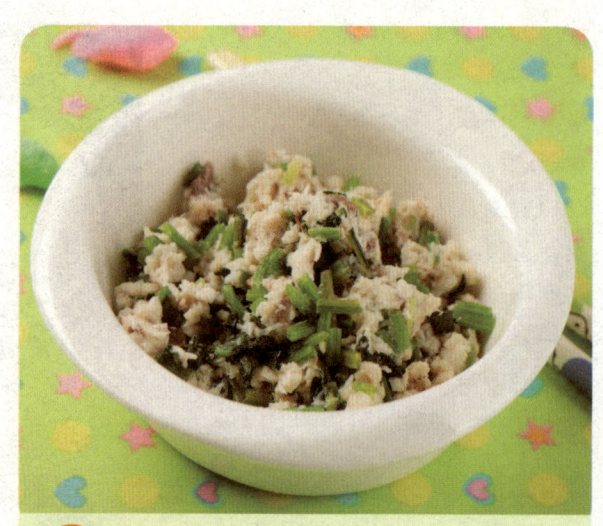

功效 本品能理气补血、增强食欲，化疗中的癌症患者宜食。

鱼香金针菇

●原料：金针菇120克，胡萝卜150克，红椒30克，青椒30克

●调料：盐2克，鸡粉2克，豆瓣酱15克，白糖3克，陈醋10毫升，食用油适量，姜片、蒜末、葱段各少许

●做法：
① 将胡萝卜、青椒、红椒洗净，切丝；金针菇洗净，切去老茎，备用。
② 用油起锅，放姜片、蒜末，爆香；倒入胡萝卜丝、金针菇、青椒、红椒，炒匀，放入豆瓣酱、盐、鸡粉、白糖、陈醋，快速翻炒片刻，至食材入味。
③ 盛出煮好的食材即可。

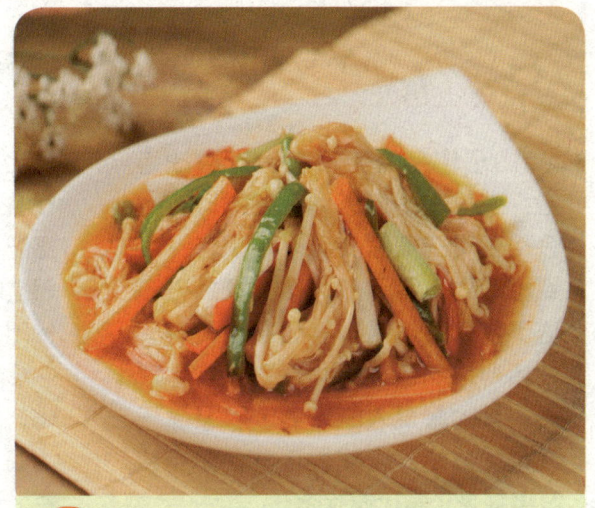

功效 本品能提高机体的抵抗力，开胃助食，适合化疗中的癌症患者食用。

桂圆红枣银耳羹

●原料：水发银耳150克，红枣30克，桂圆肉25克

●调料：白糖20克

●做法：
① 银耳洗净，切去黄色根部，切碎；红枣、桂圆肉洗净。
② 向锅中注水烧开，放入银耳，煮至熟软，捞出备用。
③ 向锅中注水烧开，放桂圆、红枣、银耳，用小火煮30分钟，放入白糖，煮至汤汁浓稠即可。

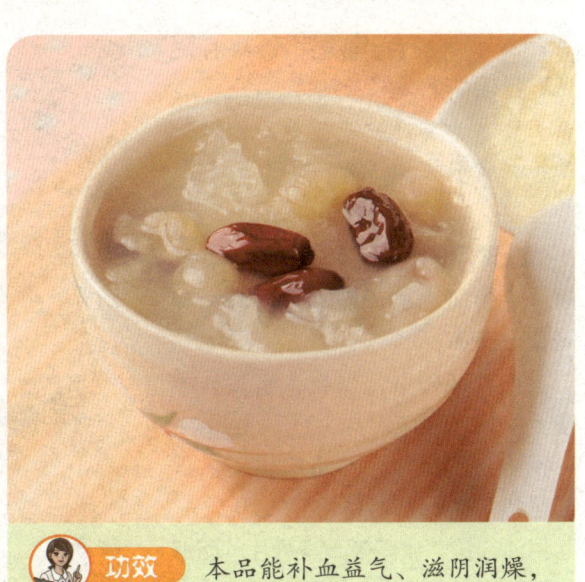

功效 本品能补血益气、滋阴润燥，常食可缓解化疗中的不适。

防癌抗癌中医食养方

化疗后，要加强营养助元气

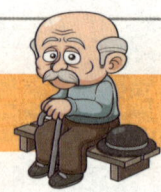

 为什么化疗后要加强营养助元气？

■ 由于化疗的药物在治疗时缺乏选择性，在杀伤癌细胞的同时，也会使正常的细胞受到一定损害。导致化疗后患者元气大伤，抵抗力迅速下降，很容易被其他疾病侵袭，生活非常痛苦。因此，患者在化疗后，要大量摄入既营养丰富又易于消化的食物，以补养正气，使身体及早恢复正常代谢状态。

 如何加强营养

①化疗后，人体气血不足，肝肾亏虚，饮食宜加强营养，蛋白质、糖、脂肪要搭配合理，多食大蒜、萝卜、鱼、甲鱼等食物。以适量薏米、白糖煮粥，长期食用，有健脾益气、防病之功效。

②食物不仅要营养丰富，而且要易于消化，如稀饭、馒头、鱼肉、鸡蛋、汤、土豆、香蕉、果酱等。另外，要少食多餐。如果体力允许的话，可以配以运动来增加食量。

洋葱番茄鸡排

- 原料：鸡胸肉200克，西红柿75克，洋葱60克，鸡蛋50克
- 调料：番茄汁25克，盐、白糖、生粉、食用油、蒜末、葱花各适量
- 做法：

①洋葱洗净，切片；西红柿洗净，切丁；鸡胸肉洗净，切薄片；鸡蛋取蛋黄，备用。

②鸡肉片装碗中，加盐、蛋黄，再滚上生粉，制成鸡排生坯，备用。

③锅中注油烧热，放鸡排生坯，煎至呈焦黄色，盛出备用。

④用油起锅，放蒜末、洋葱片、西红柿丁、清水、鸡排、番茄汁、盐、白糖，炒至鸡排入味，撒上葱花即可。

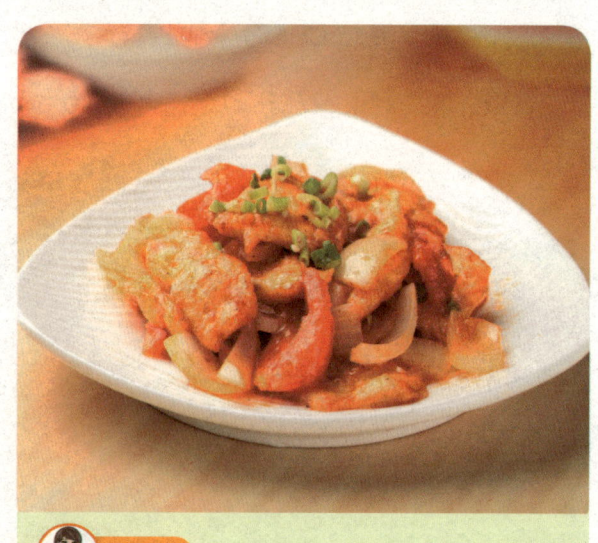

功效 本品能提高机体免疫力，且营养丰富，化疗后的癌症患者可常食。

茭白鸡丁

●**原料**：鸡胸肉丁250克，茭白丁100克，黄瓜丁100克，胡萝卜丁90克，彩椒丁50克

●**调料**：盐、鸡粉各3克，水淀粉9毫升，料酒8毫升，食用油适量，蒜末、姜片、葱段各少许

●**做法**：
①鸡胸肉丁，装碗中，加调味料，腌渍10分钟。
②锅中注水烧开，分别将胡萝卜、茭白，焯水捞出；鸡丁倒入沸水锅中，焯至变色，捞出备用。
③用油起锅，放姜、蒜、葱、鸡肉丁、料酒、黄瓜、胡萝卜、茭白翻炒，加入盐、鸡粉调味，淋水淀粉勾芡即可。

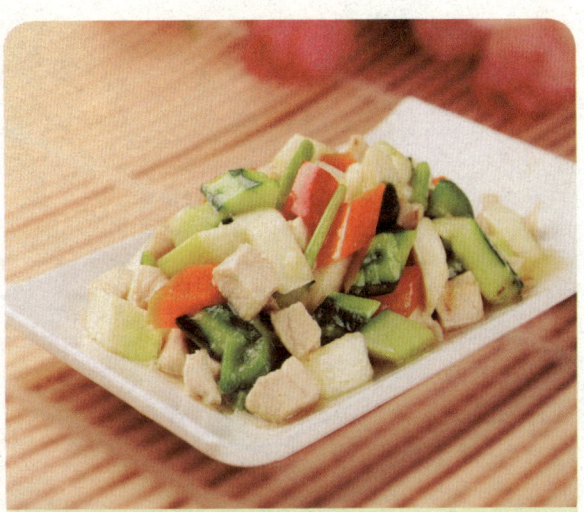

功效 本品能清湿热、解毒、降血压，适宜化疗后的癌症患者补养身体。

茭白炒鸡蛋

●**原料**：茭白200克，鸡蛋3个

●**调料**：盐、鸡粉各3克，水淀粉5毫升，食用油适量，葱花少许

●**做法**：
①茭白洗净，切片；鸡蛋打入碗中，放盐、鸡粉，调匀，备用。
②向锅中注水烧开，倒入茭白，煮至断生，捞出；用油起锅，倒入蛋液，炒熟，盛出。
③锅留底油，将茭白倒入锅中，翻炒片刻；放盐、鸡粉、鸡蛋、葱花，翻炒均匀；淋入水淀粉勾芡即可。

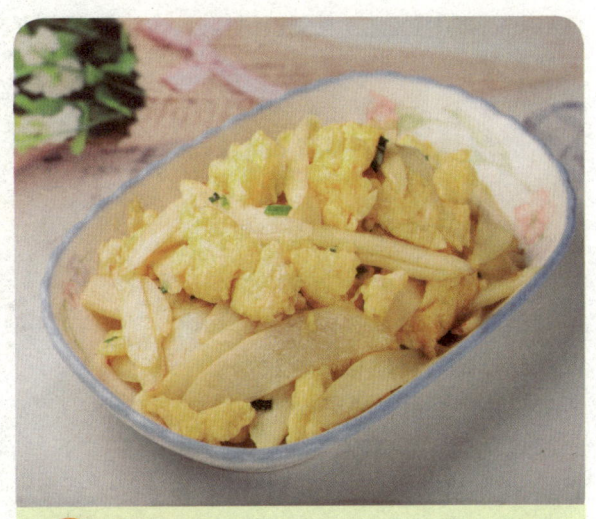

功效 本品能清湿热、解毒降压，适宜化疗后的癌症患者食用。

蒜泥拌海蜇丝

- ●原料：海蜇皮400克，大蒜30克
- ●调料：白糖、陈醋、盐、香油、葱各适量
- ●做法：

①大蒜去皮，拍碎，剁成泥；葱切成粒。
②海蜇皮洗净，切丝，浸泡至其胀起，闻之无海水咸味，用开水焯烫，冲洗过凉。
③将海蜇丝放入碗中，加蒜泥、葱粒、白糖、陈醋、盐、香油，拌匀即可。

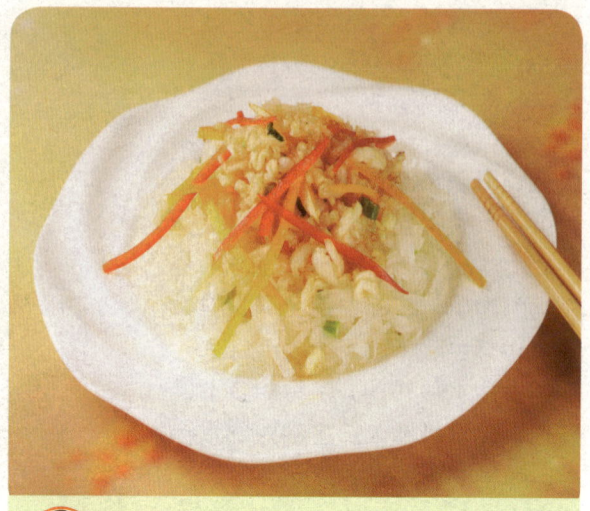

功效 本品能清热解毒、化痰软坚，适合化疗后的癌症患者食用。

菜心炒鱼片

- ●原料：菜心200克，生鱼肉150克，彩椒40克
- ●调料：盐、鸡粉、料酒、水淀粉、食用油、姜片、葱段各适量
- ●做法：

①将菜心洗净；彩椒洗净切块；生鱼肉洗净切片，加调料腌渍入味。
②向锅中注水烧开，倒入菜心，煮至断生后捞出；热锅注油烧热，倒入生鱼片，炒至变色后捞出备用。
③锅底留油，放入姜、葱、彩椒爆香；放入生鱼片，加入料酒、鸡粉、盐，淋入水淀粉勾芡，盛出鱼肉片放在菜心上即可。

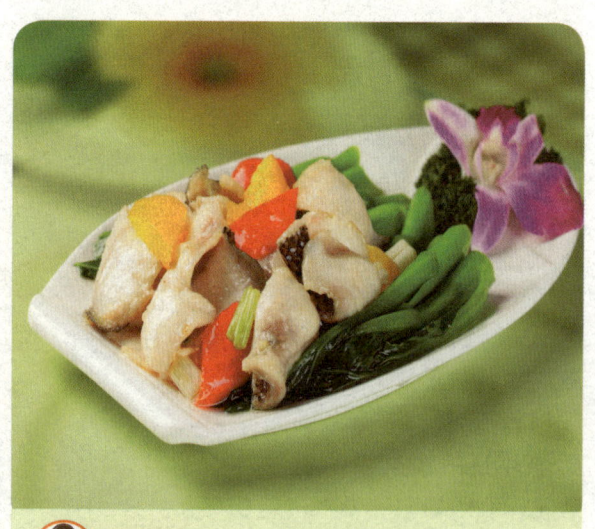

功效 本品具有去瘀生新、滋补调养的功效，适宜癌症患者化疗后食用。

无花果红薯黑米粥

- 原料：红薯300克，水发大米100克，水发黑米70克，无花果35克
- 做法：
①将红薯切成小丁，备用。
②锅中注水烧热，放入无花果，拌匀；倒入大米、黑米，搅拌匀，至米粒散开，煮沸后用小火煮约30分钟，至米粒变软；倒入红薯丁，拌匀，用小火续煮约10分钟，至食材熟透。
③搅拌均匀，再煮片刻即可。

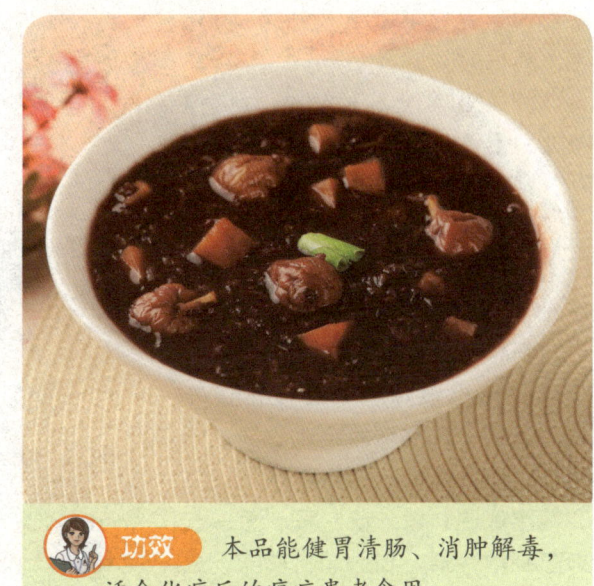

功效 本品能健胃清肠、消肿解毒，适合化疗后的癌症患者食用。

花生莲藕绿豆汤

- 原料：莲藕150克，水发花生60克，水发绿豆70克
- 调料：冰糖25克
- 做法：
①将莲藕洗净，去皮，切成薄片；花生、绿豆洗净。
②向锅中注水烧开，放入绿豆、花生，用小火煲煮约30分钟；倒入莲藕，小火续煮15分钟至食材熟透。
③放入冰糖，煮至溶化即可。

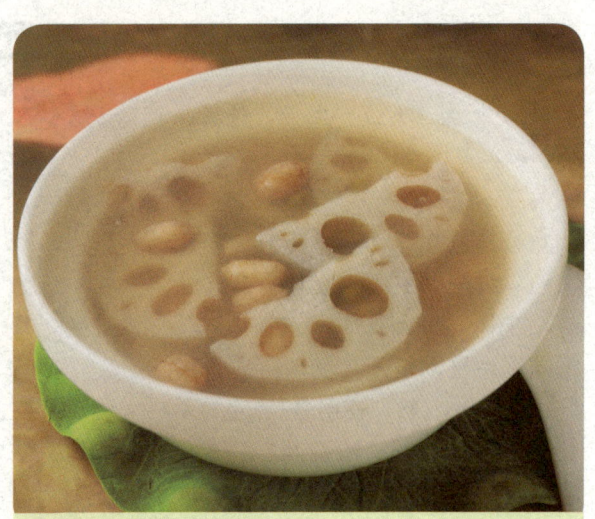

功效 本品能清热解毒、提高免疫力，化疗后的癌症患者可常食。

核桃枸杞肉丁

- 原料：核桃仁40克，猪瘦肉120克，枸杞5克
- 调料：盐、鸡粉各少许，料酒4毫升，水淀粉、食用油各适量，姜片、蒜末、葱段各少许
- 做法：

① 猪瘦肉洗净，切丁，加调味料，腌渍入味。

② 向锅中注水烧开，加核桃仁，煮片刻，捞出过凉，去除核桃仁外衣，备用；热锅注油烧热，倒入核桃仁，炸出香味，捞出备用。

③ 锅留底油，放入姜、蒜、葱、瘦肉丁翻炒片刻，加入调料调味；放入核桃仁、枸杞，炒匀即可。

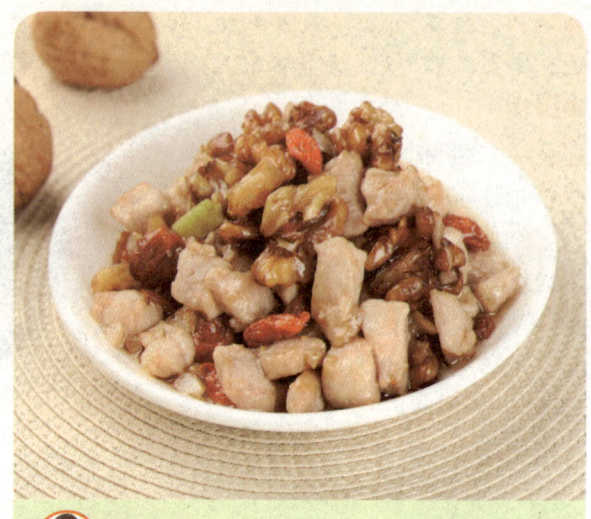

功效 本品能润肠通便、补肝益肾，对化疗后的癌症患者有补益作用。

芦笋鲜蘑菇炒肉丝

- 原料：芦笋200克，鲜蘑菇50克，猪瘦肉100克
- 调料：盐、鸡粉、生抽、料酒、水淀粉、食用油、姜丝、蒜末各适量
- 做法：

① 猪瘦肉洗净，切丝；芦笋洗净，切段；鲜蘑菇洗净，切丝；瘦肉丝装入碗中，加入调味料，腌渍入味。

② 向锅中注水烧开，倒入芦笋、蘑菇，煮至七成熟，捞出备用。

③ 锅中注油烧热，放姜丝、蒜末、肉丝，炒至肉丝松散，淋入料酒，炒香；倒入芦笋、蘑菇，翻炒片刻，加盐、生抽、鸡粉调味，淋水淀粉勾芡即可。

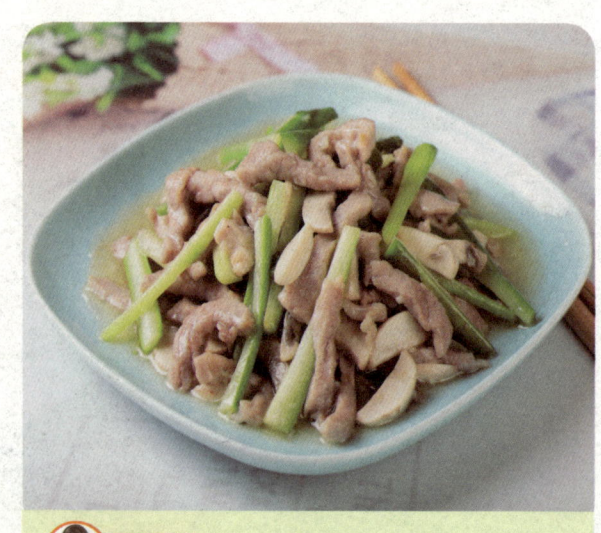

功效 本品具有调节机体代谢、提高免疫力的功效，适合化疗后的患者食用。